高等院校基础医学整合实验教材

组织病理学实验教程

ZUZHI BINGLIXUE SHIYAN JIAOCHENG

总主编　杨保胜　白国强
主　编　周玲生　李勇莉

河南科学技术出版社
·郑州·

内 容 简 介

本教材为高等院校基础医学整合实验教材，五年制本科实验系列教材之一。全书采用纸质内容与数字化资源一体化设计，数字课程包括3D标本观察、教学视频、数字切片、自测题、教学PPT等资源。全书旨在体现智慧型教学的理念，有意识地将混合式教学与其他经典教学技术有机结合在一起，为医学生提供真实感的学习体验。

本教材共3篇13个实验，第一篇组织学经典整合实验，第二篇病理学经典整合实验，第三篇以系统疾病为中心的整合实验。另外，附录对组织病理学常用技术，普通光学显微镜的构造、使用和切片观察，人体正常器官的重量及大小，临床检验及体检参考值等有关内容也做了介绍，便于学习者查用。

本书适用于高等医学院校临床医学、影像学等专业的学生使用，也是学生参加执业医师考试的参考书。

本教材配有270幅高清彩色图片，并引入增强现实技术（AR），通过手机下载安装"芝士医生"App，扫描二维码，即可看到3D标本、教学视频、数字切片、自测题等资源。

图书在版编目（CIP）数据

组织病理学实验教程 / 周玲生，李勇莉主编 . —郑州：河南科学技术出版社，2024. 2
ISBN 978-7-5725-1471-5

Ⅰ. ①组… Ⅱ. ①周… ②李… Ⅲ. ①病理组织学 – 实验 – 教材 Ⅳ. ① R361-33

中国国家版本馆CIP数据核字（2024）第024430号

出版发行：河南科学技术出版社
地址：郑州市郑东新区祥盛街27号 邮编：450016
电话：（0371）65788613 65788625
网址：www. hnstp. cn
策划编辑：范广红 马晓薇
责任编辑：马晓薇
责任校对：崔春娟
整体设计：张 伟
责任印制：徐海东
印 刷：河南省环发印务有限公司
经 销：全国新华书店
开 本：889 mm × 1194 mm 1/16 印张：13 字数：328千字
版 次：2024年2月第1版 2024年2月第1次印刷
定 价：77. 00元

编　委　会

主　编　周玲生　李勇莉

副主编　郭　珺　周　薇　崔　力　孙怡萱

编　委（按姓氏笔画排序）

刘晨曦　新乡医学院三全学院

孙怡萱　上海众茂医疗科技有限公司

李勇莉　新乡医学院三全学院

杨　迪　新乡医学院三全学院

宋晓贇　新乡医学院三全学院

张　敏　新乡医学院第一附属医院

周　瑛　新乡医学院三全学院

周　薇　新乡医学院三全学院

周丹雅　新乡医学院三全学院

周玲生　新乡医学院三全学院

袁苗苗　新乡医学院三全学院

郭　珺　新乡医学院三全学院

崔　力　新乡医学院三全学院

崔　静　新乡医学院

魏慧平　新乡医学院三全学院

前 言

组织学和病理学实验在传统教学中相互独立，这种模式割裂了两门学科的内在统一性和联系性，不利于学生综合素质的培养。根据教育部《临床医学本科教学基本要求》和专业资格考试大纲，集成和升华我们主持的河南省精品在线课程《组织学和胚胎学》《病理学》和河南省级临床医学专业综合改革试点建设的成果，结合多年来教学改革和实验教学的经验，我们组织编写了这本高等医学院校改革创新教材《组织病理学实验教程》一书。

本教材共3篇13个实验，第一篇组织学经典整合实验（实验一、实验二）；第二篇病理学经典整合实验（实验三–实验六）；第三篇以系统疾病为中心的整合实验（实验七–实验十三）， 另外，附录对组织病理学常用技术，普通光学显微镜的构造、使用和切片观察，人体正常器官的重量及大小，临床检验及体检参考值等有关内容也做了介绍，便于学习者查用。

本教材特点如下：

1. 全书采用纸质内容与数字化资源一体化设计，数字课程包括3D标本观察、教学视频、数字切片、自测题、教学PPT等资源。全书旨在体现智慧型教学的理念，有意识地将混合式教学与其他经典教学技术有机结合在一起，为医学生提供真实感的学习体验。

2. 本书纸质内容在编写上力争精练适当，附有270幅高清彩色图片，在编排形式上具有图文并茂、言简意赅、条理清楚、重点突出的特色。

3. 本书贯穿：①巩固三基，即基本知识、基本理论、基本技能；②突出疾病的三种演变，即正常与病变之间、病变与病变之间、基础与临床之间的演变；③丰富三知，即专业知识、边缘知识、前沿知识；④即培养三种技能，即逻辑思维、综合分析、科学态度。

4. 创新教学理念，引导个性化学习。纸质内容加写了课程思政、知识拓展、科学前沿，鼓励医学生拓展知识面和对某些重要问题进行探讨，增强其独立获取知识的意识和能力。

5. 本书在编写的过程中注重联系解剖生理组织学的相关知识，强调组织病理学和临床实践的紧密结合，紧扣执业资格的大纲内容。每个实验都有临床思维训练，促进医学生对疾病病理改变与临床症状、体征之间关系的认识，为后续临床课程学习和实践奠定良好基础。

本书由周玲生、李勇莉担任主编，由郭珺、周薇、崔力、孙怡萱担任副主编，具体编写分工如下：周玲生、李勇莉编写绪论，周玲生、郭珺还编写了知识拓展、科学前沿；刘晨曦编写实验一；魏慧平编写实验二；郭珺编写实验三、实验十；杨迪编写实验四、实验九、实验十三 ；崔力编写实验五、实验七和实验八；周丹雅、周瑛编写实验六；周丹雅、袁苗苗编写实验十一；周丹雅、宋晓贇编写实验十二；张敏编写附录一；周薇编写附录二；孙怡萱编写附录三；崔静编写附录四。

本书在编写过程中，得到上海众茂医疗科技有限公司的大力技术支持，在此一并对其表示感谢。

本教材所有3D标本素材、自测题、教学视频、数字切片由上海众茂医疗科技有限公司（https：//www. zmylschool. com/）提供。

尽管我们付出了大量的心血，但由于学术水平有限，书中可能仍存在不足之处，还望大家不吝赐教，以便日臻完善。

周玲生

2023年12月

目 录

绪　论

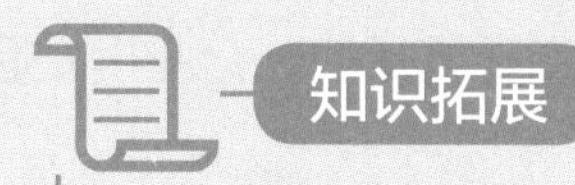

病理学的进展——分子病理学

病理学是研究人类疾病的科学。早期的病理学家基本上都是临床医生，他们对治疗的各种疾病进行描述，对各种与疾病发生发展相关的因素进行了观察。随着时间推移，对于疾病的描述从肉眼观察发展到在显微镜下对病变组织进行观察，进一步发展到了用电镜对超微结构进行观察。描述病理学出现在最早期的医学文字记录上，而现代诊断病理学实践也许可以追溯到200年以前，但阐述疾病的发病机制，即疾病与具体的致病因素之间的联系，是在实验病理学出现后才开始的。实验病理学领域体现的早期病理学的概念基础——用科学方法来研究疾病——用细胞和分子生物学的现代手段来研究高级的动物模型和人类标本。

今天，分子病理学包含了疾病分子机制的研究及其转化医学。而这种转化使得新的基础研究发现能够为疾病预防策略、治疗和靶向治疗，以及疾病诊断、预后的诊疗工具发展提供基础。

（一）组织病理学实验课的目的

组织病理学（histopathology）是研究机体形态的微细结构及其相关的正常与异常功能、形态结构和代谢方面的改变，基础与临床之间的关系，从分子水平进一步揭示疾病的病因、发病机制、病理变化和疾病转归的基础医学科学。组织病理学的整个研究内容是在解剖学的基础上从宏观到微观，从正常形态结构向异常形态结构，从正常生理功能向病理状态演变的动态发展过程。组织病理学实验课主要通过标本、教学音视频资料及一些技术操作手段，将组织病理学知识与具体临床病例、标本相结合，培养医学生运用所学知识对疾病产生的症状、体征及与机体形态学改变之间的关系进行分析、思考和判断的能力，这是组织病理学学习的主要内容。本教材每个实验通过课前导学、课中实操、课后测试混合式教学模式，在学习过程中，学生小组讨论，并进行线上、线下交流，其中小组的协作和交流能力是培养与训练的主要内容。

（二）组织病理学实验的知识和能力要求

（1）组织病理学涉及基础和临床诸多学科，与细胞生物学、基础解剖学、病原生物学、临床诊断学、手术治疗学等学科的知识相关。学习时除必要的预习之外，还需要对每个实验内容进行相关的前期知识储备，学习新兴知识，以适应今后临床工作需要。

（2）病理标本是疾病的静止阶段，在学习时要求学生具有一定医学逻辑思维和空间想象力。要注意处理好以下几个关系。

1）动与静的联系：把片段的、静止的标本与该病变在人体内动态的发生、发展及结局的过程联系起来，加深对理论的认识。

2）宏观与微观的联系：从大体标本的病变出发联系到切片中会出现什么改变，或从切片标本出发联系到大体标木会出现的病变。

3）形态与功能的联系：患者出现的症状和体征等临床表现，往往与形态学改变有内在联系，学习时需要学生从标本的病变出发，主动联系正常形态和功能，疾病时出现哪些功能变化，临床有哪些表现，以训练和提高临床分析问题的能力。

（3）医学生通过对大体标本和切片标本形态学改变的观察，掌握基本的观察方法及正常组织演变到疾病的病理变化特点，观察标本时要求细致、全面、准确。语言表述要简短、清晰、准确。分析临床病理变化，推理要有依据。

（4）通过对实验内容的学习，加深对组织病理学理论知识的认知和掌握，加强知识运用能力的培养。培养三种技能，即逻辑思维、综合分析、科学态度；掌握三种演变，即正常与病变之间、病变与病变之间、基础与临床之间的演变；巩固三基，即基本知识、基本理论、基本技能；丰富三知，即专业知识、边缘知识、前沿知识。

（5）临床病例讨论是提高临床诊疗水平的重要手段，组织病理学实习课通过模拟临床病例，训练医学生的临床思维能力和逻辑思维能力。

（三）组织切片制作方法

组织切片的制作方法很多，如切片、涂片、铺片、磨片等。医学院校用得最多的是石蜡切片、HE染色标本，下面重点介绍这种制作方法。

1. 取材　所需材料，用生理盐水洗去表面血液或污物后迅速放入固定液中。取材应是新鲜组织，操作要迅速、准确、轻柔，切取的材料结构要有代表性，组织块不宜太大，厚度应在5 mm以下。

2. 固定　固定的目的是阻止组织的死后变化，尽量保持原来结构。通过固定也赋予组织块以一定的硬度。常用的固定液有甲醛、乙醇、乙酸、苦味酸、重铬酸钾等。为提高固定效果，实际工作中多用上述单纯固定液配成混合液，如Bouin氏液、Zenker氏液、Susa氏液等。固定时间因组织的不同、组织块的大小、选用固定液的不同而有较大差异，一般为3～24 h。

3. 水洗　多数固定液在固定后都须经过水洗以将其除去。

4. 脱水　目的是除去组织中水分。为防止组织因脱水而过度收缩，脱水一般从低浓度的脱水剂开始。常用的脱水剂为乙醇，配成70%、80%、90%、95%、100%的浓度梯度。脱水时间应视组织的种类及组织块的大小而定，各级酒精的脱水时间为3～6 h，一般低浓度时间较长，高浓度不宜过长。

5. 透明 用二甲苯或其他透明剂替换组织中的酒精使组织透明，便于浸蜡、包埋。

6. 浸蜡 在恒温箱内进行，把透明后的组织块放入熔化的石蜡内，经2 ~ 3 h，使石蜡充分浸透组织块。

7. 包埋 将熔好的石蜡倒入包埋框（有金属的、纸的）内，将组织块移入包埋框内摆正，冷却后凝结成蜡块。

8. 切片和贴片 把蜡块修正后，固定到小木块上，安装在切片机上，切成5 ~ 8 μm薄片，然后贴到载玻片上。贴片时应先在载玻片上涂上薄层蛋白甘油以防切片脱落。贴片时要注意把切片展平摆正，然后置温箱内烘干。展片有多种方法。

9. 染色 最常用的是苏木精-伊红染色（hematoxylin-eosin staining），简称HE染色。

步骤如下：

（1）二甲苯脱蜡，时间为10 min。

（2）梯度酒精复水，用二甲苯酒精溶液、100%酒精、95%酒精、90%酒精、80%酒精、70%酒精除去二甲苯并复水。各浓度酒精处理时间为3 ~ 5 min。

（3）燕馏水洗2 min。

（4）苏木精染色5 ~ 10 min。

（5）自来水洗，0.5%盐酸酒精分色数秒。

（6）自来水冲洗，0.6%氨水返蓝，流水冲洗。

（7）0. 5%伊红酒精溶液染色1 min。

（8）95%酒精分色、脱水5 min。

（9）100%酒精脱水，两次共10 min。

（10）二甲苯透明10 min。

10. 封片 涂中性树胶于组织片上，加盖玻片后烘干，切片就被封固。

染色结果：细胞核、粗面内质网、游离核糖体等结构被染成蓝色。胞质、基质、胶原纤维等被染成红色。

组织病理学技术中所用的染料按其来源分为两大类，即天然染料和人工合成染料；按染料化学性质分为酸性染料和碱性染料。HE染色法中所用的苏木精和伊红分别属于碱性染料和酸性染料。机体中有些结构与碱性染料亲合力较强，这些结构具有嗜碱性。与酸性染料亲合力强的称为嗜酸性。还有些成分能改变对其染色的染料颜色，这种性质称为异染性。

除HE染色法外，还有许多染色方法，分别用以显示不同的结构，如硝酸银处理组织可使神经组织、网状纤维、嗜银细胞等显示清晰，这种方法称镀银染色。

（四）实验内容与学习方法

1. 大体标本的观察方法 实验课所观察的大体标本，一般都是用10%的甲醛溶液固定的（甲醛具有消毒、杀灭微生物及凝固蛋白质的作用），其大小、颜色、硬度与新鲜标本有所不同，标本的体积缩小，质地变硬，颜色变浅、变灰，其中出血区则多变成黑褐色。

首先观察病理标本是手术切除或尸体解剖获得的病变器官或组织的标本，若标本是从患者身体病变部位手术切除的，当看不到完整或部分的正常脏器时，则要以正常解剖知识为基础，判定标本是取自什么脏器或脏器的哪一部分组织，然后按照从外向内、从上到下的顺序观察，主要观察以下内容。

（1）观察标本为何种器官、组织或其中的一部分，如肝左叶或肝右叶；病变器官或组织的大小、形状、重量有否改变，注意实质器官如肝、肾、脾是否肿大或缩小，一般实质器官体积增大时被膜紧张，体积缩小时被膜皱缩；器官的形状有无变形、重量有无变化等。

（2）观察病变器官或组织的颜色（如暗红色、淡黄色、苍白色、黑色等）、光滑度、湿润度、透明度、硬度等。

（3）观察标本的表面及切面：标本表面是否光滑或粗糙，是否有颗粒或结节形成，湿润或干燥，被膜有无渗出物或是否增厚、光泽度和透明度，血管有无扩张、充血等。如病变器官是有腔脏器，还应注意腔内表面有何改变。

（4）标本切面是否和表面的病变一致，有无凸起或凹陷，其结构、颜色、形态、质地是否异常，空腔脏器如心、胃、肠的内腔是否扩大或缩小，腔壁是否变薄或增厚，腔内壁是否粗糙或光滑，腔中有无内容物，腔外壁有无粘连等。

（5）病灶的观察及描述：观察和描述病变部分包括以下方面。

1）部位：病变在脏器的哪一部分。

2）分布：病变弥漫或局限。

3）数目：单个或多个。

4）大小：体积以长（cm）×宽（cm）×厚（cm）表示，也可用实物大小来形容，如针帽大、粟粒大、芝麻大、绿豆大、黄豆大、花生米大、龙眼大、鸡蛋大、成人拳头大、婴儿头大等。

5）形状：如乳头状、息肉状、蕈状、分叶状、溃疡状、菜花状、囊状或实心等。

6）颜色：病变出现不同的颜色具有不同的意义，如红色提示病灶内含血液（若为甲醛固定，则变为黑色）；黄色提示含有脂肪或类脂；绿色或黄绿色提示含有胆汁；灰白色提示纤维组织成分多；黑褐色提示含有黑色或褐色色素等。

7）质地：如软或硬，韧或脆，实性或海绵状等。组织变软常提示有液化性坏死或囊性变，组织变硬常提示纤维组织增生或钙化，甚至骨化。

8）与周围组织的关系：病变与周围组织分界是否清楚，有无包膜，是否压迫或破坏周围组织等。

9）标本诊断：通过对病变的观察、分析 、综合、鉴别之后做出诊断。诊断的写法是： 器官名称+病变（绪论图1）。

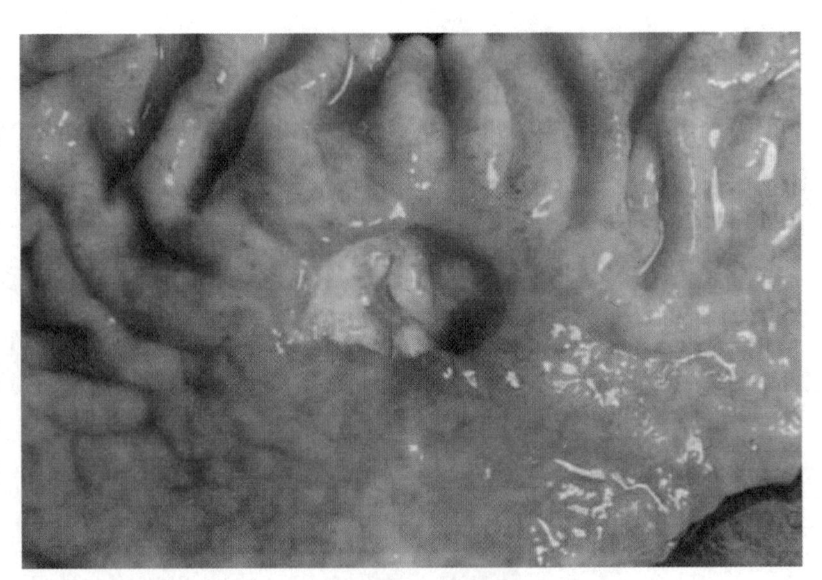

绪论图1　胃溃疡

2. 组织切片的观察方法 采用普通光学显微镜观察时，细胞核呈蓝色，细胞质呈粉红色。掌握显微镜的正确使用方法，由低倍到高倍，由面到点，全面分析，做出诊断。

（1）肉眼观察：初步了解整张切片的情况，如密度、颜色分布等，辨别正反，然后将切片放在载物台上，注意盖玻片要向上，切忌切片反置。

（2）低倍镜观察：观察时从上到下、从左至右移动切片，全面细致地观察。首先根据脏器的组织结构特点，确定切片是何种组织或器官，然后确定病变发生在哪一部位，病灶的数目、大小、分布以及病变与周围组织的关系等。镜检时应按组织学层次和结构进行观察，实质器官一般由外向内观察，空腔脏器由内向外逐层观察，并注意病变位于何处，以何处病变为最显著。低倍镜观察较易查见组织结构改变的全部特征而获得较完整的认识。

（3）高倍镜观察：目的在于仔细观察细胞的形态及一些微细的成分。先用低倍镜找到要观察的成分，将其固定于视野中央，然后再使用高倍镜观察细胞形态。低倍镜与高倍镜应轮换使用。需要注意高倍镜是在低倍镜已观察到病变全貌的基础上再使用，严禁一开始就使用高倍镜而无法看清全貌，迷失主要病灶。

（4）描述和诊断：综合分析所见病变特点，按顺序进行描述，并做出病理诊断。书写方法为器官或组织名称加病理变化，如肝脂肪变、胃溃疡等（绪论图2，按A、B、C、D的顺序进行描述）。

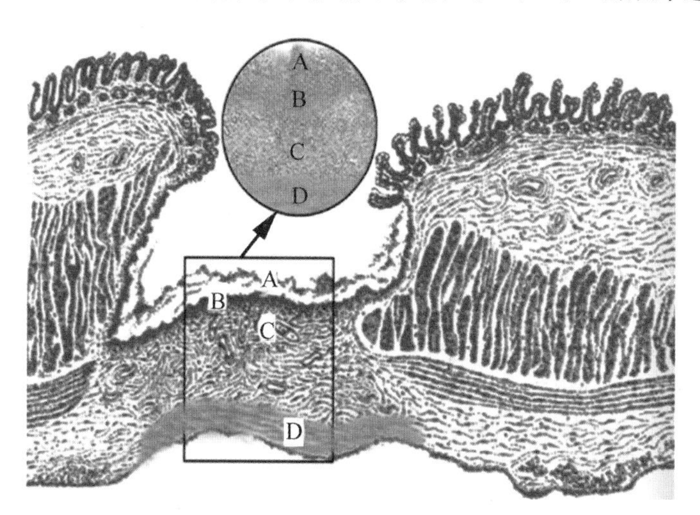

绪论图2 胃溃疡（模式图）HE染色

3. 临床思维的训练和学习 临床思维病例是从实际病例或尸体剖验病例获取，按系统有针对性地学习。医学生应根据病例中提供的文字资料、实验室资料和图像资料等，并通过资料查询、小组讨论和交流，利用所学知识进行判断，列出诊断依据做出诊断，进一步分析病变的发生、发展过程及主要病变间的联系，分析病变和主要临床表现间的联系，得出患者主要疾病和死因。

4. 数字课程的学习 医学生学习过程中，要充分利用数字平台进行自主学习，利用数字课程提供的自测题，检查自主学习效果，帮助自身理解和掌握相关知识。

5. 组织病理学实习作业练习

（1）书写实验报告：实验报告的形式包括对某些指定标本、切片的绘图，病理变化的描述、病理诊断及问题的解答。书写实验报告可培养学生严谨的科学态度和认真准确记录科学结果的作风，医学生应按要求严格执行。

（2）绘图：实验前每人需准备实验报告和红蓝铅笔备用。绘图是描绘镜下实物图，要求真实、准确，选择的代表性结构要能表达病变的重点或特点，注意所画各成分的大小、比例、颜色需恰当，不能按照图谱绘图。对病变描述的文字准确、简练，书写字体端正、整洁。

1）绘图用红蓝铅笔，绘制视野及标识线用铅笔。视野直径为6～8 cm，标识线起始端指于病变，末端标注文字，注意标注线相互平行，末端上下对齐。标注文字用铅笔书写于图右侧，文字应力求简练、准确。在图下方用钢笔注明染色方法、放大倍数、诊断依据和病理诊断等内容（绪论图3）。

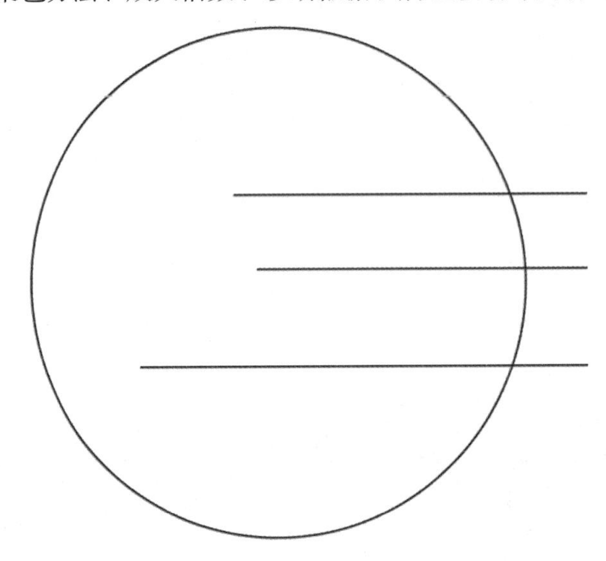

染色方法：HE染色　放大倍数：×100（或×400）
诊断依据：1. ××××××；2. ××××××；3. ××××××。
病理诊断：××××××。

绪论图3　切片绘图示意图

2）绘图是病理学实验的一个基本功，要求融合观察图像和本人对知识的理解，通过绘图过程加深对重点内容的理解。切片的绘图要求逼真与抽象相结合。逼真指所绘内容是切片中存在的变化。绘图时要突出病变组织和细胞的形态特征，注意其大小、比例和颜色变化。抽象则要求把整张切片的病变特点进行综合，集中画在一个视野。绘图前须全面、详细地观察整张切片，绘图时突出病变特征，切忌看一眼画一笔。

（3）切片的描述：切片的描述要求科学性和逻辑性的统一。科学性指所描述的内容符合观察到的病变特征，并以有条理、精练且符合病理学专业术语要求的文字进行描述。逻辑性指将所观察到的病变特征按其组织学层次或病变特点的主次顺序组织起来，做到既全面又突出重点，切忌内容杂乱无章、主次不分。

（五）数字化教学资源的应用

本教材采取纸质教材与数字课程相结合的模式。数字课程提供的数字化标本作为医学生学习组织病理学学习阶段的主要内容，由各位编者精心筛选，并作为组织病理学实验的基本要求列出。数字化资源主要包括三维大体切片、扫描数字切片、临床思维训练、教学PPT、微视频、测试题等内容。学生可通过切片观察、大体标本观察与数字化资源学习相结合，多途径获取组织学和病理学知识，互为补充，提高学习效果。

（六）实验室规则

（1）遵守学习纪律，实验前参照教学进度预习有关理论课，了解实验内容，准时到达实验室，不得迟到或早退。

（2）实验室是培养学生理论与实践统一、科学态度、科学思维和科研方法的场所，必须穿工作衣方可进入，不得穿拖鞋；专心实习，保持室内安静、整洁，不得随地吐痰、乱丢纸屑，不得在实验室里吃零食，不得做出有损大学生人格的事情。

（3）爱护公物，显微镜应小心使用和保管，认真填写使用登记本，如显微镜出现问题，立即报告进行修理。严禁自行拆卸。

（4）大体标本和玻片均来自人体，极不易采集，必须自觉爱惜、保护标本。观察大体标本时，禁止倾斜和振摇标本瓶。实验结束时，检查切片标本，切勿遗忘在显微镜载物台上或夹在书本里，确证无误，如数交还。标本和切片如有损坏应立即报告，酌情处理。

（5）严格遵守实验室规章制度，听从实验室老师安排。室内各种电教设施不能随便调整；学生未经允许不得使用教师专用电教设备，严禁对电脑和网络设置进行任何更改。

（6）学习中要勤学好问，提倡竞争式、讨论式、互帮互学的学习风气，营造浓郁的学习氛围。

（7）实习完毕，将显微镜及标本整理后，由值日同学打扫实验室及走廊卫生，关好水电及门窗，锁好实验室门，方可离开。

思考题

1. 固定大体标本最常用的固定液是什么？
2. 通过组织病理学实验的学习，医学生需要掌握哪些基本知识和基本技能？
3. 如何运用数字课程资源进行组织病理学学习？
4. 疾病的病理诊断包括大体标本和组织切片的描述，请结合实验内容进行描述并做规律的总结。

（周玲生　李勇莉）

第一篇　组织学经典整合实验

实验一　中空性器官

课前导学

1. 前期知识储备　复习与本次实验课程密切相关的解剖学、细胞生物学等知识。自我诊断相关知识的储备情况，明确学习目标。

2. 回顾胃的解剖学知识　胃是消化管各部中最膨大的部分，上连食管，下续十二指肠。成人胃的容量约1500 mL。胃除有受纳食物和分泌胃液的作用外，还有内分泌功能。胃的形态可受体位、体型、年龄、性别和胃的充盈状态等多种因素的影响。通常将胃分为4部：贲门部、胃底部、胃体部和幽门部。胃的位置常因体型、体位和充盈程度不同而有较大变化。通常，胃在中等程度充盈时，大部分位于左季肋区，小部分位于腹上区。

3. 学生线上完成

（1）数字资源：观察组织切片和视频。组织切片有气管，食管，胃，回肠，子宫，中等动、静脉，心壁。

（2）线上发布的预习课件。

（3）线上课前测试。

4. 临床思维训练及讨论

（1）病例：男性，75岁，无明显诱因间断上腹痛10余年，餐后半小时明显，持续2~3小时，可自行缓解。2周来加重，纳差，服中药后无效。6小时前突觉上腹胀、恶心、头晕，先后两次解柏油样便，共约700 g，并呕吐咖啡样液1次，约200 mL，此后心悸、头晕、出冷汗，发病以来无眼黄、尿黄和发热，平素二便正常，睡眠好，自觉近期体重略下降。

查体：T 36.7℃，P 108次/分，R 22次/分，BP 90/70 mmHg，神清，面色稍苍白，四肢湿冷，无出血点和蜘蛛痣，全身浅表淋巴结不大，巩膜无黄染，心肺无异常。腹平软，未见腹壁静脉曲张，上腹中部轻压痛，无肌肉紧张、反跳痛，全腹未触及包块，肝脾未及，腹水征（–），肠鸣音10次/分，双下肢不肿。

化验：Hb 82 g/L，WBC 5.5×10^9/L，分类 N 69%，L 28%，M 3%，PLT 300×10^9/L，大便隐血强阳性。

临床诊断：①胃溃疡，合并出血；②失血性贫血，休克早期。

（2）根据病例思考以下问题，并查阅资料进行分析，列出回答问题的思路，以备课堂讨论。

1）回顾胃的正常管壁结构，结合解剖学、组织学内容，解释胃溃疡及其并发症出血发生的原因。

2）回顾血细胞的数量、百分比和血红蛋白含量，结合患者症状和体格检查、实验室检查结果，分析失血性贫血的诊断依据。

实验目的

1. 知识目标

（1）能够熟练运用中空性器官的观察技巧。

（2）阐明并辨认气管，食管，胃，回肠，子宫，中等动、静脉，心壁的管壁结构特点。

2. 能力目标

（1）总结、区分不同中空性器官的结构特点。

（2）能用绘图、语言、文字正确描绘或描述正常机体微观形态结构。

3. 素质目标　培养学生辩证思维能力、系统思维能力，提高学生实践能力，弘扬工匠精神。

课程思政

健康随烟而逝　病痛伴烟而生

吸烟被世界卫生组织称为人类“第五种威胁”。据报道，我国每年有100多万人因烟草失去生命，如果不采取有效行动，预计到2030年将增至每年200万人，到2050年增至每年300万人。在与吸烟有关的死亡病例中，慢性肺部疾患占45%，肺癌占15%，食管癌、胃癌、肝癌、中风、心脏病以及肺结核共占40%。

医学证实，每支烟燃烧时释放出4000多种化学物质，几十亿个颗粒，其中含有尼古丁、一氧化碳、焦油、胺、苯等至少69种致癌物。这些有害物质会刺激、损伤呼吸道黏膜上皮细胞，使纤毛运动受到抑制，杯状细胞增生，黏液分泌增多，导致呼吸系统的净化能力降低。香烟的烟雾还会刺激副交感神经，引起平滑肌收缩、支气管痉挛，影响通气。吸烟引起的慢性炎症会导致肺的弹性纤维受到破坏，诱发肺气肿。除此以外，吸烟会增加心脑血管疾病、糖尿病、恶性肿瘤等疾病的发病风险，还会影响人体的生殖及发育功能。

燃烧的是香烟，消耗的是生命，为了爱你和你爱的人，请远离香烟。

实验内容

组织切片

气管	trachea
食管	esophagus

胃	stomach
回肠	ileum
子宫	uterus
中等动、静脉	middle arteriovenous
心室壁	ventricular wall

1. 气管　肉眼观察气管的HE染色切片，标本呈“C”形或环形，为气管横断面。切片中蓝色半环形为气管软骨环，缺口侧为气管壁的背侧。

低倍镜下观察气管壁结构（图1-1）。黏膜由上皮和固有层组成。上皮为假复层纤毛柱状，基膜明显；固有层由细密的结缔组织组成，其内可见气管腺导管的纵、横切面和弥散淋巴组织。黏膜下层为疏松结缔组织，内有气管腺及血管、神经等。外膜由透明软骨和疏松结缔组织组成，在软骨环缺口处可见平滑肌纤维束，多数为纵切面。

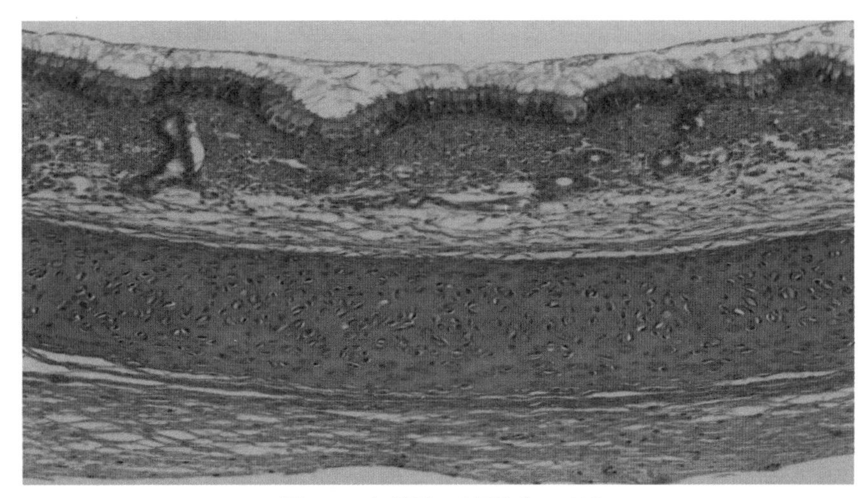

图1-1　气管壁　HE染色×100

高倍镜下着重观察假复层纤毛柱状上皮和透明软骨。假复层纤毛柱状上皮内细胞形态各异，界线不清，细胞核的位置不在同一水平面上；根据垂直切面细胞的形状和胞核的位置区分，有柱状细胞、杯状细胞、梭形细胞、锥形细胞。

透明软骨由软骨组织和两侧的软骨膜组成。软骨膜由致密结缔组织构成。软骨组织由软骨细胞和软骨基质构成。软骨基质着色深浅不一，是因为基质内不同部位所含硫酸软骨素多少不同。基质中的腔隙为软骨陷窝。软骨陷窝内有软骨细胞，靠近软骨膜的细胞，体积较小，呈扁椭圆形，常单独存在；在软骨深部，细胞体积增大，呈圆形或椭圆形，常成组排列，每组有2～8个细胞，称同源细胞群。软骨陷窝周围的蓝紫色环，称为软骨囊。

2. 食管　肉眼观察食管的HE染色切片，标本呈椭圆形，为食管横断面。中央不规则空白区为管腔，管腔面起伏不平的深紫色部分为上皮，上皮下浅粉红色结构为黏膜下层，外侧较厚，着色较红的为肌层。

低倍镜观察并区分食管壁的四层结构（图1–2）。黏膜由上皮、固有层和黏膜肌层组成。上皮为未角化的复层扁平上皮；固有层着粉红色，由结缔组织构成，浅部形成许多乳头状隆起，深入上皮基底部，其内可见小血管、淋巴管及食管腺导管等；黏膜肌层是一层较厚的纵行平滑肌。

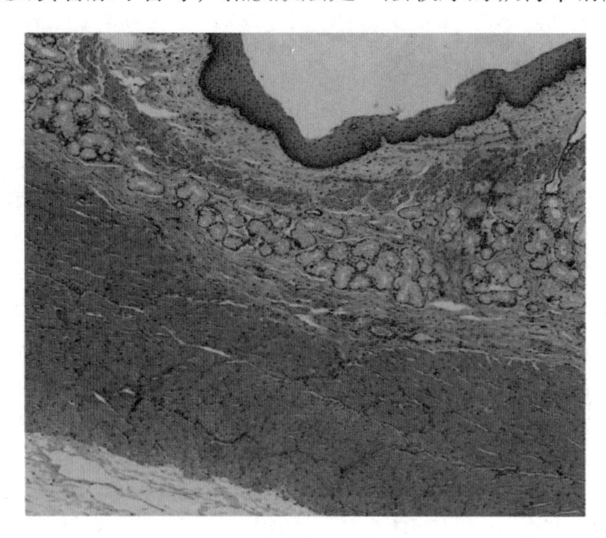

图1–2　食管壁　HE染色 × 40

黏膜下层为疏松结缔组织，内有较大的血管、神经，还可见黏液性食管腺。肌层呈内环、外纵两层，之间由结缔组织分隔，其中可见肌间神经丛。根据取材部位不同，肌组织类型也不同：食管上1/3段为骨骼肌，下1/3段为平滑肌，中1/3段则两种肌组织都可见。外膜为纤维膜，由结缔组织构成。

高倍镜观察复层扁平上皮和食管腺。复层扁平上皮由多层细胞组成，因表层细胞呈扁平鳞片状，又称复层鳞状上皮；根据垂直切面细胞的形状区分，由基底面向游离面，依次为基底细胞、多边形细胞、梭形细胞、扁平细胞；上皮与深部结缔组织的连接处凹凸不平。食管腺腺泡呈圆形、卵圆形或不规则形，腺腔很小；腺细胞呈柱状或锥形，核扁圆形，位于细胞基底部，着色深，胞质着浅蓝色。

3. 胃　肉眼观察胃的HE染色切片，标本为胃底部一块长条形或扇形组织。一面高低不平，呈蓝紫色的是黏膜；染成红色的是肌层；两者之间的浅粉红色区域为黏膜下层。黏膜侧可见突起，为皱襞。

低倍镜观察并区分胃壁的四层结构。黏膜上皮为单层柱状，主要含表面黏液细胞；可见上皮向固有层凹陷形成胃小凹，下端与胃底腺顶部通连。固有层有大量胃底腺，呈纵、斜、横切面；腺之间有少量结缔组织和散在分布的平滑肌纤维。黏膜肌层可见2 ~ 3层内环、外纵走行的平滑肌。

黏膜下层由疏松结缔组织组成，可见丰富的血管。肌层较厚，为平滑肌，肌纤维排列成内斜、中环、外纵三层，但界线不易区分；有时可见到肌间神经丛。外膜为浆膜。

高倍镜重点观察胃黏膜。上皮细胞呈柱状，核圆、靠近细胞基底部，胞质内充满黏原颗粒，着色浅淡，甚至透明。胃底腺为分支或不分支的单管状腺，开口于胃小凹。其中，主细胞数量最多，多分布于胃底腺的下半部；细胞呈柱状，核圆、位于细胞的基底部，胞质基部呈强嗜碱性，染成紫蓝色，顶部胞质着色较浅。壁细胞多分布于胃底腺的上半部；胞体较大，呈圆形或三角形，核圆、位于细胞的中央，有时可见双核，胞质呈强嗜酸性，染为红色。颈黏液细胞数量较少，主要位于胃底腺的颈部，常呈楔形夹在其他细胞之间；细胞体积小，核扁平、位于基底部，胞质染色浅（图1–3）。

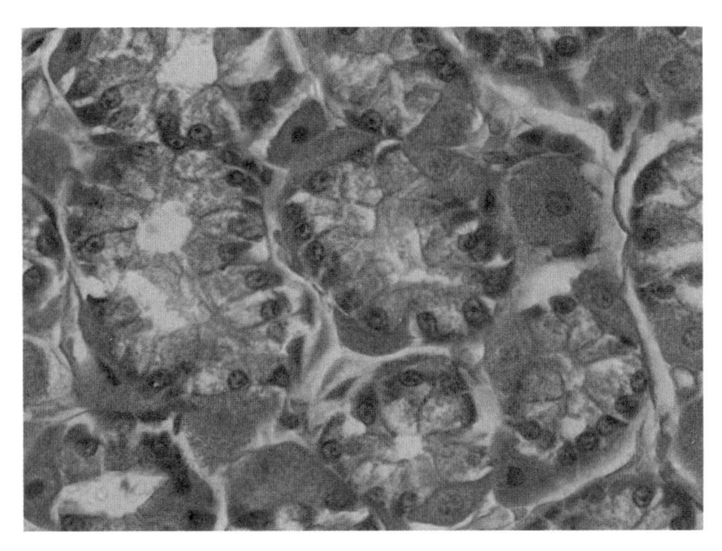

图1-3　胃底腺　HE染色×400

4. 回肠　肉眼观察回肠的HE染色切片，标本为半圆形，是回肠的横断面。染成蓝紫色，有较大突起的一面为黏膜，这些较大突起为皱襞。在皱襞上还可见许多小突起，为小肠绒毛。

低倍镜观察并辨认回肠管壁的四层结构（图1-4）。黏膜表面可见小肠绒毛呈指状突向管腔。在固有层中可见大量小肠腺以及多个淋巴小结。黏膜肌层薄，为内环、外纵走行的平滑肌；有些部位淋巴组织穿过黏膜肌层达黏膜下层，因而黏膜肌层不明显。

黏膜下层由疏松结缔组织组成，含有丰富的血管、淋巴管和集合淋巴小结，有些部位可见黏膜下神经丛。肌层由内环、外纵两层平滑肌组成，两层间常见肌间神经丛。外膜为浆膜。

高倍镜重点观察小肠绒毛、小肠腺和集合淋巴小结。小肠绒毛为短锥形的黏膜突起，可见纵、横、斜断面。绒毛表面为单层柱状上皮，可见大量吸收细胞，细胞呈高柱状，核椭圆形、位于基底部；细胞

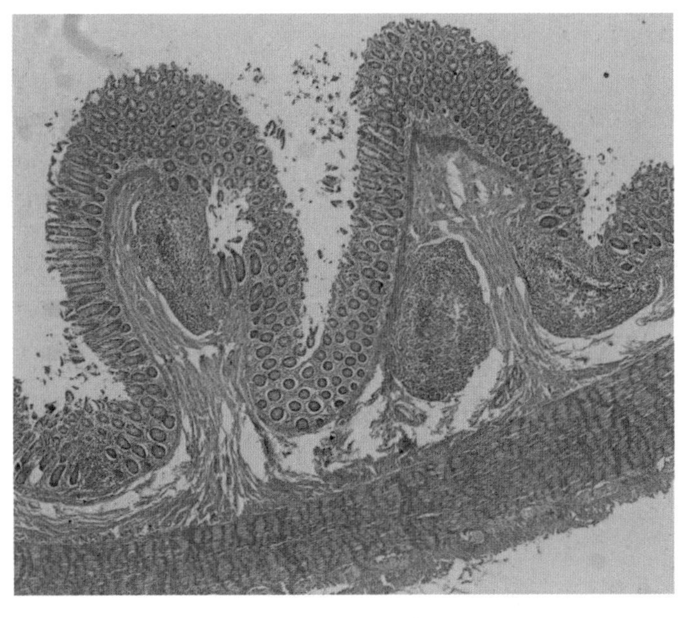

图1-4　回肠壁　HE染色×20

游离缘可见薄层红色发亮的纹状缘。吸收细胞之间夹有杯状细胞，形似高脚酒杯状；胞核呈三角形或半月形、位于细胞基底部，着色深；胞质着色浅，呈空泡状。绒毛中轴是固有层的结缔组织，可见毛细血管、平滑肌纤维和淋巴细胞，有时可见中央乳糜管。

小肠腺为单管状腺，由相邻绒毛根部的上皮向固有层内凹陷而成，选择一断面观察小肠腺的细胞。吸收细胞数量最多，杯状细胞散在分布于柱状细胞之间。潘氏细胞位于小肠腺底部，呈锥体形，又称帕内特细胞；胞核圆、位于细胞基底部，胞质内含有许多粗大的嗜酸性颗粒；潘氏细胞有种属特异性，仅在人、猴、鼠类存在。

集合淋巴小结在固有层中明显可见，有时侵入黏膜下层，并向肠腔突出，该处绒毛少而短。

5. 子宫　肉眼观察子宫的HE染色切片，标本为子宫体的一部分，表面染成蓝紫色的一层是黏膜，染成红色很厚的部分是肌层。

低倍镜观察并辨认子宫壁结构。子宫壁由内向外可分内膜、肌层和外膜。内膜由单层柱状上皮和固有层构成（图1-5），在固有层中可见子宫腺的纵、横、斜断面。肌层很厚，由平滑肌构成，从内向外大致排列为三层：黏膜下层较薄，多数是纵行肌束；中间层最厚，以环行平滑肌束为主，有较大的血管穿行其间；浆膜下层主要为纵行肌束。外膜为浆膜。

高倍镜重点观察子宫内膜。上皮为单层柱状，以分泌细胞为主，不易见到纤毛细胞。固有层含子宫腺和大量基质细胞。子宫腺为单管或分支管状腺；增生早期子宫内膜固有层较薄，子宫腺较少，短而直，腺腔不大；增生晚期腺体增长弯曲，腺腔增大，腔内可见稀薄的粉红色分泌物。基质细胞呈梭形或星形，胞核卵圆形。

内膜可分为界线不明显的两层。功能层靠近腔面，较厚，腺体断面较少，多数是纵切的断面；基底层靠近肌层，较薄，腺体多是横断面或斜断面。

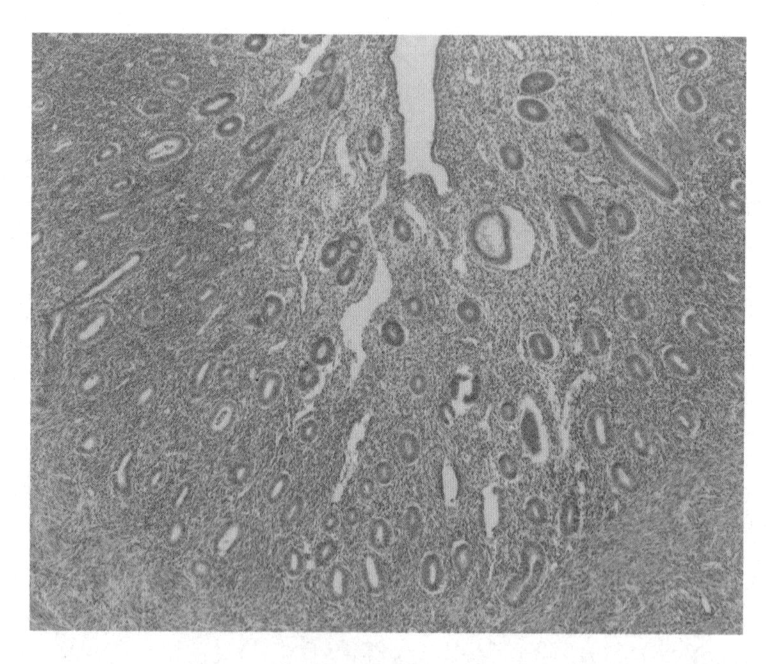

图1-5　增生期子宫内膜　HE染色×40

6. 中等动、静脉　肉眼观察中等动、静脉的HE染色切片，可见两个较大的血管断面。管壁较厚、管腔较小且圆的是中等动脉；管壁较薄、管腔较大而不规则的是中等静脉。

（1）中等动脉：低倍镜观察管壁层次结构。管壁由腔面向外依次分为内膜、中膜和外膜（图1–6）。内膜很薄，由内皮、内皮下层和内弹性膜组成；内皮为单层扁平上皮，内皮下层较薄，在内膜与中膜交界处可见一层亮红色、波浪状的结构，为内弹性膜。中膜最厚，由10～40层环行排列的平滑肌构成，肌纤维之间有少量胶原纤维和弹性纤维。外膜厚度与中膜大致相等，由疏松结缔组织构成，内有营养血管及神经；在与中膜交界处可见断断续续呈波浪状的外弹性膜。

高倍镜观察管壁各层。内膜表面可见内皮胞核，呈扁椭圆形，突向管腔；内皮下层为较致密的结缔组织；内弹性膜为内膜最靠外的一层，呈亮红色、波浪状，折光性强。中膜内平滑肌纤维的胞核呈杆状，有时因肌纤维收缩，胞核呈螺旋状扭曲；肌纤维之间有胶原纤维和弹性纤维，二者在光镜下不易区分。外膜与中膜相延续处有外弹性膜，呈波浪状且不连续；在外膜的结缔组织中可见胶原纤维、营养血管和神经。

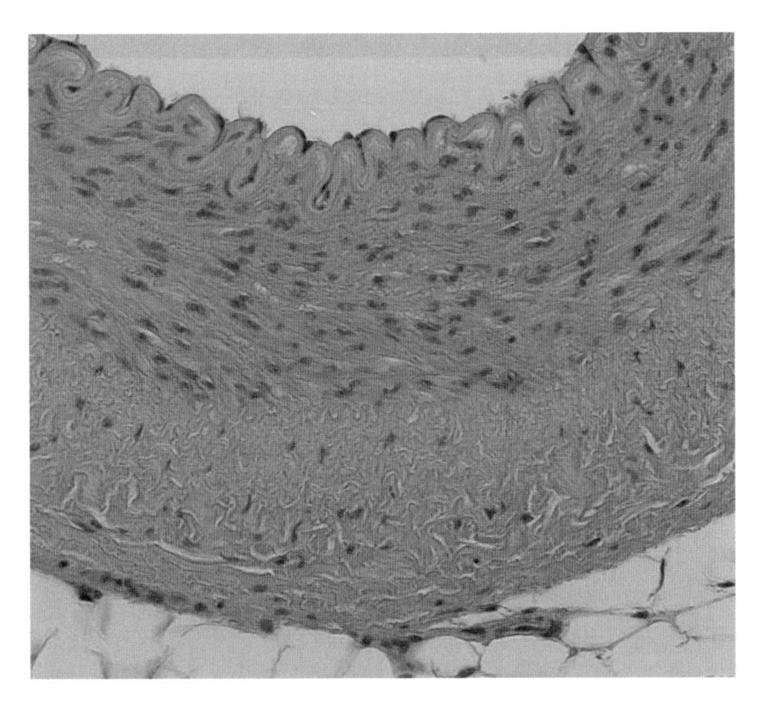

图1–6　中等动脉　HE染色×200

（2）中等静脉：低倍镜观察管壁层次结构（图1–7）。内膜很薄，内皮只见其胞核，内弹性膜不明显。中膜较薄，主要由3～5层环行平滑肌组成，其间有少量结缔组织。外膜很厚，由结缔组织组成，无外弹性膜。

高倍镜观察管壁各层。内膜表面可见内皮细胞核，呈扁圆形，突向管腔，内皮下层为少量结缔组织，内弹性膜不明显。中膜主要为环行平滑肌，常呈束状，被结缔组织所隔开。外膜很厚，可见较多粗大的胶原纤维束；近中膜处有时可见纵行平滑肌束的横断面，无外弹性膜。

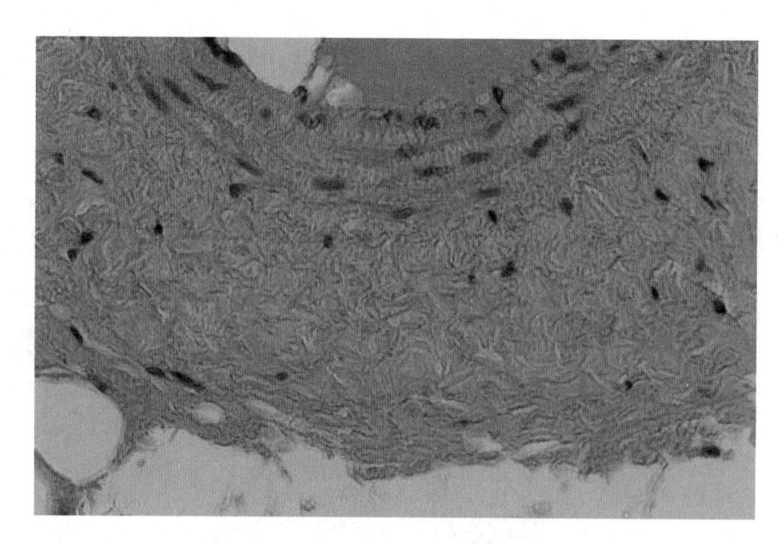

图1-7　中等静脉　HE染色×200

7. 心室壁　肉眼观察心室壁的HE染色切片，标本呈红色块状。

低倍镜观察并辨认心室壁层次结构（图1-8）。心内膜较薄，内皮为单层扁平上皮，内皮下层为薄层结缔组织，其深部为心内膜下层，可见心脏传导系统中的浦肯野纤维。心肌膜占心壁的绝大部分，主要由心肌纤维组成；心肌纤维呈螺旋状排列，大致呈内纵、中环、外斜行走行，因而在切片中能见到心肌纤维的各种断面；其间有结缔组织和丰富的血管。心外膜较心内膜厚，由结缔组织和间皮组成，其内可见脂肪组织、小血管、神经等。

高倍镜重点观察心内膜。内皮细胞核呈扁圆形，与血管内皮相似。内皮下层为薄层结缔组织，内含平滑肌纤维。心内膜下层紧靠心肌膜，为结缔组织，其内可见浦肯野纤维，细胞较一般心肌纤维短而粗，肌浆丰富，肌原纤维少，故染色较浅，细胞间闰盘发达。

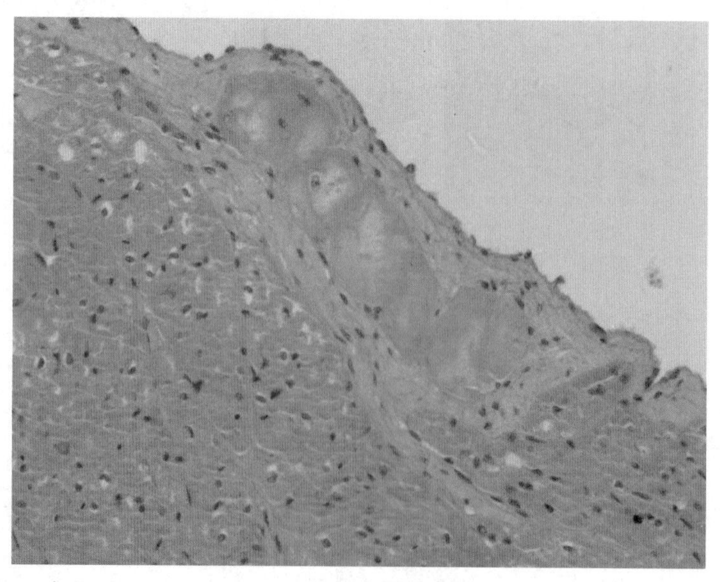

图1-8　心室壁　HE染色×200

附　血涂片

肉眼观察血液的瑞氏染色涂片，标本呈粉红色薄膜状，选较薄而均匀的部位镜下观察。

低倍镜观察可见大量圆形、粉红色的红细胞。红细胞间散布着胞体较大、形态多样的白细胞。

高倍镜观察辨认血液中的各种有形成分（图1–9）。红细胞占血细胞绝大多数，细胞小而圆，呈淡红色，边缘着色较深，中央较浅，无细胞核。血小板分布于红细胞之间，常聚集成群；血小板为不规则块状，其周围部分染成浅蓝色，中央有细小的紫蓝色颗粒。

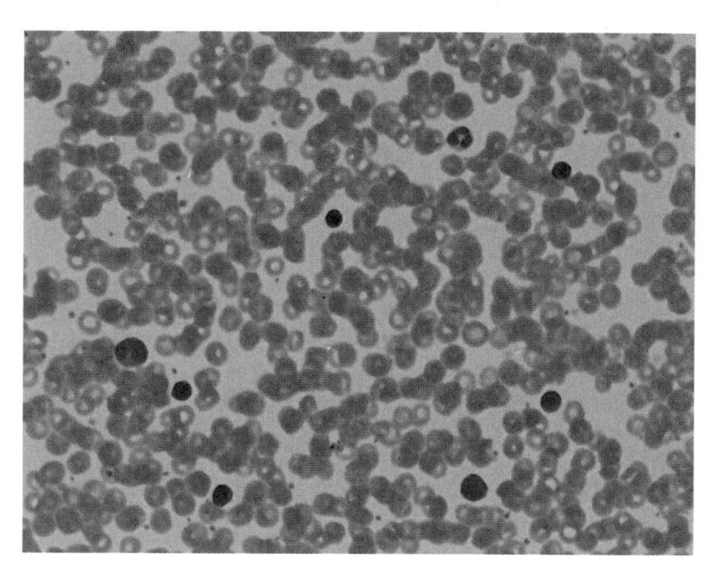

图1–9　血涂片　HE染色 × 400

白细胞均为有核的圆形细胞，根据胞质内有无特殊颗粒，可分为有粒白细胞和无粒白细胞两大类。移动标本，寻找各种白细胞进行辨认。

中性粒细胞数目较多，比红细胞大；核深染，呈弯曲杆状或分为2 ~ 5叶不等，常以3叶者居多，分叶之间以纤细的缩窄部相连；胞质呈浅粉红色，隐约可见许多细小的浅红色特殊颗粒和较大的浅紫色嗜天青颗粒。嗜酸性粒细胞数目少，比中性粒细胞大；核常分为2叶；胞质内充满分布均匀、粗大的亮红色嗜酸性颗粒。嗜碱性粒细胞大小与中性粒细胞相似，在标本中不易找到；核呈S形或不规则形，染色较浅，常被颗粒遮盖；胞质内有大小不等、分布不均、染成蓝紫色的嗜碱性颗粒。

淋巴细胞胞体大小不等，以小淋巴细胞居多，小淋巴细胞与红细胞大小相似；胞核圆，一侧常有浅凹，着色深；胞质少，嗜碱性较强，染成蔚蓝色。单核细胞胞体最大，核呈肾形、马蹄铁形或扭曲折叠的不规则形，染色质颗粒细而松散，故染色较浅；胞质丰富，呈灰蓝色，内含许多细小的嗜天青颗粒。

知识点归纳与拓展

（一）重要知识点归纳

1. 气管　气管壁由内向外依次分为黏膜、黏膜下层和外膜三层。①黏膜由假复层纤毛柱状上皮和固有层组成。②黏膜下层为疏松结缔组织，内有较多混合性气管腺。③外膜较厚，主要含“C”形透明软骨环，软骨环的缺口处为气管膜性部，内有弹性纤维组成的韧带、平滑肌束和气管腺。

2. 消化管 消化管是从口腔至肛门的连续性管道，依次分为口腔、咽、食管、胃、小肠和大肠。除口腔与咽外，消化管壁自内向外分为黏膜、黏膜下层、肌层与外膜四层。①黏膜由上皮、固有层和黏膜肌层组成，是消化管各段结构差异最大、功能最重要的部分。②黏膜下层为较致密的结缔组织，含小血管、淋巴管、黏膜下神经丛。在食管及十二指肠的黏膜下层内分别有食管腺和十二指肠腺。在食管、胃、小肠和大肠，黏膜与黏膜下层共同向管腔面突起，形成皱襞。③肌层大部分为平滑肌，食管上段与肛门处为骨骼肌。肌层一般分为内环、外纵两层，胃的肌层较厚，分为内斜、中环和外纵三层。④外膜按其组成的不同可分为浆膜与纤维膜。

3. 子宫 肌性器官，腔小壁厚。子宫壁的结构由内向外可分内膜、肌层和外膜三层。①内膜（黏膜）由单层柱状上皮和固有层组成。子宫底部和体部的内膜，根据其结构和功能特点，可分为浅层的功能层和深层的基底层。②肌层最厚，由平滑肌束与束间结缔组织组成，分黏膜下层、中间层和浆膜下层。③外膜：大部分子宫底和体部为浆膜，子宫颈处为纤维膜。

4. 心血管 包括动脉、毛细血管、静脉和心脏。①动脉和静脉管壁从内向外依次分为内膜、中膜和外膜三层结构。内膜最薄，从内向外分内皮、内皮下层和内弹性膜三层。中膜由弹性膜、平滑肌纤维和结缔组织构成，其厚度及组成成分在不同血管之间的差异较大。外膜由疏松结缔组织构成，较大的动脉在中膜与外膜交界处有外弹性膜。②心脏壁很厚，从内向外分为心内膜、心肌膜和心外膜三层。心壁内还含有由特殊心肌纤维组成的传导系统，其功能是发生冲动并传导到整个心脏，使心肌按一定的节律舒缩。

（二）知识拓展

扫码看思维导图。

扫码看思维导图

临床思维训练课堂讨论、老师指导点评

1. 根据课前导学提供的病例和问题开展课堂讨论，各小组讨论后选代表发言。
2. 老师根据学生讨论和发言情况进行点评总结。

实验作业

绘图：中等动、静脉（×100）。

课后测试

（一）线下测试

1. 关于中空性器官，描述错误的是（　　）

A. 内部有较大的腔　B. 内表面覆盖被覆上皮　C. 管壁分层

D. 由表面向深部观察　E. 由管腔面向外观察

2. 中动脉调节血流量的主要结构基础是（　　）

A. 内弹性膜发达　B. 外弹性膜明显　C. 中膜弹性纤维发达

D. 中膜平滑肌发达　E. 外膜胶原纤维丰富

3. 子宫黏膜上皮是（　　）

A. 假复层纤毛柱状上皮　B. 单层扁平上皮　C. 复层扁平上皮

D. 单层柱状上皮　E. 变移上皮

4. 气管壁结构由腔面向外依次为（　　）

A. 黏膜、肌层、外膜　B. 黏膜、黏膜下层、外膜　C. 内膜、中膜、外膜

D. 黏膜、黏膜肌层、外膜　E. 黏膜、黏膜下层、肌层、外膜

5. 胃黏膜上皮主要构成细胞是（　　）

A. 吸收细胞　B. 杯状细胞　C. 表面黏液细胞

D. 帕内特细胞　E. 纤毛细胞

（二）线上测试，扫码答题并查看答案解析

（三）课后思考题

1. 如何区分单层扁平上皮、单层柱状上皮、假复层纤毛柱状上皮和复层扁平上皮？

2. 光镜下根据哪些特点辨别食管、胃、小肠切片？

3. 显微镜下如何辨别中动脉、中静脉？

4. 月经周期包括月经期、增生期、分泌期，不同时期的子宫内膜有什么特点？

（刘晨曦）

实验二 实质性器官

课前导学

1. 前期知识储备 复习与本次实验课程密切相关的解剖学及细胞生物学等理论知识。自我诊断相关知识的储备情况，明确学习目标。

2. 回顾甲状腺的解剖学（临床思维相关） 甲状腺位于颈前部，贴附于喉和气管上部的两侧和前方，呈“H”形。甲状腺分左右两叶，中间为甲状腺峡。左、右侧叶上达甲状软骨的中部，下抵第6气管软骨环水平；甲状腺峡位于第2～4气管软骨环前方；部分人的甲状腺峡部向上伸出一锥状叶。

3. 学生线上完成

（1）数字资源：观察组织切片和视频。组织切片有大脑、淋巴结、甲状腺、肝、肺、肾、卵巢。

（2）线上发布的预习课件。

（3）线上课前测试。

4. 临床思维训练及讨论

（1）病例：女性，35岁。主诉多汗、多食、易怒1年多，劳累后心慌气短入院检查。患者消瘦，T 36.5℃，P 115次/分，BP 110/80 mmHg，眼球突出，闭合障碍，甲状腺Ⅱ度肿大，质软，无结节。基础代谢率+45%（正常值±10%）。查血液T_3值高于正常2.5倍，TSH低于正常。确诊甲状腺功能亢进症。显微镜下观察：滤泡上皮细胞增生；胶质稀薄，滤泡周边胶质出现许多吸收空泡（图2–1）。

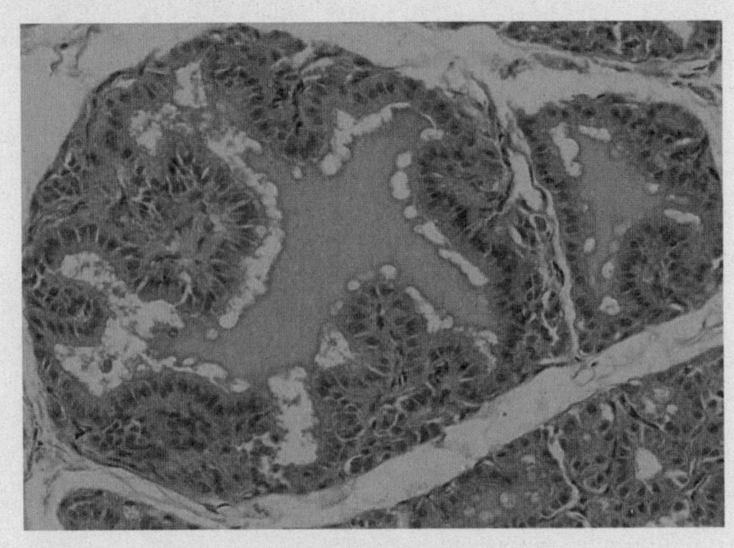

图2–1 甲状腺功能亢进 HE染色×200

（2）根据病例思考以下问题，并查阅资料进行分析，列出回答问题的思路，以备课堂讨论。

1）甲状腺中的细胞分别分泌何种激素？

2）分析案例中该病的主要病因，结合所学组织学知识解释患者的临床症状和体征。

实验目的

1. 知识目标

（1）描述大脑、淋巴结、甲状腺、肝、卵巢的形态结构特点。

（2）辨别肺内导气部、呼吸部各段。

（3）区分肾小体及各段肾小管。

2. 能力目标　辨认实质性器官的形态结构特点，深入理解分析各器官的结构与功能、局部与整体、平面与立体、正常和异常之间的关系。

3. 素质目标　树立科学的社会主义荣辱观，培养预防疾病、治病救人的医学人文精神。

课程思政

新时代最可爱的人

新型冠状病毒肺炎（Corona Virus Disease 2019，COVID-19），简称“新冠肺炎”，是由新型冠状病毒引发的肺部感染，具有较强的传染性。新冠肺炎患者以发热、乏力、干咳为主要表现，其病理改变主要包括肺泡腔内出现浆液、纤维蛋白渗出物，甚至肺水肿、透明膜的形成，还可见肺间质纤维化、肺泡隔增厚、肺泡上皮细胞萎缩等改变，呈现弥漫性的肺泡损伤和渗出性肺炎。

病疫无情，人间有爱。在党的坚强领导和中国特色社会主义制度的优势下，中华儿女万众一心、众志成城，最终打赢了这场抗疫阻击战。疫情发生以来，无数医务工作者白衣为甲、逆行出征。他们抗击疫情、救治患者；做出了巨大的牺牲和努力；他们用生命守护生命，是新时代最可爱的人；他们用坚守、坚韧、坚持诠释责任与担当！

作为医学生我们也将步入医疗事业。我们应谨记医学生誓言，献身医学，热爱祖国，忠于人民，恪守医德，尊师守纪，刻苦钻研，孜孜不倦，精益求精，全面发展，为祖国医药卫生事业的发展和人类身心健康奋斗终生。

实验内容

组织切片

大脑　　cerebrum

淋巴结	lymph node
甲状腺	thyroid
肝	liver
肺	lung
肾	kidney
卵巢	ovary

1. 大脑 肉眼观察大脑的HE染色切片，被脑膜包裹，周边起伏不平且着色较浅的是大脑的皮质，中央着色略深的是髓质。

低倍镜观察软脑膜、皮质、髓质（图2–2）。皮质位于表层，由神经元、神经胶质细胞和无髓神经纤维组成，内有许多着色深的细胞为神经元和神经胶质细胞。皮质内的神经元分层排列，但在HE染色标本中不易分清各层界线。仔细观察，可见许多锥体细胞，其尖端伸向皮质表面。寻找细胞层次较清楚的部位，由浅至深依次观察皮质分层：分子层、外颗粒层、外锥体细胞层、内颗粒层、内锥体细胞层、多形细胞层。髓质呈浅红色，可见粉红色的神经纤维和深染的神经胶质细胞。

高倍镜观察锥体细胞，呈锥形，核圆形，位于中央；突起不易见（图2–3）。

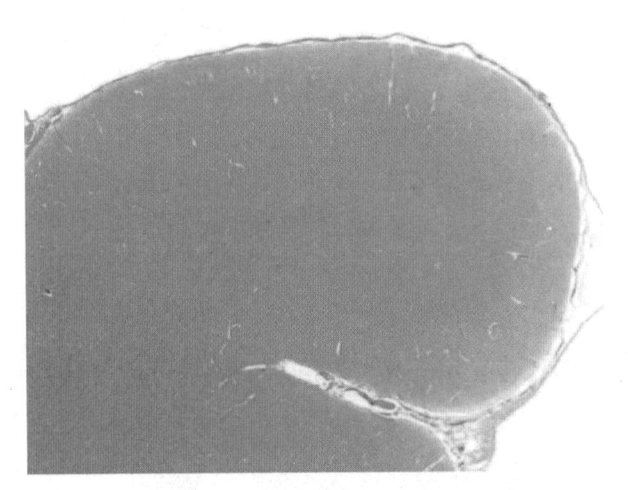

图2–2 大脑 HE染色×40

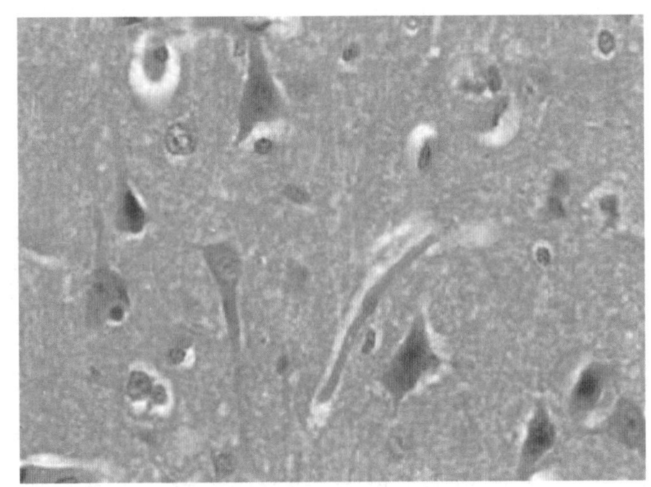

图2–3 大脑皮质 HE染色×400

2. 淋巴结 肉眼观察淋巴结的HE染色切片，豆形，表面有染成粉红色的薄层被膜，被膜下深紫蓝色是皮质，中央深浅不一为髓质。有的标本在淋巴结一侧的凹陷，为淋巴结门部（有的标本未切到）。

低倍镜观察被膜、皮质和髓质（图2–4）。被膜由薄层结缔组织构成，有的部位可见输入淋巴管；门部有较粗的血管和输出淋巴管。被膜和门部的结缔组织深入实质，形成小梁。皮质和髓质中都可见小梁的切面，呈粉红色不规则形，可含血管。

皮质着深蓝色，由浅层皮质、副皮质区及皮质淋巴窦构成。浅层皮质由淋巴小结及小结间弥散淋巴组织组成。淋巴小结大小不等，呈椭圆形或圆形，边界较清。副皮质区位于皮质深层，为厚度不一的弥散淋巴组

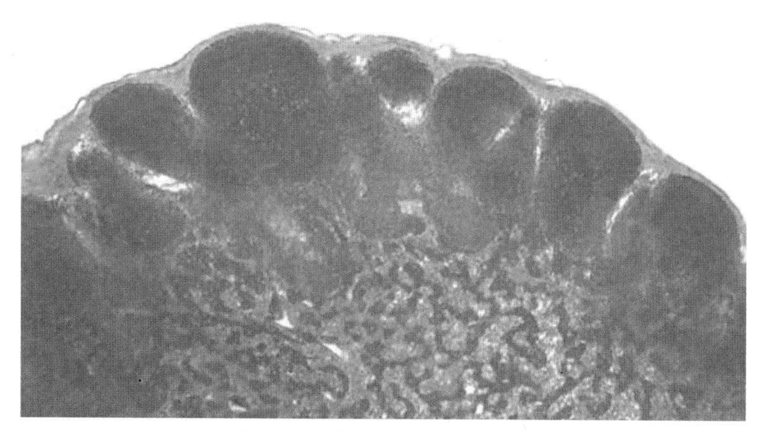

图2-4　淋巴结　HE染色×40

织，与浅层皮质及髓质均无明显界线，有的标本上也可见少量淋巴小结。皮质淋巴窦位于被膜与淋巴组织之间（称被膜下窦）和小梁与淋巴组织之间（称小梁周窦）。皮质淋巴窦一般较狭窄，染色较浅，窦内细胞稀疏，在低倍镜下不易辨认。

髓质位于淋巴结中心，由髓索、髓窦组成。髓索着深蓝紫色，与副皮质区相连，是不规则的条索状淋巴组织，相互连接成网，细胞密集，可见血管切面。髓窦是位于髓索之间及髓索与小梁之间的浅染区，较皮质淋巴窦宽大。

高倍镜观察淋巴小结、弥散淋巴组织和淋巴窦。选择次级淋巴小结正中纵切面者观察生发中心和小结帽（图2-5）。生发中心的暗区较小，其内淋巴细胞密集而较大，胞质强嗜碱性，故整体着色深；明区较大，淋巴细胞相对稀疏而略小。小结帽由密集的小淋巴细胞构成。弥散淋巴组织内可见大量小、圆、嗜碱性的淋巴细胞；网状细胞稀疏，核为不规则的卵圆形，染色浅，核仁明显，核周胞质较多，淡粉红色，有的细胞可见发出的突起；巨噬细胞的核比网状细胞的小而色深，胞质嗜酸性强。交错突细胞和网状细胞形态相似，不易辨认。淋巴窦窦壁可见扁平的内皮细胞；窦内有星形的内皮细胞，形态似网状细胞，突起明显；巨噬细胞常以突起附着于内皮细胞；淋巴细胞散在（图2-6）。

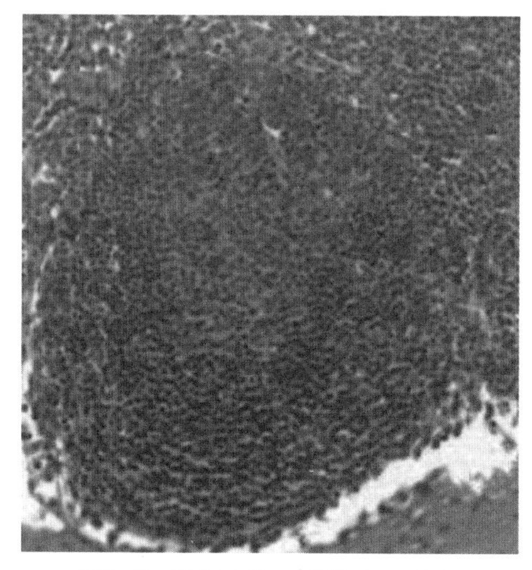

图2-5　淋巴小结　HE染色×400

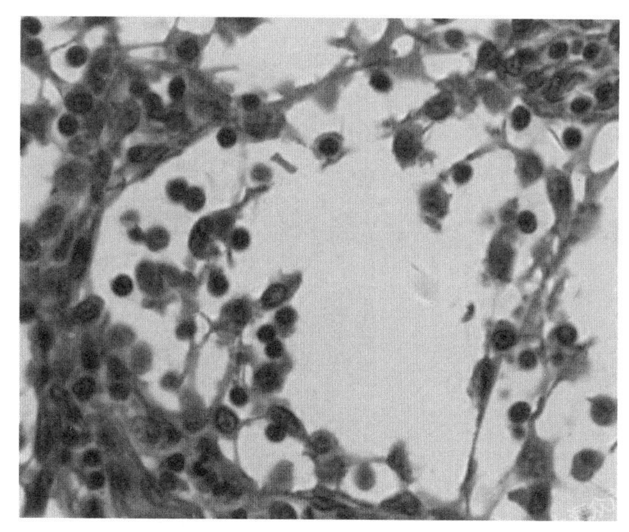

图2-6　淋巴窦　HE染色×400

3. 甲状腺 肉眼观察甲状腺的HE染色切片，标本为椭圆形，染成红色，有的切片可切到甲状旁腺。

低倍镜观察，被膜由薄层结缔组织组成。甲状腺滤泡呈圆形或不规则形，滤泡壁由单层立方上皮细胞围成，滤泡腔内充满了粉红色均质胶状物称胶质，为碘化的甲状腺球蛋白。滤泡之间有少量的结缔组织分布（图2-7）。

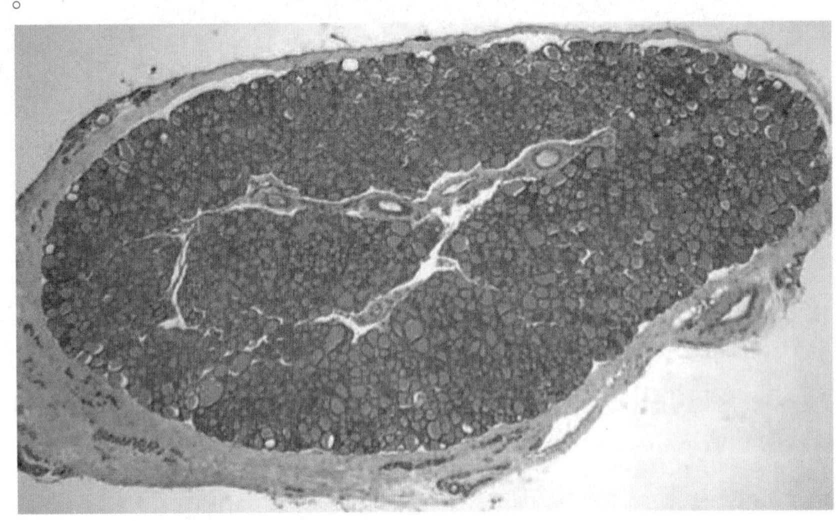

图2-7 甲状腺 HE染色×40

高倍镜观察滤泡上皮细胞和滤泡旁细胞（图2-8）。滤泡上皮细胞胞质弱嗜碱性，染色浅。滤泡可因功能状态的不同而有形态上的差异。当甲状腺功能活跃时，上皮细胞变大，呈低柱状，胶质比较少；相反，当甲状腺处于功能静止期时，细胞变小，呈扁平状，胶质多。滤泡上皮细胞合成和分泌甲状腺激素，能促进机体新陈代谢，提高神经兴奋性，促进生长发育。滤泡旁细胞位于滤泡之间和滤泡上皮细胞之间，常单个或成群存在。细胞体积较大，呈椭圆形或多边形；核较大，圆形；胞质和胞核染色均浅淡。滤泡旁细胞分泌降钙素，可以促进成骨细胞活动，使骨盐沉积于类骨质，还能抑制胃肠道吸收钙离子，降低血钙浓度。

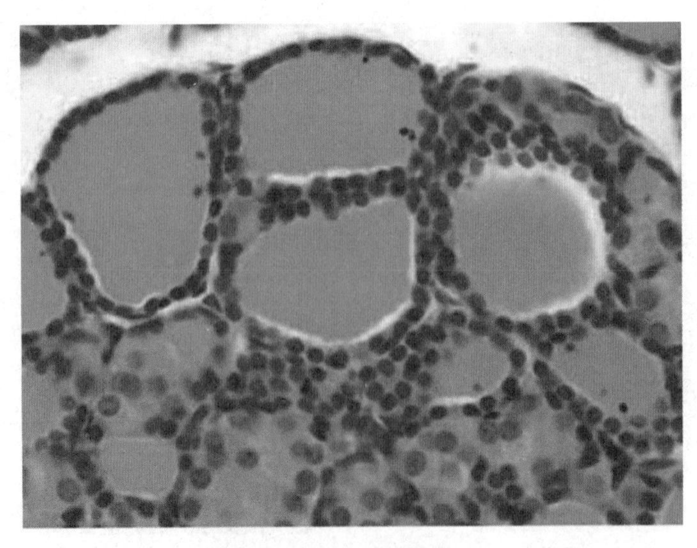

图2-8 甲状腺滤泡上皮细胞和滤泡旁细胞 HE染色×400

4. 肝　肉眼观察人肝脏的HE染色切片。在切片边缘可见一粉红色的细线，即为被膜的切面；标本实质中可见许多小腔，多为中央静脉。

低倍镜观察肝小叶、门管区（图2-9）。肝小叶呈多边形或不规则形。相邻小叶之间结缔组织极少，几乎看不到，因而小叶之间分界不清。各小叶的切面不全相同，在横断面的肝小叶中部有一条中央静脉的横断面；肝细胞以此为中轴呈索状向四周放射状排列，称之为肝索；肝索之间的腔隙为肝血窦。

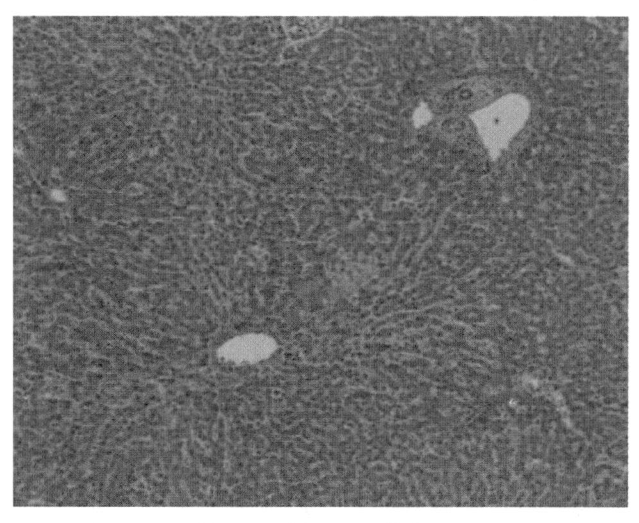

图2-9　人肝　HE染色 × 40

门管区在肝小叶四周结缔组织较多的部位，其内含有小叶间动脉、小叶间静脉和小叶间胆管的断面。小叶之间可见一条单独走行的小静脉，管径比中央静脉大，管壁完整，为小叶下静脉。

高倍镜观察中央静脉、肝索、肝血窦、门管区。

中央静脉位于肝小叶中央，管壁薄，管壁因有肝血窦开口而不完整。

肝索由一行（偶见双行）肝细胞组成。肝细胞的体积较大，为多边形，细胞内有1 ~ 2个圆形的核，位于细胞中央，染色浅淡，可见核仁。胞质嗜酸性，常因糖原或脂滴溶解呈空泡状（图2-10）。肝细胞之间，本有胆小管存在，但在HE染色标本中看不到。

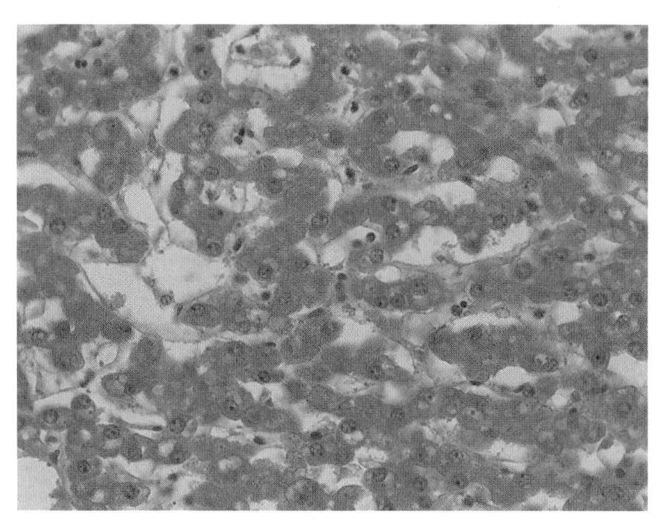

图2-10　肝细胞和肝血窦　HE染色 × 400

肝血窦为肝索之间的空隙，窦壁衬以内皮。内皮细胞核呈扁圆形突入腔内。在血窦腔内有体积较大、形状不规则、胞质嗜酸性、核椭圆形的细胞，即为肝巨噬细胞，或称库普弗细胞（Kupffer cell），常附于窦壁，有时可见吞噬颗粒（在此标本中较难分辨），此细胞具有吞噬能力。肝血窦向内与中央静脉相通连。

门管区（汇管区）内常见下列三种伴行的通道（图2–11）。小叶间动脉，管腔小而规则，管壁厚，可见中膜环行平滑肌，有时可见与血窦相通连。小叶间静脉，管腔大而不规则，管壁薄，有时可见与血窦相连续。小叶间胆管，管径较小，管壁衬以单层立方上皮，细胞呈立方形，胞浆清明，核圆，着色较深。

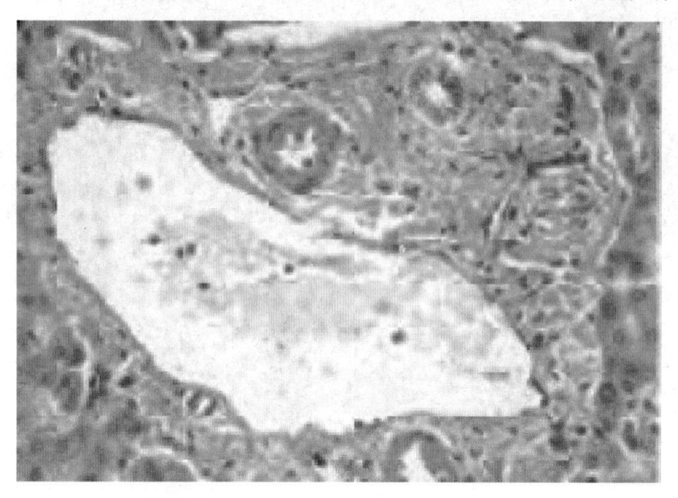

图2–11　肝门管区　HE染色×400

5. 肺　肉眼观察肺的HE染色切片。标本为一小块海绵样组织，其内有大小不等的腔隙，是肺内各级支气管的断面或动、静脉的断面。管腔最大者为小支气管，其余大部分为肺的呼吸部。

低倍镜观察分辨导气部和呼吸部，注意区分各级支气管与血管。

导气部观察小支气管、细支气管和终末细支气管。小支气管为标本中管腔最大者，管壁结构与主支气管相似（图2–12）。上皮为假复层纤毛柱状上皮，有杯状细胞。上皮下为固有层，为较薄且较致密

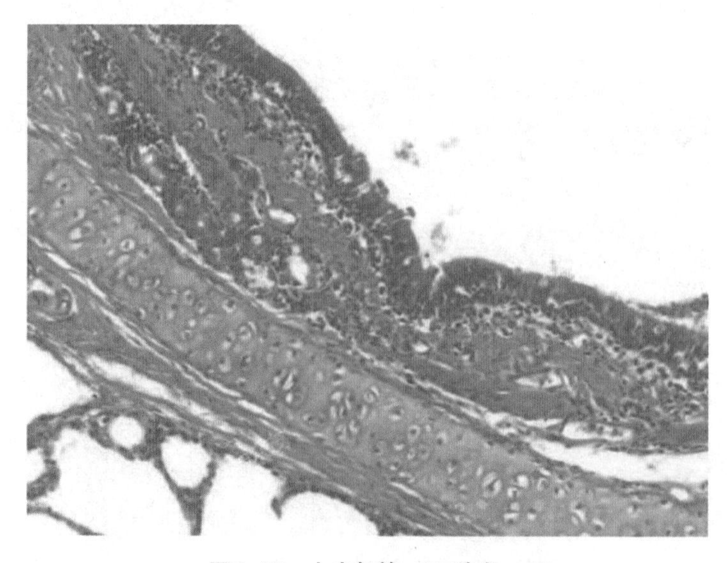

图2–12　小支气管　HE染色×40

的结缔组织。在固有层外可见平滑肌纤维。杯状细胞、腺体和透明软骨片逐渐减少，平滑肌纤维相对增多。

细支气管管腔较小，管壁较薄。上皮为假复层或单层纤毛柱状上皮，杯状细胞少；平滑肌相对增多；腺体少或无；软骨片变小、减少或消失（图2–13）。

终末细支气管管腔更小。表面为单层纤毛柱状或单层柱状上皮。杯状细胞，腺体和软骨片均消失。平滑肌相对增多，形成完整的环形（图2–14）。

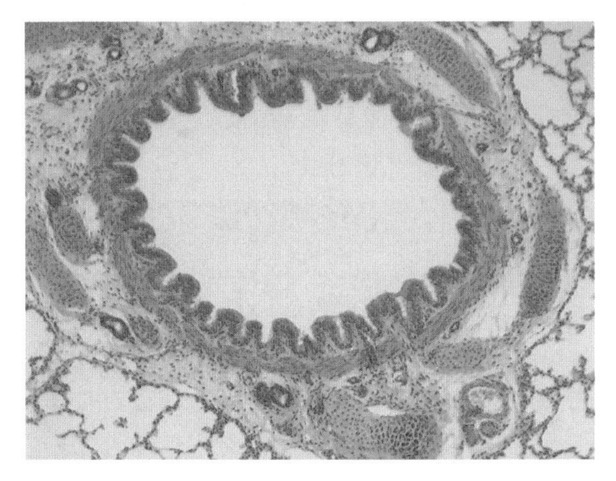

图2–13　细支气管　HE染色×40

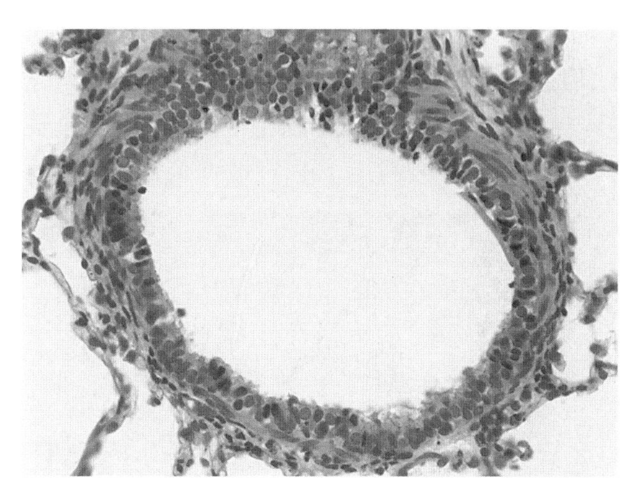

图2–14　终末细支气管　HE染色×40

呼吸部包括呼吸性细支气管、肺泡管、肺泡囊和肺泡，其各段均有进行气体交换功能的肺泡（图2–15）。

呼吸性细支气管管腔与肺泡管相连或有肺泡直接开口于管壁上，故管壁不完整。管壁被覆单层立方上皮，在肺泡开口处移行为单层扁平上皮，上皮下有少量平滑肌和结缔组织。有时可见细支气管、终末细支气管、呼吸性支气管、肺泡管、肺泡囊和肺泡相通连的纵切面，可观察管壁的过渡变化。

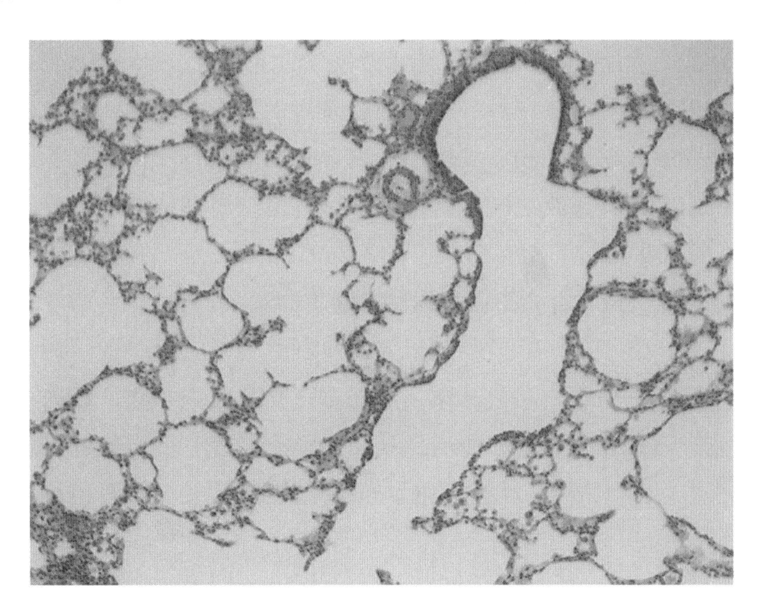

图2–15　肺呼吸部　HE染色×40

肺泡管纵断面较大较长，管壁上有许多肺泡的开口。相邻肺泡开口之间的管壁呈结节状膨大，内含弹性纤维与平滑肌纤维，表面覆有单层立方或扁平上皮。结节状膨大是区别肺泡管与肺泡囊的主要标志。

肺泡囊位于肺泡管末端，为数个肺泡共同开口的地方。肺泡开口之间无结节状膨大。

肺泡大小不等，形状不一，为多面形、半球形或圆形的薄壁囊泡，一侧开口，可与呼吸性细支气管、肺泡管或肺泡囊通连。肺泡腔面衬有一层肺泡上皮细胞，相邻肺泡上皮之间为薄的肺泡隔。

高倍镜观察肺泡上皮和尘细胞（图2–16）。肺泡上皮由Ⅰ型肺泡细胞和Ⅱ型肺泡细胞组成。Ⅰ型肺泡细胞扁平，含核部稍厚，其余部分很薄；Ⅱ型肺泡细胞呈立方形或圆形，核大而圆，胞质着色浅，呈泡沫状。尘细胞在肺泡腔或肺泡隔内，为吞噬尘埃颗粒的肺巨噬细胞，细胞呈椭圆形或不规则形，胞质内含有大量棕黑色颗粒，即所吞噬的尘埃颗粒，细胞核有时被颗粒遮盖，不易分辨。

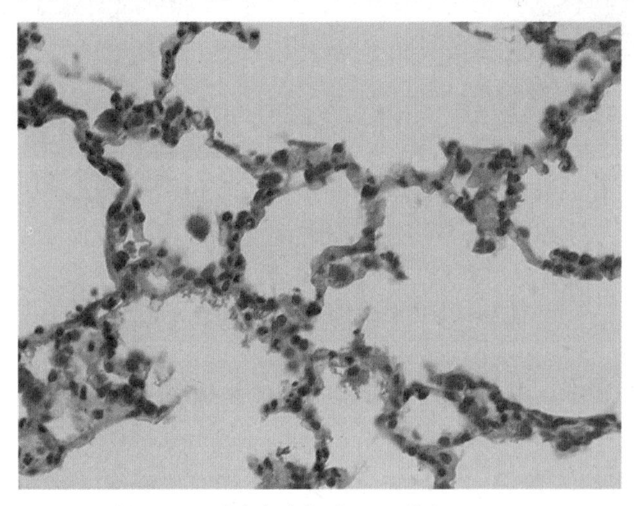

图2–16　肺泡和尘细胞　HE染色 × 100

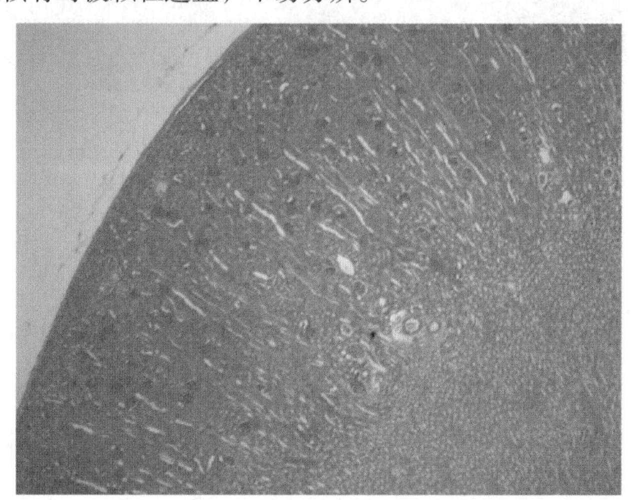

图2–17　肾皮质和髓质　HE染色 × 40

6. 肾　肉眼观察肾的HE染色切片，标本为楔形，浅部深红色的是皮质，其中可见呈圆点状的肾小体，深部着色较浅的为髓质（肾锥体），肾锥体旁染色深的是肾柱。

低倍镜观察被膜、皮质和髓质（图2–17）。被膜是薄层致密结缔组织构成的纤维膜。皮质位于被膜深部，观察皮质迷路和髓放线两种结构。皮质迷路内含有圆形的肾小体、着深红色的近曲小管及着色较浅的远曲小管。髓放线位于皮质迷路之间，含许多平行管道，可切成纵断、横断或斜断面。髓质包括近直小管、细段、远直小管和集合管（图2–18）。

高倍镜观察肾小体、致密斑、近曲小管、远曲小管（图2–19）。

肾小体由血管球和肾小囊组成。有微动脉出入的一侧称为血管极，肾小囊和近曲小管相通的一侧为尿极。肾小体中心的一团毛细血管，称血管球。毛细血管间有球内系膜，球内系膜细胞核小而圆，着色最深。肾小囊包绕在血管球外，分脏、壁两层，其间为肾小囊腔。壁层为单层扁平上皮，脏层紧贴在血管球毛细血管基膜外，由足细胞构成，足细胞面向肾小囊腔，核较大，着色最浅，突向囊腔，常难以辨认。

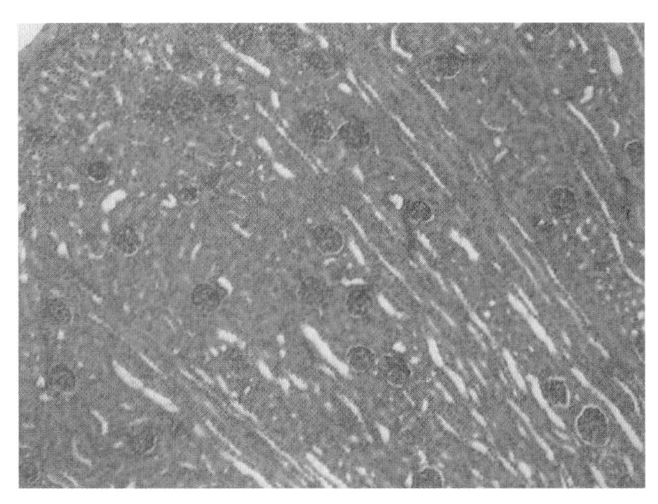

图2-18　皮质迷路和髓放线　HE染色×100

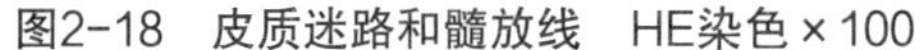

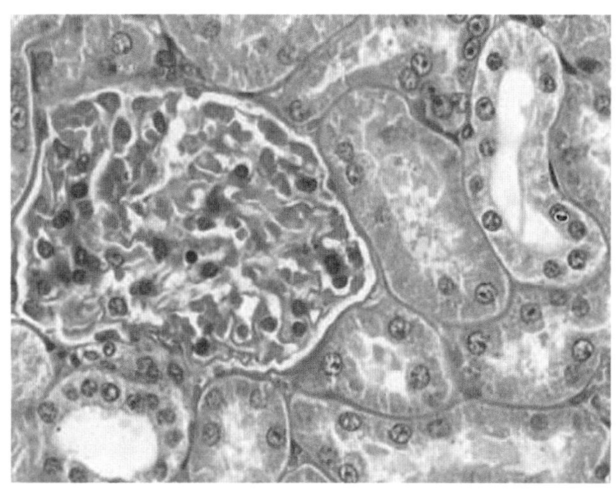

图2-19　皮质迷路　HE染色×400

近曲小管切面很多，形状不一，管壁较厚，管腔小而不规则。由单层立方或锥形上皮围成，细胞较大，细胞分界不清，胞质强嗜酸性，染成深红色。断面上胞核排列稀疏，核圆，近基底，细胞游离面可见刷状缘，在电镜下，刷状缘是由大量较长的微绒毛整齐排列而成（增大表面积）；基底部有纵纹（质膜内褶，扩大基底部离子交换面积）。近曲小管的生理功能主要有重吸收几乎全部葡萄糖、氨基酸、蛋白质，大部分的水、离子和尿素等；分泌H^+、氨、肌酐和马尿酸等；转运和排除血液中的酚磺酞和青霉素等药物。

远曲小管切面较少，管腔大，较规则。管壁上皮细胞为立方形，胞核较密集，核圆，位于中央，排列整齐，细胞分界较清，胞质弱嗜酸性，呈浅红色，游离面无刷状缘，基底纵纹较多。远曲小管为离子交换的重要部位，主要有重吸收Na^+、水，分泌K^+、H^+、氨等功能，维持体液酸碱平衡；分泌受醛固酮（保Na^+、排K^+）与抗利尿激素（重吸收水）调节。

血管极处远曲小管靠近肾小体侧的上皮细胞变为高柱状，核椭圆、排列紧密位于顶部，为致密斑。其功能主要是感受远曲小管内钠离子浓度变化，调节肾素的分泌水平（钠离子浓度↓→肾素↑）。

集合管上皮细胞由单层立方增高为柱状，细胞界线清楚，核圆，染色较深，居中或靠近基底部，胞质清亮（图2-20），其功能受醛固酮、抗利尿激素和心房钠尿肽的调节。集合管管腔较大，并逐渐增粗，近肾锥体乳头处称乳头管，开口于肾小盏。

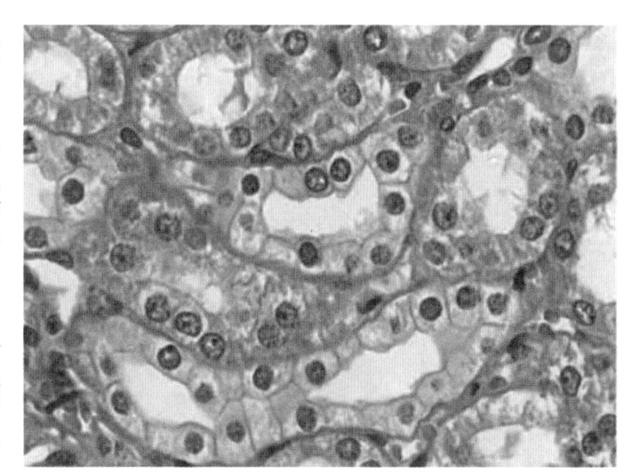

图2-20　集合管　HE染色×400

7. 卵巢　肉眼观察卵巢的HE染色切片，切片略近卵圆形。周围着色深的为皮质，中央色浅的狭窄部分为髓质，有的标本上没有切到髓质。

低倍镜观察被膜、皮质和髓质（图2-21）。卵巢表面覆以表面上皮，为单层立方或扁平上皮，上皮

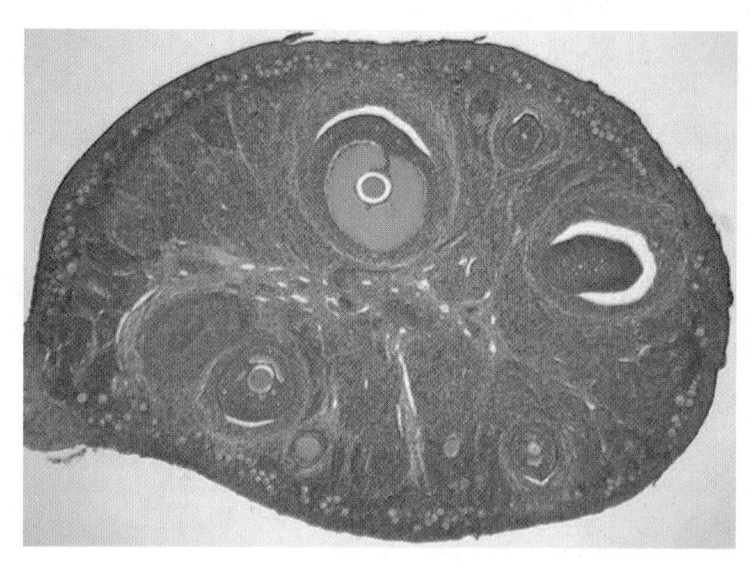

图2-21　卵巢　HE染色×40

下为致密结缔组织构成的白膜。卵巢实质分为周围的皮质与中央的髓质，皮质较厚，内有各级卵泡、黄体和富含基质细胞的结缔组织；髓质由疏松结缔组织构成，内含丰富的血管和淋巴管。

高倍镜观察原始卵泡、初级卵泡和次级卵泡。

原始卵泡位于皮质浅层，数量很多、体积很小，由一个圆形的初级卵母细胞和其周围的一层扁平的卵泡细胞构成。初级卵母细胞体积大，核大而圆，呈空泡状，核仁明显，胞质呈弱嗜酸性；卵泡细胞的界线不清楚，只能见到其扁圆形的细胞核（图2-22）。

初级卵泡较原始卵泡大，逐渐移至皮质深层。由卵泡中央向周围观察有以下几种结构：初级卵母细胞，居中，体积增大，胞质增多，核变大，呈泡状，核仁染色深；透明带，位于初级卵母细胞与最内层卵泡细胞之间，是一层均质状、嗜酸性、粉红色的膜；卵泡细胞，为立方形或柱状，由单层增殖为多层；卵泡膜，卵泡周围基质中的梭形细胞增殖分化形成卵泡膜（图2-23）。

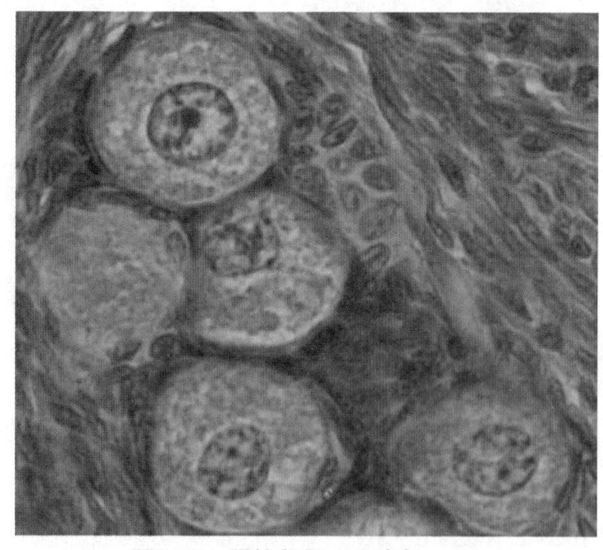

图2-22　原始卵泡　HE染色×400

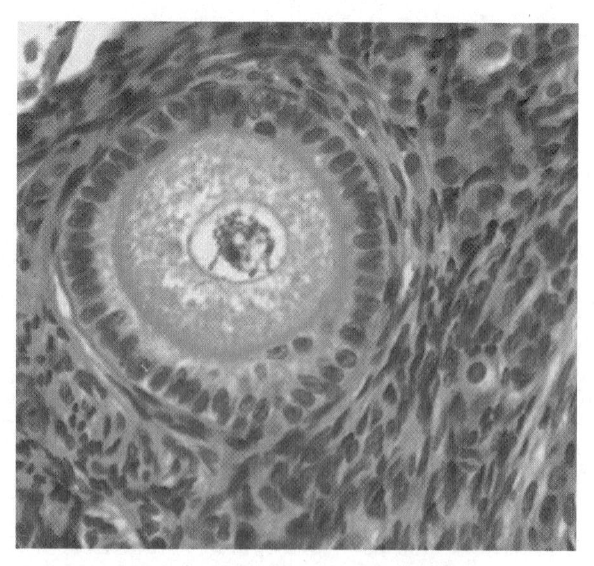

图2-23　初级卵泡　HE染色×200

次级卵泡中初级卵母细胞体积进一步增大，卵泡细胞增至6~12层，当卵泡细胞间出现液腔时，称为次级卵泡（图2-24）。找到典型切面观察放射冠、卵泡腔、卵丘、颗粒层、卵泡膜。放射冠是紧贴透明带的一层高柱状、呈放射状排列的卵泡细胞。随着卵泡细胞增殖，细胞之间出现大小不等的腔隙，有的已融合成一个新月形的大腔，称卵泡腔。由于卵泡腔不断扩大，将初级卵母细胞、放射冠、透明带及部分卵泡细胞推至一侧，形成的圆形隆起称卵丘（图2-25）。卵泡腔周边的卵泡细胞构成卵泡壁，此处卵泡细胞密集排列，体积较小呈颗粒状，也称颗粒细胞，故卵泡壁又称颗粒层。卵泡膜分为内外两层，内层血管丰富、纤维较少，含多边形的膜细胞，较大，核圆，胞质较多，呈弱嗜酸性；外层纤维较多、血管少，内有环形平滑肌纤维。有的次级卵泡未切到卵丘，有的仅切到卵泡壁。

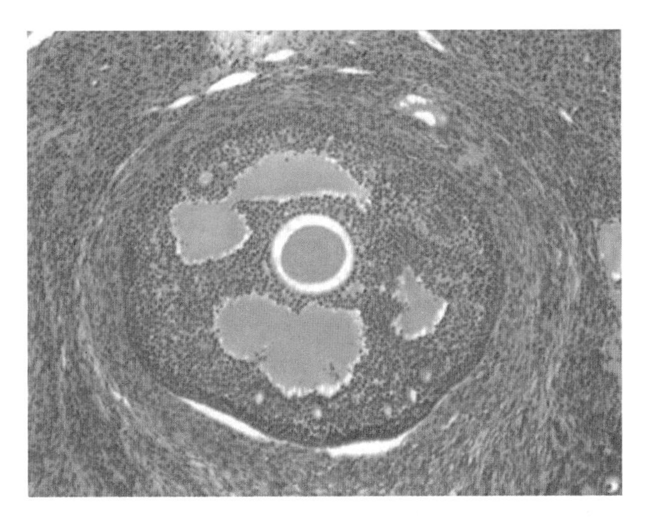

图2-24　次级卵泡　HE染色×40

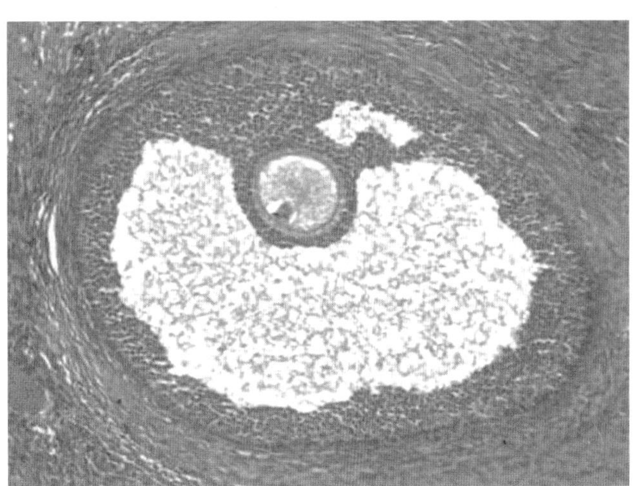

图2-25　卵丘　HE染色×40

知识点归纳与拓展

（一）重要知识点归纳

1. 大脑　大脑是神经系统重要的器官之一。大脑实质分为皮质和髓质，皮质位于浅表，由神经元、神经胶质细胞和神经纤维构成，也称灰质；髓质位于深层，可见神经胶质细胞和神经纤维，也称白质。大脑皮质内的神经元分层排列，除个别区域外，一般分为分子层、外颗粒层、外锥体细胞层、内颗粒层、内锥体细胞层和多形细胞层6层。

2. 淋巴结　淋巴结是免疫系统重要的器官之一。淋巴结实质分为皮质和髓质，皮质又包括浅层皮质、副皮质区和皮质淋巴窦，髓质由髓索和髓窦组成。浅层皮质内含淋巴小结和少量弥散淋巴组织，主要含B细胞；副皮质区由弥散淋巴组织构成，主要含T细胞，是胸腺依赖区；皮质淋巴窦包括被膜下窦和小梁周窦。淋巴结是免疫应答的场所，也有滤过淋巴液的功能。

3. 甲状腺　甲状腺是内分泌系统重要的器官之一。甲状腺实质包括甲状腺滤泡和滤泡旁细胞，甲状腺滤泡由单层滤泡上皮细胞围成滤泡壁，滤泡腔内充满胶质，滤泡上皮细胞合成和分泌甲状腺激素；滤泡旁细胞位于甲状腺滤泡之间或滤泡上皮细胞之间，分泌降钙素。

4. 肝 肝是人体内最大的消化腺。肝的基本结构单位是肝小叶，其中央有一条中央静脉，周围是放射状排列的肝索和肝血窦。肝索是肝细胞单层排列而成的，也称肝板。肝血窦由内皮细胞围成，内含肝巨噬细胞（也称库普弗细胞）。相邻肝小叶之间的结缔组织区域，内含小叶间静脉、小叶间动脉、小叶间胆管3种管道，称门管区。

5. 肺 肺是呼吸系统重要的器官。肺实质即肺内支气管的各级分支及其终末的大量肺泡，分为导气部和呼吸部两部分。导气部包括叶支气管、段支气管、小支气管、细支气管和终末细支气管，呼吸部包括呼吸性细支气管、肺泡管、肺泡囊和肺泡。肺泡由单层的肺泡上皮构成肺泡壁，相邻肺泡间有薄层结缔组织构成肺泡隔，肺泡隔及肺泡腔内可含肺巨噬细胞，吞噬灰尘颗粒的肺巨噬细胞称尘细胞。

6. 肾 肾是泌尿系统重要的器官。肾实质由肾单位和集合管构成。肾单位是肾的结构和功能单位，由肾小体和肾小管组成。肾小体由血管球和肾小囊组成，血管球是一团盘曲的毛细血管，连接于血管之间的有血管系膜（球内系膜）；肾小囊是由毛细血管周边的足细胞及单层扁平上皮构成的双层上皮囊。毛细血管内皮、基膜和足细胞裂孔膜构成滤过屏障，过滤血浆形成原尿。肾小管分为近端小管、细段和远端小管3部分，具有重吸收、物质交换等功能。集合管分为弓形集合管、直集合管和乳头管，能进一步重吸收水和交换离子，对尿液浓缩和维持体内酸碱平衡起重要作用。

7. 卵巢 卵巢是女性生殖系统重要的器官之一。卵巢实质分为皮质和髓质。皮质含不同发育阶段的卵泡和黄体等，髓质为疏松结缔组织。卵泡由一个卵母细胞和周围多个卵泡细胞组成，其生长发育依次为原始卵泡、初级卵泡、次级卵泡和成熟卵泡4个阶段，大部分卵泡在生长发育的不同阶段退化，形成闭锁卵泡。每个月经周期一般只形成一个成熟卵泡并排卵，排出的结构为次级卵母细胞、透明带和放射冠；成熟卵泡的其余部分在卵巢内分化为黄体，分泌孕酮、松弛素和雌激素；黄体退化后形成白色瘢痕即白体。

（二）知识拓展

扫码看思维导图。

扫码看思维导图

临床思维训练课堂讨论、老师指导点评

1. 根据课前导学提供的病例和问题开展课堂讨论，各小组讨论后选代表发言。
2. 老师根据学生讨论和发言情况进行点评总结。

实验作业

绘图：肝小叶（×400）。

课后测试

（一）线下测试

1. 淋巴结中淋巴小结多见于（　　）

A. 浅层皮质　B. 副皮质区　C. 髓质　D. 被膜　E. 皮质淋巴窦

2. 肝血窦的特点是（　　）

A. 内皮无孔，基膜较厚

B. 内皮有孔，基膜较厚

C. 内皮无孔，无基膜

D. 内皮有孔，无基膜

E. 内皮有孔，基膜较薄

3. 肺小叶是（　　）

A. 小支气管及与它相连的各级分支和肺泡

B. 细支气管及与它相连的各级分支和肺泡

C. 终末细支气管及与它相连的各级分支和肺泡

D. 呼吸性细支气管及与它相连的各级分支和肺泡

E. 肺泡管分支和肺泡

4. 关于肾小体的描述哪项错误（　　）

A. 呈球形，由肾小囊和血管球组成

B. 一团盘曲的毛细血管组成血管球

C. 肾小囊是胚胎时期肾小管起始段膨大凹陷而成的杯状双层上皮囊

D. 血管系膜位于毛细血管之间

E. 血液流经血管球毛细血管时，水、电解质、葡萄糖、血细胞被滤入肾小囊腔

5. 镜下区分次级卵泡和初级卵泡的理由不包括（　　）

A. 次级卵泡体积更大

B. 次级卵泡中可见卵泡腔

C. 次级卵泡的卵泡膜分化为内、外两层

D. 初级卵泡中可见卵丘

E. 次级卵泡中卵泡细胞更多

（二）线上测试，扫码答题并查看答案解析

（三）课后思考题

1. 抗原进入淋巴结后会引起其组织学结构发生哪些变化？

2. 阐述甲状腺中的细胞分别分泌何种激素，有何作用。

3. 描述肝小叶的结构。

4. 怎样辨别肺导气部中各级支气管？

5. 结合肾的组织学结构解释尿液的生成过程。

6. 怎样区分各级卵泡？

（魏慧平）

第二篇　病理学经典整合实验

实验三　细胞、组织的适应、损伤与修复

知识拓展

化生与恶性肿瘤

化生是组织的一种可逆性改变，其特点是一种成熟细胞被另一种成熟细胞所取代。化生是一种条件反应，反映了细胞对敏感刺激产生的适应性改变和对组织中不利条件的耐受。在各种组织中，化生都已被认为是恶性肿瘤的前期改变。例如：Barrett食管就是食管对胃酸反流发生反应，出现的鳞状上皮向柱状上皮化生的例子。这种适应性改变是从复层鳞状上皮转变成肠型柱状上皮，从而耐受胃酸的刺激。Barrett食管通常就是食管癌发生的部位。

课前导学

1. 前期知识储备　复习与本次实验课程密切相关的解剖学、组织学、生理学及病理学等理论知识。自我诊断相关知识的储备情况，明确学习目标。

2. 回顾肾脏的解剖和组织学（临床思维相关）

（1）肾脏解剖：肾是实质性器官，左右各一，位于腹后壁，形似蚕豆（图3–1）。肾长约10 cm，宽约6 cm，厚约4 cm，重量134~148 g。肾实质主要分为肾皮质和肾髓质。肾皮质主要位于肾实质的浅层，厚1~1.5 cm，富含血管，新鲜标本为红褐色；肾髓质位于肾实质的深部，约占肾实质厚度的2/3，由15~20个呈圆锥形的肾锥体构成。肾锥体的尖端合并成肾乳头，突入肾小盏，肾乳头顶端有许多小孔，称乳头孔，终尿经乳头孔流入肾小盏内。

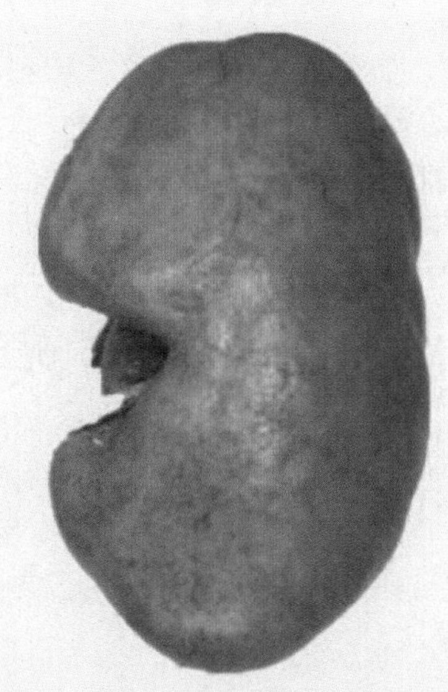

图3–1　正常肾脏解剖

（2）肾脏正常组织结构：肾单位是肾脏结构和功能的基本单位，由肾小球和与之相连的肾小管组成，每侧肾脏大约有100万个肾单位。肾小球直径150~250 μm，由血管球和肾球囊组成。肾小管为单层上皮性小管，分为近端小管、细段和远端小管（图3–2）。肾间质为结缔组织、血

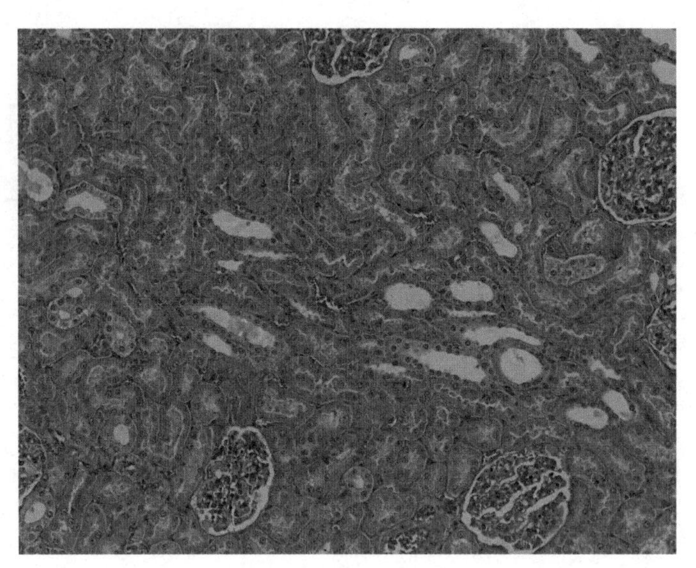

图3-2　正常肾脏组织切片　HE染色×100

管和神经等。

3. 学生线上完成

（1）数字资源：观察大体标本、组织切片和视频。

1）大体标本：心肌萎缩、肾盂积水、颗粒性固缩肾、肾水变性、肝水变性、肝脂肪变性、脾被膜透明变性、肾干酪样坏死、足干性坏疽、小肠湿性坏疽。

2）组织切片：肾水变性、肝水变性、肝脂肪变性、肉芽组织、脾细小动脉玻璃样变性。

（2）线上发布的预习课件。

（3）线上课前测试。

4. 临床思维训练及讨论

（1）病例：

男性，63岁，患慢性肾小球肾炎20余年，治疗效果不理想，蛋白尿长期存在，近几年出现尿量增多及夜尿，近1年来，尿量逐渐减少，查体：BP 150/90mmHg，双下肢轻度凹陷性水肿，B超显示双肾缩小，后出现尿毒症症状死亡。尸体剖检可见双肾体积缩小，重量减轻，质地硬，颜色苍白，重量减轻，肾外形尚存，表面呈弥漫性细颗粒状，颗粒细小，较均匀一致，切面可见皮质变薄，纹理模糊，皮髓分界不清，肾脏质地变硬。肾盂和肾周围纤维脂肪组织增多。显微镜下观察：肾小球弥漫性纤维化及玻璃样变，所属肾小管萎缩消失。残存肾单位代偿性肥大，偶见扩张的肾小管呈小囊状，肾小管内可见多管型（图3-3）。间质纤维组织增生，淋巴细胞浸润，小血管壁玻璃样变性，管腔狭窄。

（2）根据病例思考以下问题，并查阅资料进行分析，列出回答问题的思路，以备课堂讨论。

1）根据上述病变讨论肾脏发生的病变是什么？

2）通过尸体剖检大体和光学显微镜下观察解释患者的临床症状和体征。

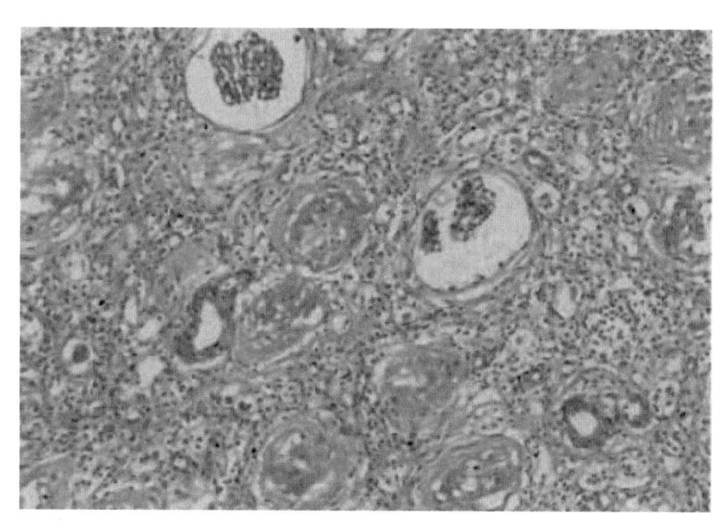

图3-3　颗粒性固缩肾　HE染色×100

实验目的

1. 知识目标

（1）观察并能够描述常见变性、坏死的形态学特点，辨认肉芽组织的结构。

（2）概括萎缩的分类并能描述其病变特点。

（3）观察肥大、增生、化生的病变特点。

2. 能力目标　通过本次实验课的学习，能够把萎缩、肥大、化生、各种变性和坏死镜下结构-大体形态和相应病变的临床表现联系起来。

3. 素质目标　学习过程中，引导学生主动学习、认真观察、理性分析，打好基础，在将来临床工作中利用所学知识关爱患者。

课程思政

68天浴血奋战抢救糖尿病坏疽患者

治疗过程：患者因糖尿病坏疽收入住院。入院后首先给予降糖抗炎治疗。入院15天，血糖平稳正常，医生行“关节液抽吸术”“小腿及膝部化脓性皮肤坏死蚕食清创术+关节镜探查清理+负压封闭引流术”。入院第31天，因皮肤缺损面积较大，行植皮手术，术中见患者大部分伤口底部为淡红色、湿润、颗粒状组织，但伤口局部皮下见少量坏死和渗出物，行负压封闭引流术，1周后行二次植皮。68天后因伤口愈合良好出院，患者经过68天的治疗成功避免了截肢的严重后果，最后痊愈出院。

临床上糖尿病坏疽患者的致残率、致死率高，极大地影响着糖尿病患者的生活质量。近年来“负压封闭引流术”“蚕食清创换药术”和“皮肤移植术”等多种创新技术治疗手段相结合的治疗方法，可以有效避免临床糖尿病坏疽患者截肢的后果，大大提升了患者的术后生活质量、维护患者良好形象，同时有助于患者建立良好的应对疾病的心态。

实验内容

大体标本

心肌萎缩	atrophy of myocardium
肾盂积水	hydronephrosis
颗粒性固缩肾	granular contracted kidney
肾水变性	renal hydropic degeneration
肝水变性	liver hydropic degeneration
肝脂肪变性	fatty change of liver
脾被膜透明变性	hyaline degeneration of spleen capsule
肾干酪样坏死	caseation of kidney
足干性坏疽	dry gangrene of foot
小肠湿性坏疽	moist gangrene of small intestine

组织切片

肾水变性	renal hydropic degeneration
肝水变性	liver hydropic degeneration
肝脂肪变性	fatty change of liver
脾细小动脉玻璃样变性	vitreous degeneration of splenic arterioles
肉芽组织	granulation tissue

（一）大体标本

1. 心肌萎缩　标本为成年人的心脏，萎缩的心脏体积显著缩小，重量减轻。呈浅褐色。心脏外膜松弛，心脏表面见冠状动脉呈蛇形状弯曲（图3-4圆圈所示）。

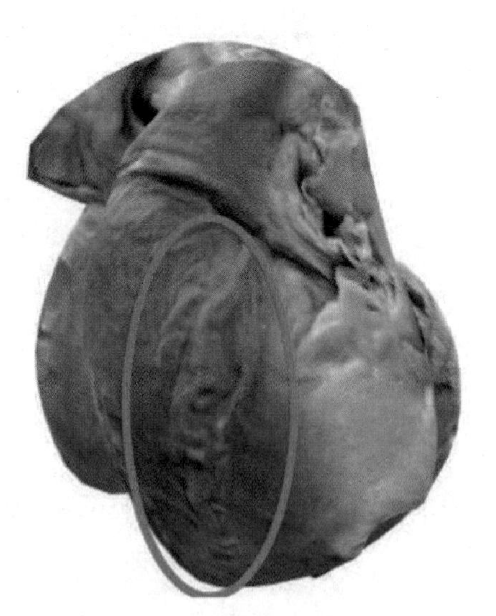

图3-4　心肌萎缩

2. 肾盂积水　肾体积增大，重量减轻，外形尚存，表面高低不平，呈半球形囊状隆起。

切面可见肾盂、肾盏均扩张呈大小不等的球囊状（图3-5圆圈所示）。肾实质受压萎缩、变薄（图3-5箭头所示），皮髓质分界不清。

3. 颗粒性固缩肾　肾体积变小，颜色苍白，重量减轻。肾外形尚存，质地变硬，表面呈弥漫性细颗粒状，称为颗粒性固缩肾（图3-6）。

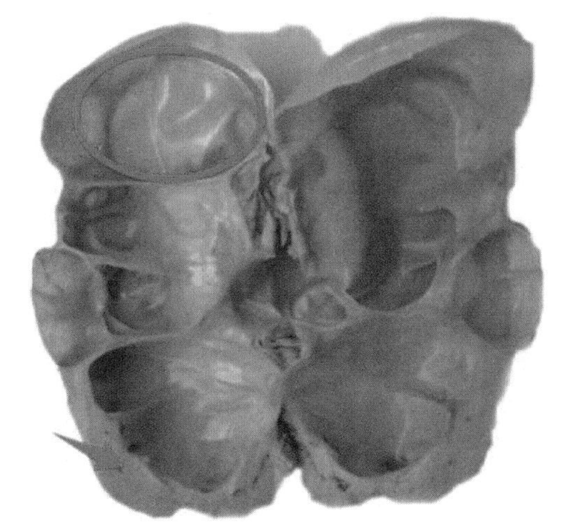

图3-5　肾盂积水

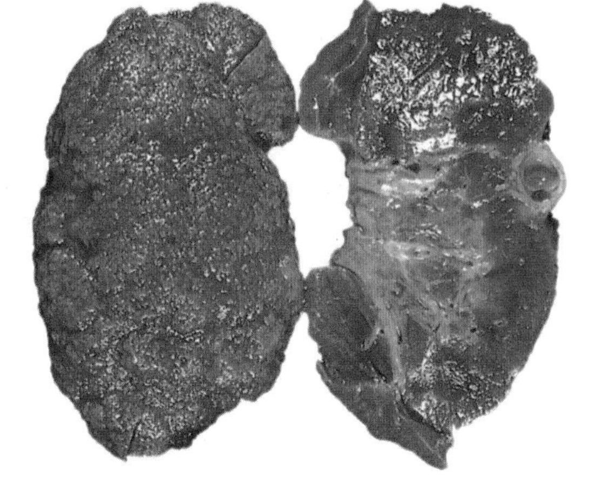

图3-6　颗粒性固缩肾

切面见皮髓质萎缩变薄为0.2 cm，纹理模糊，皮髓质分界不清，肾盂和肾周围纤维脂肪组织增多。切面还可见小动脉壁增厚，口哆开状。

4. 肾水变性　肾体积增大，重量增加，外形存在。颜色苍白，被膜紧张（图3–7）。

切面见被膜略外翻，颜色苍白，如开水煮过，实质隆起，间质凹陷。

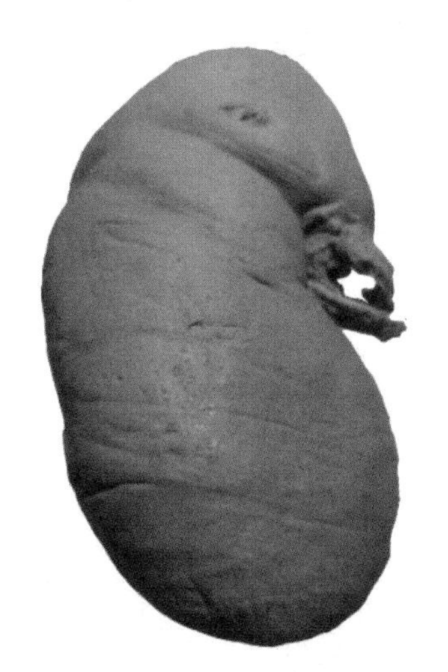

图3-7　肾水变性

5. 肝水变性　肝脏切面。肝体积增大，包膜紧张，颜色苍白，混浊而无光泽，肝边缘变钝。

切面色泽同表面，被膜略外翻，实质隆起，间质凹陷（图3–8）。

6. 肝脂肪变性　成人肝。肝体积略增大，被膜紧张，肝边缘变钝，呈淡黄色，触之质实，有油腻感（图3–9）。新鲜标本用苏丹Ⅲ染其切面，可见脂肪变处为橙红色。

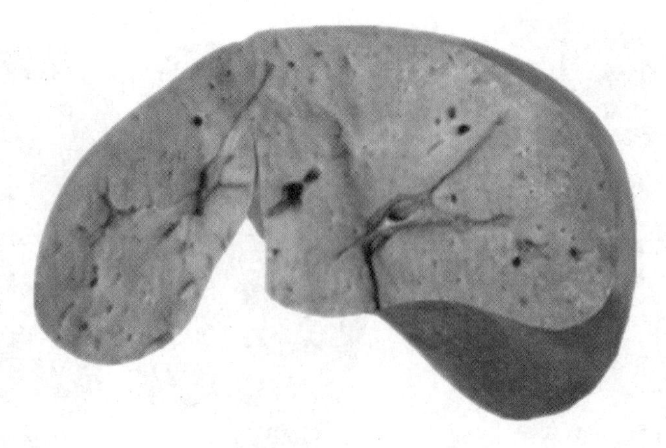

图3-8　肝水变性

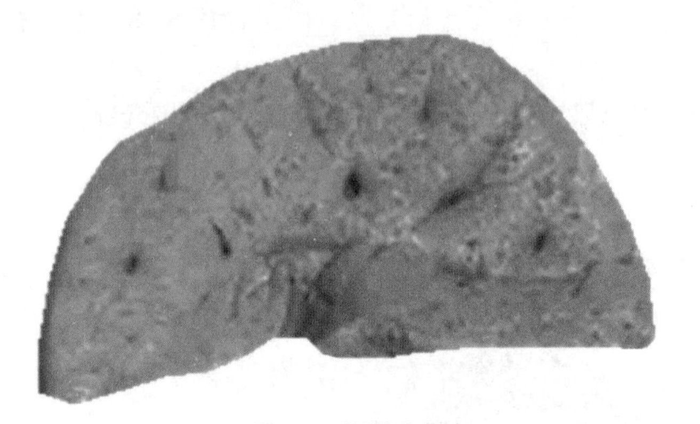

图3-9　肝脂肪变性

7. 脾被膜透明变性　脾脏标本体积增大，表面不光滑，脾被膜增厚，灰白色，似半透明、坚韧、均质，失去弹性（图3-10），犹如一层糖衣包裹，故称糖衣脾。

切面见被膜增厚，呈毛玻璃样外观，脾实质呈棕褐色。

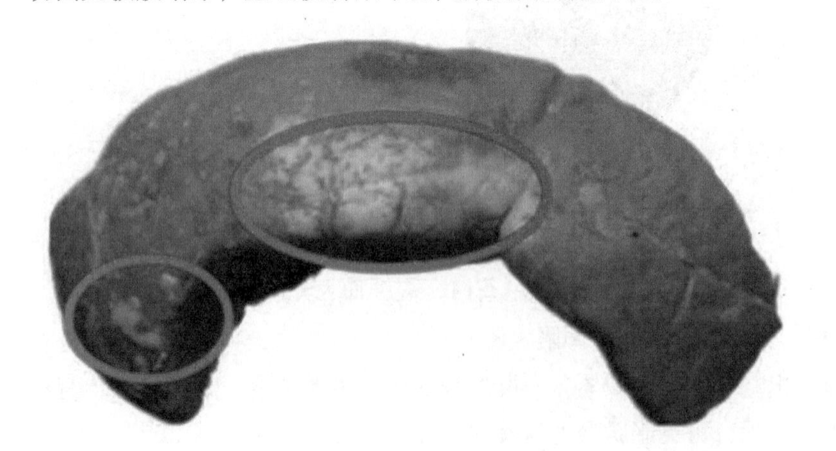

图3-10　脾被膜透明变性

8. 肾干酪样坏死 肾脏外形尚存，表面高低不平，可见散在分布大小不等的灰黄色结节。切面见多个干酪样坏死灶，坏死组织呈灰黄色奶酪样物质。大部分干酪样坏死物质液化排出，形成大小不等的空洞（图3–11）。肾实质破坏，肾盏、肾盂变形。

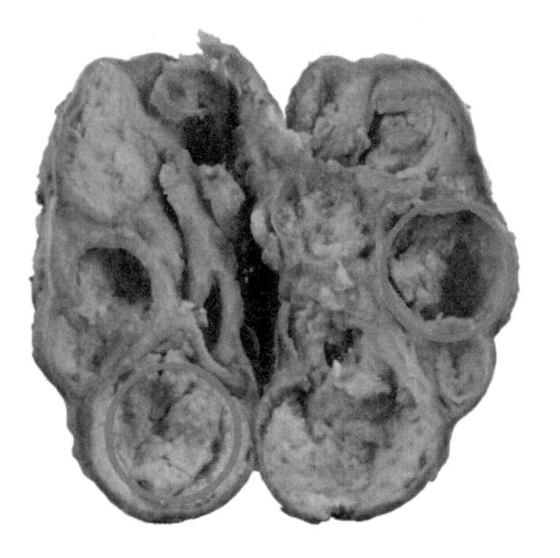

图3–11 肾干酪样坏死

9. 足干性坏疽 标本左足趾及跖部一部分均已发生坏死，色黑、干燥、质脆，似烧焦的木炭，皮肤皱缩。病变与正常组织分界清楚（图3–12）。

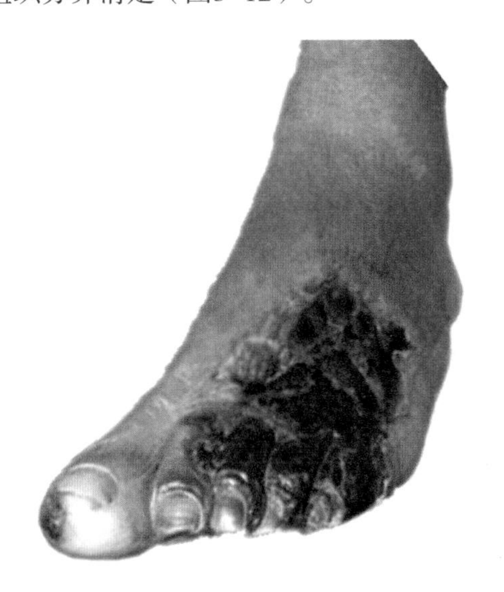

图3–12 足干性坏疽

10. 小肠湿性坏疽 小肠体积增大，变粗，表面可见褐色及黑色区域，湿润，无光泽，粗糙，质软。坏疽区与正常组织无明显分界线（图3–13）。

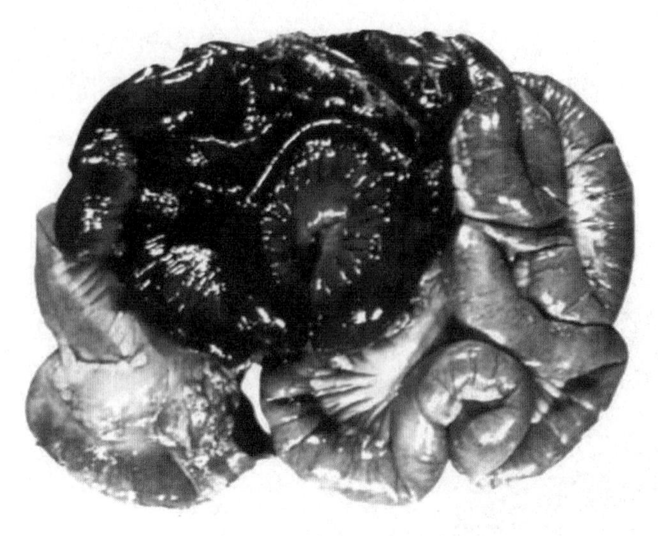

图3-13　小肠湿性坏疽

（二）组织切片

1. 肾水变性　低倍镜下区分皮质、髓质，近曲小管、远曲小管，病变主要在近曲小管。近曲小管管腔不规则，腔变小，上皮细胞肿胀，细胞界线不清。

高倍镜下，近曲小管上皮细胞胞质染色变浅，胞质内可见红色颗粒，颗粒细小，较一致（图3–14），有些胞膜破裂，部分胞浆疏松或呈空泡状。

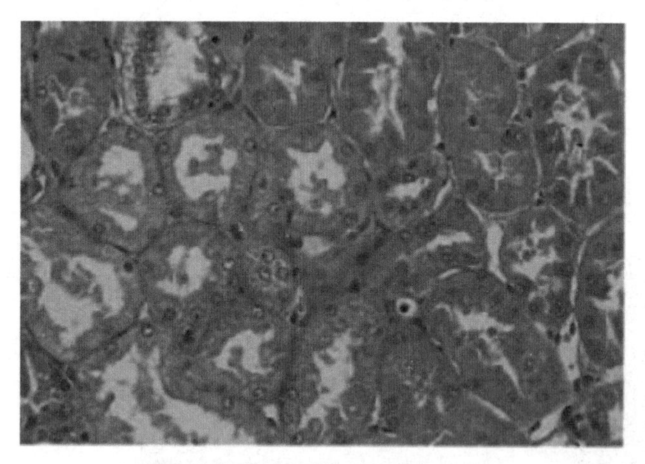

图3–14　肾水变性　HE染色 × 200

2. 肝水变性　低倍镜下观察肝小叶结构。肝小叶内肝索肿胀变宽，肝窦变窄。

高倍镜下肝细胞体积增大，细胞呈圆形，胞质内见多量大小均一的淡红色颗粒，胞核淡染。有时见肝细胞胞质呈疏松空网状（图3–15），甚至完全透亮，呈气球样变。

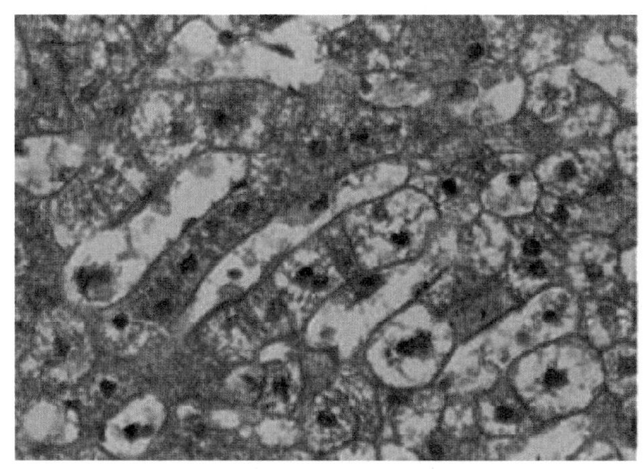

图3-15 肝水变性 HE染色×400

3. 肝脂肪变性 低倍镜下确认肝小叶结构。病变位于小叶中央静脉周围或小叶周边部。肝细胞胞质内可见大小不一的圆形空泡，空泡大者胞核被挤至一侧（图3-16）（空泡为脂滴在制片过程中被酒精、二甲苯溶解所致）。

苏丹Ⅲ染色，胞质内脂滴可呈橘红色（图3-17）。

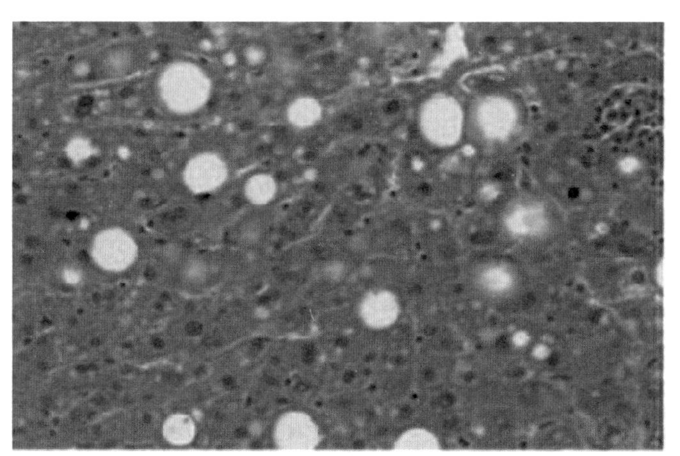

图3-16 肝脂肪变性 HE染色×400

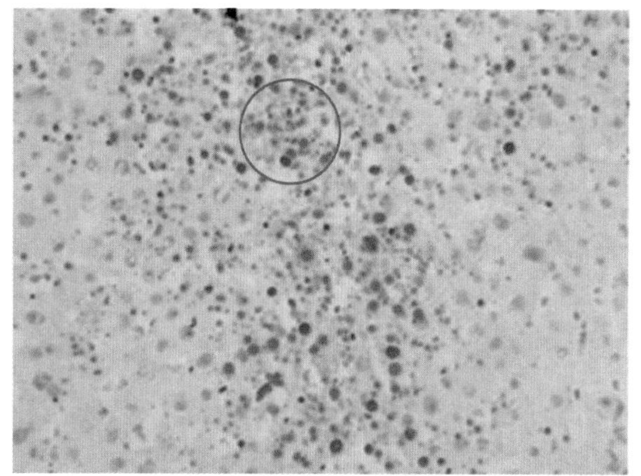

图3-17 肝脂肪变性 苏丹Ⅲ染色×100

4. 脾细小动脉玻璃样变性 镜下观察脾细小动脉血管壁，呈均质红染，无结构。血管壁明显增厚，管腔狭窄（见图3-18）。

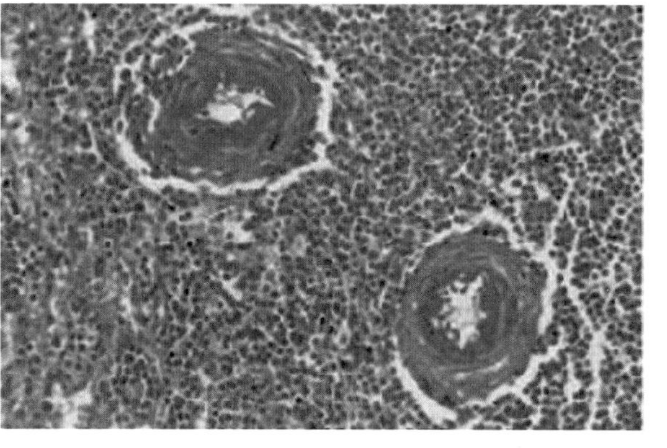

图3-18 脾细小动脉玻璃样变性 HE染色×100

5. 肉芽组织 切片中见大量新生的毛细血管、成纤维细胞及炎细胞。

新生毛细血管数目多，内皮细胞核体积较大，呈椭圆形，向腔内突出，管腔甚少。成纤维细胞数目多，体积大，胞浆丰富，呈梭形或星芒状，核大椭圆、淡染，核仁明显。生长方向多与血管走向一致。间质中可见多少不等的中性粒细胞、淋巴细胞、巨噬细胞（图3-19）。

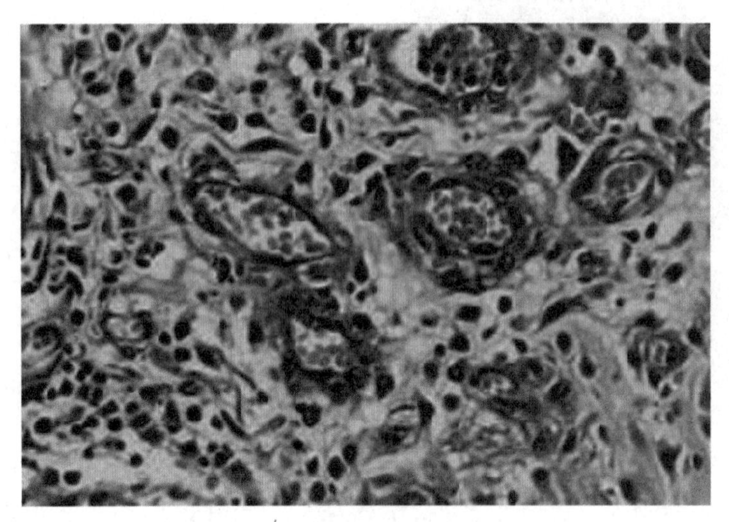

图3-19 肉芽组织 HE染色×400

知识点归纳与拓展

（一）重要知识点归纳

1. 适应 细胞及其构成的组织、器官对内、外环境中的持续性刺激和各种有害因子而产生的非损伤性应答反应，称为适应。适应在形态学上一般表现为萎缩、肥大、增生和化生。

（1）萎缩：已发育正常的细胞、组织或器官的体积缩小，可以伴有实质细胞数量的减少。按其原因可分为生理性萎缩和病理性萎缩两大类。

（2）肥大：由于功能增加、合成代谢旺盛，使细胞、组织或器官体积增大称为肥大。肥大的细胞内细胞器增多。肥大可分为代偿性肥大和内分泌性肥大两种。

（3）增生：细胞有丝分裂活跃而致器官或组织内细胞数量增多的现象称为增生。可分为生理性增生、病理性增生或代偿性增生、内分泌性增生等类型。

（4）化生：一种分化成熟的细胞类型被另一种分化成熟的细胞类型所取代的过程称为化生，化生是由具有分裂增殖能力的幼稚未分化细胞或干细胞转分化的结果，通常只发生在相同性质细胞之间。常见的类型有鳞状上皮化生、肠上皮化生和间叶组织之间的化生等。

2. 可逆性损伤 可逆性损伤是细胞或细胞间质受损伤后，由于代谢障碍使细胞内或细胞间质内出现一些异常物质或正常物质异常蓄积的现象，其形态学变化称变性。常见的类型如下。

（1）细胞水肿：表现为细胞内水分增多，故又称水变性。是细胞损伤中最早出现的改变，常见于缺血、缺氧、感染和中毒时心、肝、肾等器官的实质细胞。

（2）脂肪变性：多发生于肝细胞、心肌细胞、肾小管上皮细胞和骨骼肌细胞等，与感染、酗酒、中毒、糖尿病及肥胖有关。

（3）玻璃样变：又称透明变性，指细胞内或组织中出现半透明状蛋白质蓄积，HE染色呈均质红染的物质。玻璃样变根据病变部位分为细小动脉壁玻璃样变、纤维结缔组织玻璃样变和细胞内玻璃样变三种类型。

3. 细胞不可逆性损伤　细胞不可逆性损伤即细胞死亡，包括坏死和凋亡。坏死是以酶溶性变化为特点的活体内局部组织中细胞的死亡。细胞核的改变是细胞坏死的主要形态学标志，表现为核固缩、核碎裂、核溶解三种形式。坏死的类型如下。

（1）凝固性坏死：是指蛋白质变性凝固且溶酶体酶水解作用较弱时，坏死区呈灰黄、干燥的凝固体，主要见于心肌、肾、脾等实质器官。干酪样坏死是一种特殊的凝固性坏死。

（2）液化性坏死：组织细胞坏死后易发生溶解液化，称为液化性坏死，如脑软化、胰腺坏死、脓肿等。

（3）纤维素样坏死：是结缔组织或血管壁内常见的坏死形式。主要见于变态反应性疾病，如急性风湿病、结节性动脉周围炎、类风湿性关节炎及全身性红斑狼疮等。

（4）坏疽：是指大块组织坏死合并腐败菌感染，包括干性坏疽、湿性坏疽、气性坏疽三种类型。

4. 修复　损伤造成机体部分细胞和组织丧失后，机体对所形成的缺损进行修补恢复的过程称为修复。主要包括再生与纤维性修复两种形式。邻近同种细胞来完成修复的现象称为再生，如果完全恢复了原组织的结构及功能则称为完全再生。纤维性修复是指通过肉芽组织增生填补组织缺损，并逐渐转化为瘢痕组织的过程，也称瘢痕修复。在多数情况下，由于有多种组织发生损伤，故上述两种修复过程常同时存在。纤维性修复有2种组织结构来完成：①肉芽组织为幼稚的纤维结缔组织，它的主要功能有抗感染、保护创面；填补伤口及其他组织缺损；机化、包裹坏死、血栓、炎性渗出物及其他异物。②瘢痕组织由肉芽组织成熟改建而成。其有利的作用是长期填补并连接组织缺损，保持器官的完整性和坚固性。其不利的作用是瘢痕收缩、瘢痕性粘连、组织过度增生形成瘢痕疙瘩。

（二）知识拓展

扫码看思维导图。

扫码看思维导图

临床思维训练课堂讨论、老师指导点评

1. 根据课前导学提供的病例和问题开展课堂讨论，各小组讨论后选代表发言。
2. 老师根据学生讨论和发言情况进行点评总结。

实验作业

绘图：肉芽组织（10 × 40）。

课后测试

（一）线下测试

1. 下列组织器官发生的病理变化属于萎缩的是（　　）

A. 肝脏体积增大、被膜紧张，颜色淡黄，触之有油腻感

B. 手指末端色黑、干燥、质脆，皮肤皱缩。病变与正常组织分界清楚

C. 肾脏体积增大，重量减轻，外形尚存，表面高低不平，呈半球形囊状隆起

D. 肾脏外形尚存，表面高低不平，可见散在分布大小不等的灰黄色结节。切面见多个灰黄色奶酪样物质

E. 肾体积增大，重量增加，被膜紧张，外形存在。颜色苍白，如开水煮过

2. 容易发生细胞脂肪变性的器官主要为（　　）

A. 心　　B. 脑　　C. 肾　　D. 肝　　E. 肠

3. 坏疽是指坏死组织表现为（　　）

A. 干酪样改变　　B. 淤血性改变　　C. 腐败菌的感染

D. 充血性改变　　E. 缺血性改变

4. 男，25岁，食欲减退、厌油腻，肝稍大。肝区疼痛，临床诊断为急性普通型肝炎，此时患者肝出现的主要病变是（　　）

A. 肝细胞气球样变　　B. 肝细胞脂肪变　　C. 肝细胞透明变

D. 肝细胞碎屑坏死　　E. 肝细胞片状坏死

5. 男，50岁，30年吸烟史，支气管镜活检可见鳞状上皮和支气管腺体，此种病理变化属于（　　）

A. 支气管黏膜化生　　B. 支气管黏膜肥大　　C. 支气管黏膜萎缩

D. 支气管鳞状细胞癌　　E. 支气管腺癌

（二）线上测试，扫码答题并查看答案解析

（三）课后思考题

1. 如何解释肾盂积水肾脏体积增大却称肾萎缩？

2. 辨别细胞内脂肪变性、细胞水肿镜下病变特点。

3. 萎缩、变性和坏死在本质上有何不同？

4. 肉芽组织的主要成分及其在创伤愈合过程中的作用是什么？

（郭　珺）

实验四　局部血液循环障碍

知识拓展

梗死形成的因素

梗死是器官或局部组织血管阻塞或血流停止，引起局部组织缺血缺氧而导致的坏死。影响梗死形成的因素，一是与器官血供特性有关；二是与局部组织对缺血的敏感程度相关，神经组织耐受性最低，3～4 min的缺血即引起梗死，心肌细胞对缺血也很敏感，缺血20～30 min就会死亡。

课前导学

1. 前期知识储备　复习本次实验相关的解剖学、组织学、生理学及病理学等理论知识。自我评价相关知识的储备情况，明确学习目标。

2. 回顾解剖学和组织学（临床思维相关）

（1）正常解剖学：肺是呼吸系统中最重要的器官，位于胸腔内，膈肌的上方，肺的表面覆盖脏胸膜，透过胸膜可见许多呈多角形的小区，称肺小叶。生活状态下的正常肺呈浅红色，质柔软呈海绵状，富有弹性。成人的肺重量约等于本人重量的1/50，男性平均为1000~1300 g，女性平均为800~1000 g。健康成年男性左、右两肺的空气容量为5000~6500 mL，女性小于男性（图4–1）。

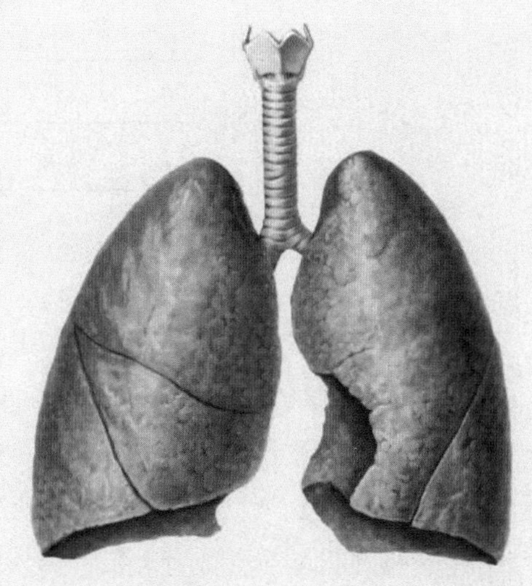

图 4–1　肺的形态

肝是人体内最大的腺体，也是人体内最大的实质性器官。我国成年人肝的重量男性为1230~1450 g，女性为1100~1300 g。肝的长（左右径）× 宽（上下径）× 厚（前后径）约为258 mm × 152 mm × 58 mm。肝呈不规则的楔形，可分为上、下两面，前、后、左、右四缘。肝上面膨隆，与膈相接触，故称膈面（图4–2）。肝膈面上右矢状位的镰状韧带附着，将肝分为左、右两叶。肝左叶小而薄，肝右叶大而厚。肝下面凹凸不平，邻接一些腹腔器官，又称脏面（图4-3）。脏面中部有略呈“H”形的三条沟，其中介于方叶和尾状叶之间的横沟称肝门，位于脏面正中。

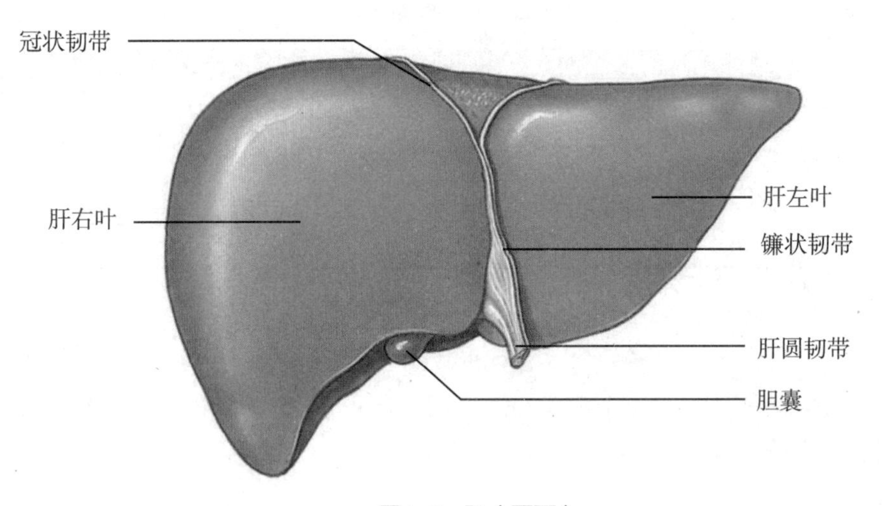

图4-2 肝（膈面）

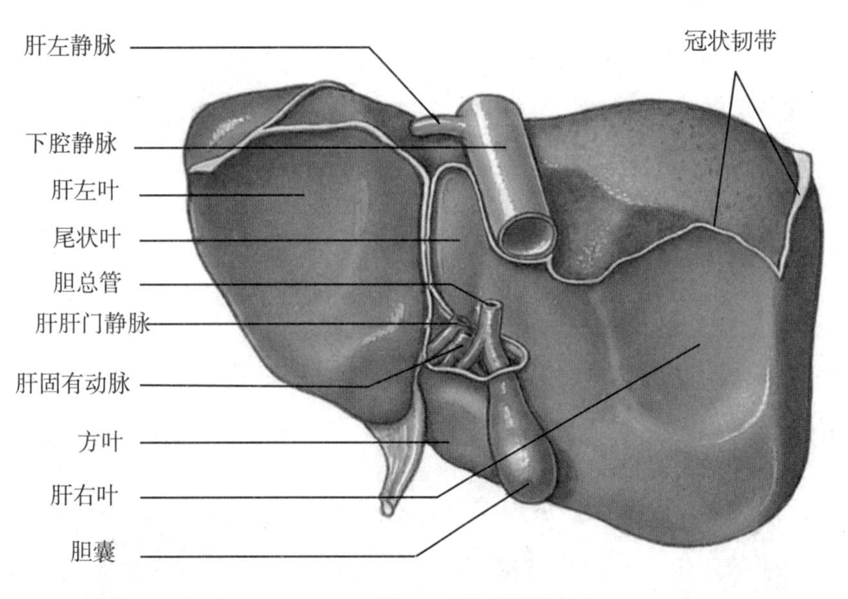

图4-3 肝（脏面）

肾是实质性器官，左、右各一，位于腹后壁，形似蚕豆。肾长约10 cm（8~14 cm）、宽约6 cm（5~7 cm）、厚约4 cm（3~5 cm），重量134~148 g。右肾低于左肾1~2 cm。肾实质分为肾皮质和肾髓质（图4-4）。肾皮质主要位于肾实质的浅层，厚1~1.5 cm，富含血管，新鲜标本为红褐色，并可见许多红色点状细小颗粒，由肾小体与肾小管组成。肾髓质位于肾实质深部，色淡红，由15~20个肾锥体构成。2~3个肾锥体尖端合并成肾乳头，突入肾小盏。伸入肾锥体之间的肾皮质称肾柱。肾小盏呈漏斗形，共有7~8个，其边缘包绕肾乳头，承接排出的尿液。在肾窦内，2~3个肾小盏合成1个肾大盏，再由2~3个肾大盏汇合形成1个肾盂。

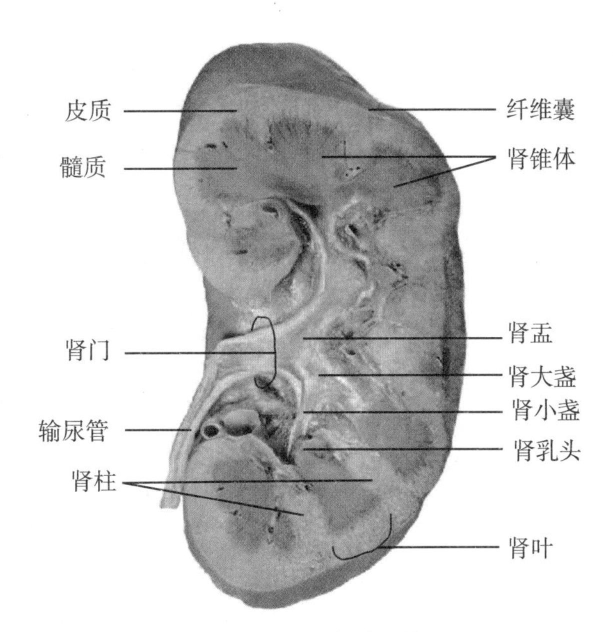

图4-4　肾的结构

脾是人体最大的淋巴器官，具有储血、造血、清除衰老红细胞和进行免疫应答的功能。脾呈暗红色，质软而脆。脾可分为膈、脏两面，前、后两端和上、下两缘。膈面光滑隆凸，对向膈。脏面凹陷，中央处有脾门，是血管、神经和淋巴管出入之处（图4-5）。上缘较锐，朝向前上方，前部有2~3个脾切迹。脾肿大时，脾切迹是触诊脾的标志。下缘较钝，朝向后下方。

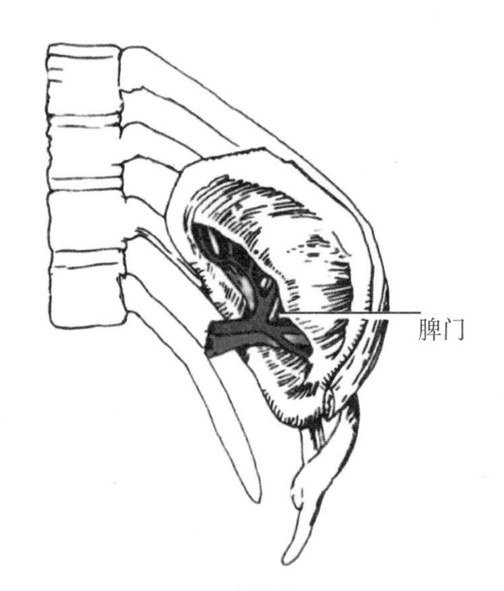

图4-5　脾模式图

（2）正常组织学：肺表面被覆浆膜（胸膜脏层）。肺组织分实质和间质两部分，间质包括结缔组织及血管、淋巴管、神经等，实质即肺内支气管的各级分支及其终末的大量肺泡。肺的血液供应来自肺动脉和支气管动脉。肺动脉是肺功能血管，管径较粗，为弹性动脉。支气管动脉是肺营养血管，管径细，为肌性动脉（图4-6）。

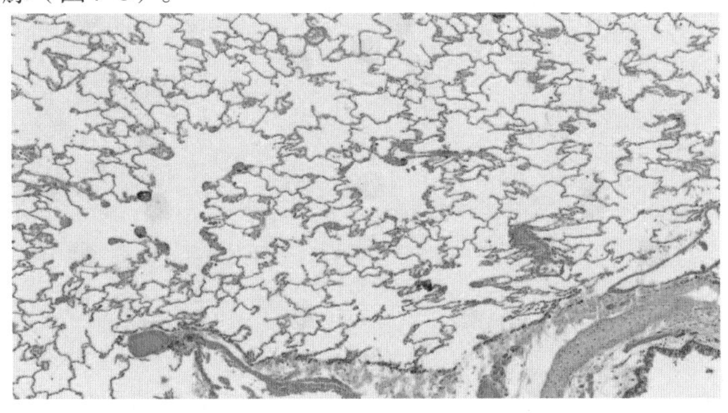

图4-6　肺　HE染色×40

肝的基本结构单位是肝小叶，呈多角棱柱体，长约2 mm，宽约1 mm，成人肝有 50 万~100万个肝小叶。肝小叶中央有一条沿其长轴走行的中央静脉，周围是大致呈放射状排列的肝索和肝血窦。肝细胞单层排列成凹凸不平的板状结构称肝板，也称肝索。在肝小叶周边的肝板，其肝细胞较小，嗜酸性较强，称界板。肝板之间为肝血窦（图4–7）。

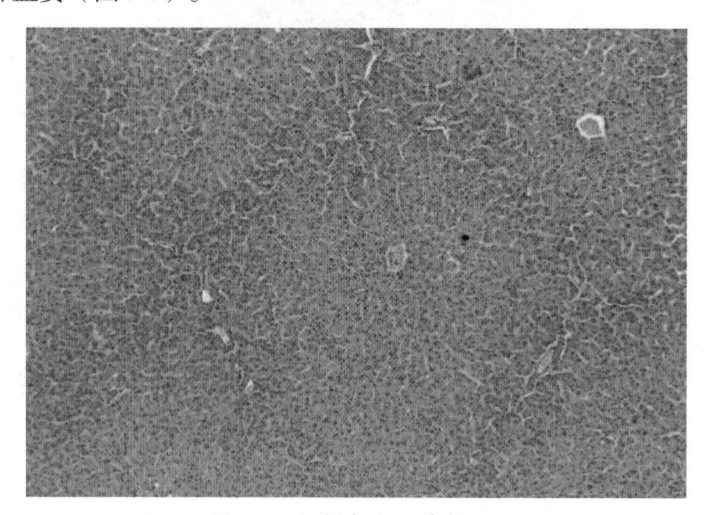

图4–7　肝小叶　HE染色 × 40

中动脉管壁具有典型的3层结构。①内膜：内皮下层较薄，在与中膜交界处有1 ~ 2层明显的内弹性膜；②中膜：较厚，由10~40层环行平滑肌纤维构成；③外膜：厚度与中膜接近，由疏松结缔组织构成，除含营养血管外，还含较多神经纤维。中静脉管径一般为1~9 mm，内膜薄，内皮下层含少量平滑肌纤维，内弹性膜不如中动脉明显，中膜比中动脉薄很多，环行平滑肌纤维分布稀疏，外膜一般比中膜厚，无明显的外弹性膜，结缔组织中可含纵行平滑肌纤维束（图 4–8）。

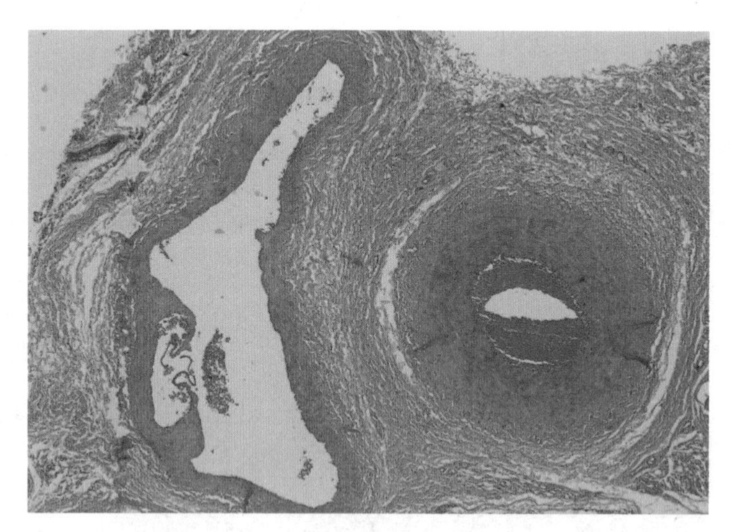

图4–8　中等动脉和中等静脉　HE染色 × 40

3. 学生线上完成

（1）数字资源：观察大体标本、组织切片和视频。

1）大体标本：慢性肝淤血、慢性脾淤血、静脉血栓、肺动脉血栓栓塞、脾贫血性梗死、肠出血性梗死。

2）组织切片：慢性肺淤血、慢性肝淤血、混合血栓、血栓机化、脾贫血性梗死。

（2）线上发布的预习课件。

（3）线上课前测试。

4. 临床思维训练及讨论

（1）病例：张某某，29岁，因外伤性脾破裂而入院手术治疗。术后卧床休息，一般情况良好。术后第9天，右小腿腓肠肌部位有压痛及轻度肿胀。医生考虑为小腿静脉有血栓形成，嘱其安静卧床，暂缓活动。术后第11天傍晚，患者自行起床去厕所后不久，突感左侧胸痛并咯血数口，体温不高。次日查房时，胸痛更甚，听诊有明显胸膜摩擦音。X线检查左肺下叶有范围不大的三角形阴影。患者年初曾因心脏病发作而住院，内科诊断为风湿性心脏病，二尖瓣狭窄。经治疗后，最近数月来症状缓解。

（2）根据病例思考以下问题，并查阅资料进行分析，列出回答问题的思路，以备课堂讨论。

1）致右小腿静脉血栓形成的可能因素有哪些？

2）左肺可能是什么病变？与前者有无联系？肺内病变的病理变化及发生机制是什么？

实验目的

1. 知识目标

（1）归纳慢性肺淤血、慢性肝淤血的肉眼形态和组织学特征。

（2）描述血栓的形态特征。

（3）辨别贫血性梗死和出血性梗死的肉眼形态特征。

2. 能力目标　通过学习血栓的理论知识，解释相关疾病的临床表现。

3. 素质目标　培养良好的职业道德，全心全意为人民服务；培养科学、严谨的学习态度和临床思维；塑造和培养高尚的职业道德和良好的医德医风。

知识拓展

1821年10月13日，“细胞病理学之父”德国医学家鲁道夫·魏尔肖出生。他在1856年首次提出了“血栓形成”三大要素：血管壁损伤、血流异常、血液成分异常，该理论至今被认可。为了纪念他在血栓领域的贡献，同时提升公众对血栓性疾病严重性的认识，鼓励医学界为血栓性疾病的预防、诊断与治疗寻求更加优化的方案，进一步降低血栓性疾病的危害，国际血栓与止血学会（ISTH）于2014年3月宣布，将每年的10月13日定为“世界血栓日”，以号召世界各地的不同团体团结起来，共同面对血栓形成这一沉默的杀手。

实验内容

大体标本

慢性肝淤血	chronic hepatic congestion
慢性脾淤血	chronic splenic congestion
静脉血栓	venous thrombus
肺动脉血栓栓塞	pulmonary thromboembolism
脾贫血性梗死	anemic infarct of spleen
肠出血性梗死	intestinal hemorrhagic infarction

组织切片

慢性肺淤血	chronic pulmonary congestion
慢性肝淤血	chronic hepatic congestion
混合血栓	mixed thrombus
血栓机化	organization of thrombus
脾贫血性梗死	anemic infarct of spleen

（一）大体标本

1. 慢性肝淤血　标本为成人肝脏的冠状切面（图4-9）。

肝体积增大，重量增加，边缘钝圆，被膜紧张，呈暗红色。切面布满红黄相间、形似槟榔切面的花纹（固定后呈棕褐色与灰黄色相间），故又称槟榔肝。

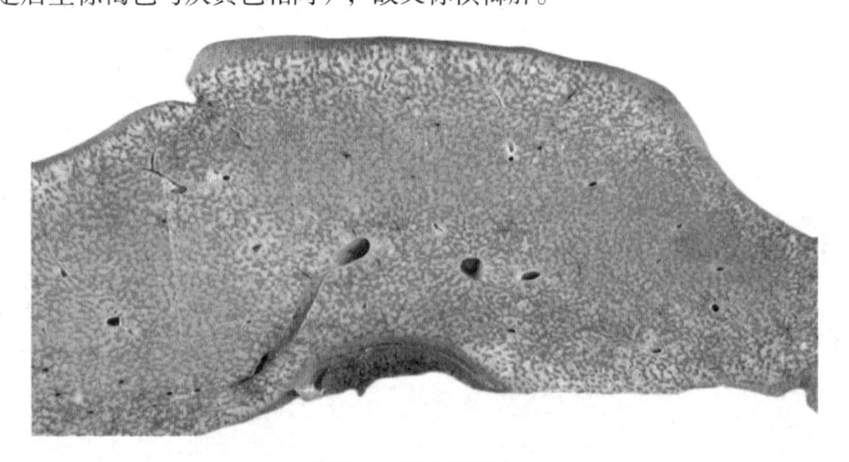

图4-9　慢性肝淤血

2. 慢性脾淤血　标本为一成人脾脏切面（图4-10）。

脾脏颜色暗红，体积增大，被膜紧张，边缘变钝，重量增加。切面呈暗红色，被膜增厚，有的部分切面可见散在针尖大小的黄褐色斑点。

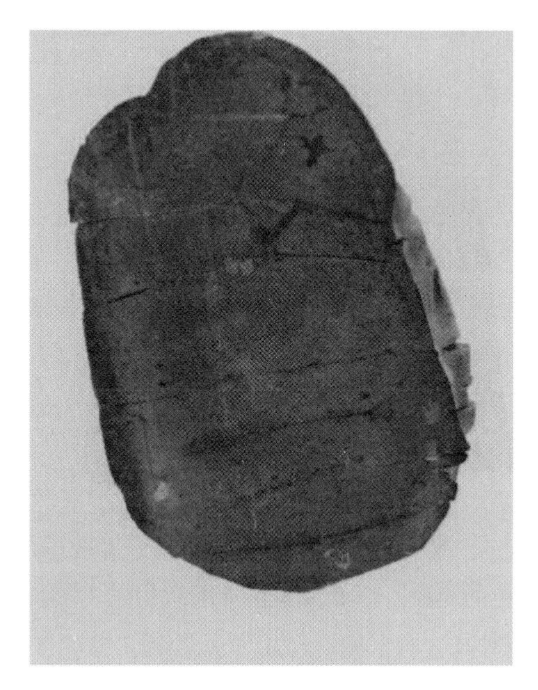

图4-10　慢性脾淤血

3. 静脉血栓　标本为一段静脉（图4-11）。

静脉腔内可见干燥、粗糙，呈暗红色与灰白色相间条纹的一段血栓。血栓与血管壁紧密粘连，不易剥离，其表面部分区域可见薄层灰白色纤维组织覆盖（已部分机化）。

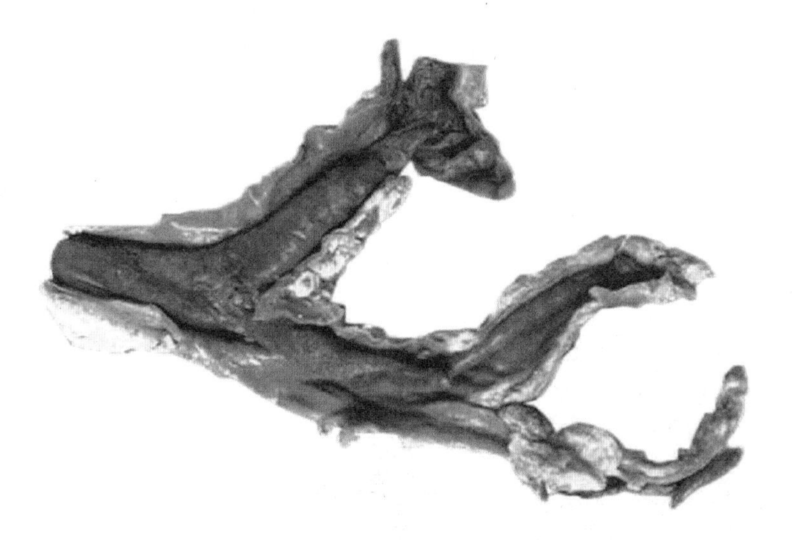

图4-11　静脉血栓

4. 肺动脉血栓栓塞　长条状的混合血栓堵塞在肺动脉主干。动脉管腔内充满一实性物，即血栓。血栓与血管壁粘连紧密，表面干燥、粗糙、无光泽、质脆，灰白色中夹杂少许暗红色区（图4-12）。

5. 脾贫血性梗死　标本为成人脾脏，表面有一处灰白色凹陷区，形状不规则。

切面上可见一楔形梗死灶，其尖端指向脾门，底部向着脾脏表面。梗死区内组织致密、干燥，与周

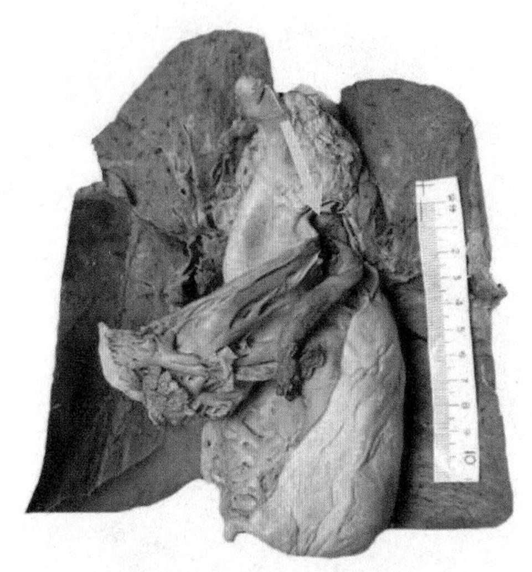

图4-12　肺动脉血栓栓塞

围组织界线清楚，其周边有暗红色的充血、出血带与正常组织相隔（图4-13）。

6. 肠出血性梗死　肠管增粗肿胀、肠壁增厚，病变区呈暗红色，与正常肠道之间无明显界线，有出血坏死。肠浆膜湿润，失去光泽（图4-14）。

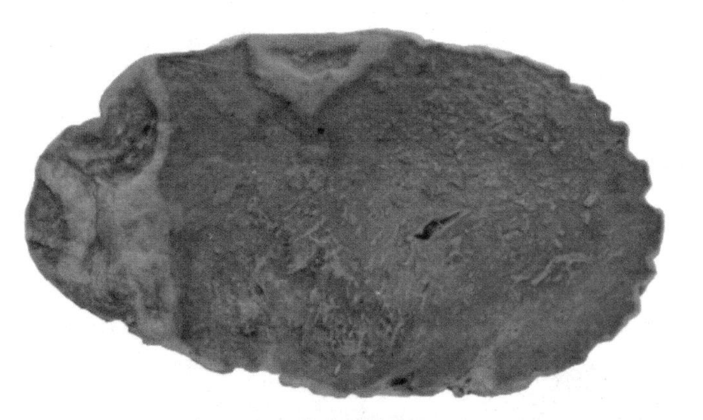

图4-13　脾贫血性梗死

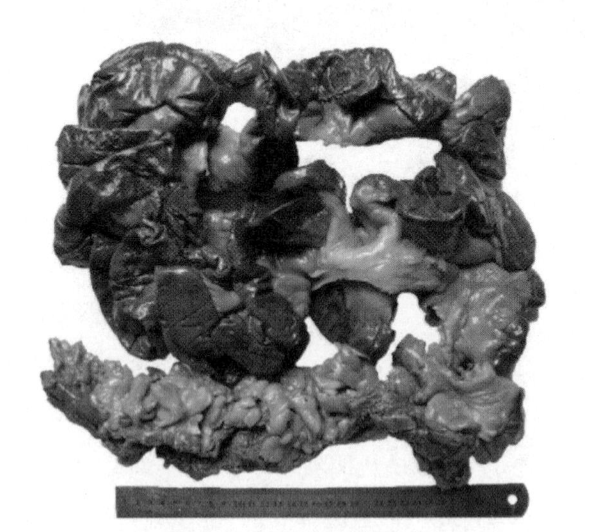

图4-14　肠出血性梗死

（二）组织切片

1. 慢性肺淤血　低倍镜下，可见肺泡隔显著增厚，可见纤维组织增生，其内肺泡隔毛细血管扩张充血。肺泡腔内可见散在分布的巨噬细胞、红细胞及少量的淡红色液体（肺水肿液）（图4-15）。

高倍镜下部分肺泡腔内可见胞质内含棕黄色颗粒的细胞为心力衰竭细胞，其中棕黄色颗粒为含铁血黄素。

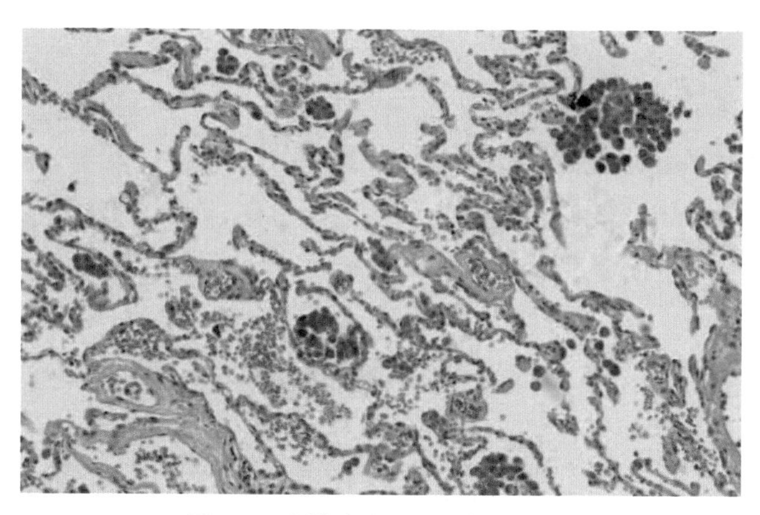

图4-15　慢性肺淤血　HE染色×100

2. 慢性肝淤血　肝小叶中央静脉扩张淤血，中央静脉区可见大片红细胞淤积，肝小叶中央静脉区肝窦扩张淤血，邻近肝细胞受压萎缩以至消失。肝小叶周边部的肝细胞胞质内出现大小不等的空泡（肝细胞发生脂肪变）。相邻的肝小叶淤血区通过肝板相互连接形成淤血带（图4-16）。

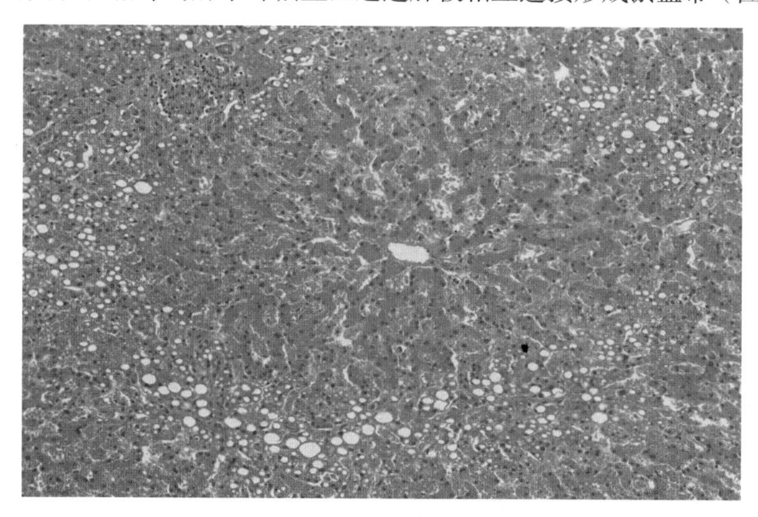

图4-16　慢性肝淤血　HE染色×100

3. 混合血栓　低倍镜下血管腔内可见血栓阻塞管腔。

高倍镜下见血栓中有呈粉红色均质条索状结构，为血小板黏集而形成的小梁，小梁周围有少量白细胞附着。小梁之间有纤维素交织成网，网罗许多红细胞（图4-17）。

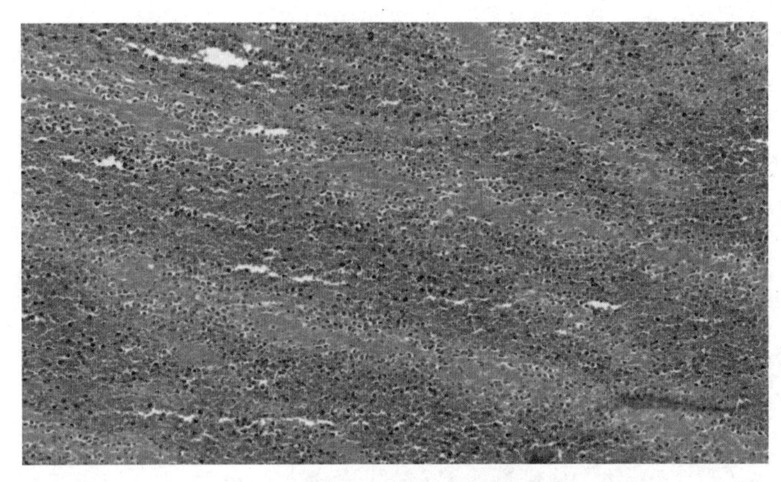

图4-17　混合血栓　HE染色×100

4. 血栓机化　切片为静脉血栓的横断面。

在血栓与管壁之间及血栓内部均可见多处不规则形状管腔（再通），管腔表面被覆有扁平上皮。其余血栓成分内可见肉芽组织成分长入（图4-18）。

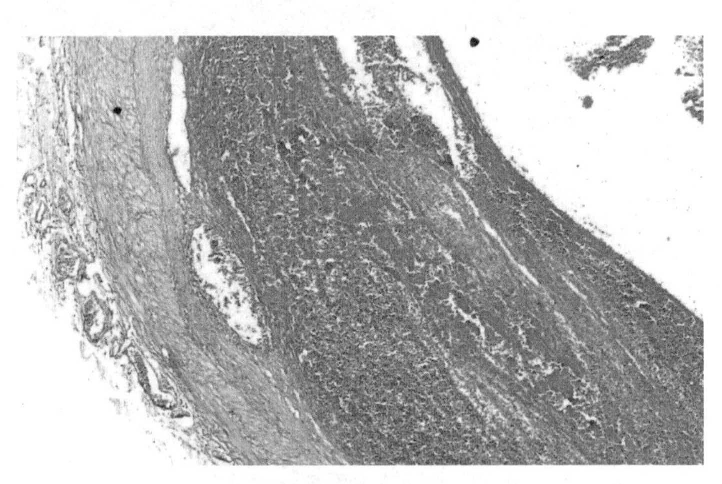

图4-18　血栓机化　HE染色×40

5. 脾贫血性梗死　低倍镜下，梗死灶内仅见组织轮廓，梗死灶周围会有充血和出血带（图4-19）。

高倍镜下，梗死区组织轮廓仍然存在，细胞结构被破坏，细胞核消失，细胞质呈红色，血管扩张、充血，大量炎细胞浸润。

图4-19　脾贫血性梗死　HE染色×40

知识点归纳与拓展

（一）重要知识点归纳

循环系统是一个连续封闭的管道系统，分布于人体各部，包括心血管系统和淋巴系统。心血管系统由心、动脉、毛细血管和静脉组成，血液在其中循环流动。正常的血液循环是维持机体正常新陈代谢和基本功能的必要条件之一。当血液循环发生障碍，即可影响相应的局部器官和组织的形态结构发生改变、代谢功能发生紊乱，出现组织的变性、坏死，严重者甚至可导致机体死亡。

1. 淤血（静脉性充血）

器官或局部组织由于静脉血液回流受阻，血液淤积于小静脉和毛细血管内，导致血量增加，称为淤血。临床上常见重要器官的淤血如下。

（1）肺淤血：主要见于左心衰竭。左心衰竭时左心腔内压力升高，肺静脉回流障碍，引起肺淤血。急性肺淤血时可观察到体积增大，暗红色，切面流出泡沫状红色血性液体，镜下可观察到肺泡壁毛细血管扩张充血，肺泡隔水肿，部分肺泡腔内见水肿液及出血。

（2）肝淤血：主要见于右心衰竭，表现为肝小叶中央静脉及肝窦高度扩张充血，严重时可出现小叶中央肝细胞受压萎缩、消失，相邻肝小叶淤血区互相连接，而小叶周边部肝细胞缺血发生脂肪变性，切面上可见槟榔肝样外观。

2. 血栓形成

血栓形成指活体的心脏和血管内血液发生凝固或某些血液成分析出、凝集和凝固成固体质块的过程。

（1）血栓形成的条件：心血管内皮细胞损伤、血流状态的改变和血液凝固性增加。

（2）血栓的类型：包括白色血栓、红色血栓、混合血栓和透明血栓。

（3）血栓的结局：软化、溶解、吸收、机化与再通、钙化。

（4）血栓对机体的影响：阻塞血管、栓塞、心瓣膜变形和广泛性出血。

3. 栓塞

栓塞指循环血液中出现的不溶于血液的异常物质，随着血液流动阻塞血管管腔的现象。栓塞的类型包括以下几种。

（1）血栓栓塞：最常见，占99%以上，常见于肺动脉和体循环的动脉。

（2）脂肪栓塞：见于长骨骨折或脂肪组织严重挫伤和烧伤，由于脂肪细胞破裂释放脂滴，脂滴经破裂的血管入血，可引起全身器官的栓塞。

（3）气体栓塞：指大量空气迅速进入血液循环或原溶于血液内的气体迅速游离，形成气泡阻塞心血管，前者是空气栓塞，后者称为减压病。

（4）羊水栓塞：此型为分娩中的罕见并发症，主要在分娩过程中羊膜破裂同时胎头阻塞产道口时，子宫强烈收缩可将羊水挤入破裂的子宫壁静脉窦内，羊水成分可由子宫静脉进入血液循环引起栓塞。

（5）其他栓塞：如肿瘤细胞团、细菌、真菌团块和寄生虫等均可引起栓塞。

4. 梗死

梗死指器官或局部组织由于血管阻塞、血流停止，引起局部组织缺血、缺氧而发生的坏死。

（1）梗死形成的原因：包括血栓形成、动脉栓塞、血管受压闭塞和动脉痉挛，其中血栓形成是最常见的原因。

（2）梗死的病变类型有三种：①贫血性梗死，发生于组织结构较致密、侧支循环不丰富的实质器官，如心、肾、脾等；②出血性梗死，多见于组织结构疏松、血管吻合支丰富的空腔器官，如肠、肺等，严重淤血是其发生的重要先决条件；③败血性梗死，由含有细菌的栓子发生栓塞引起，常见于急性感染性心内膜炎。

（二）知识拓展

扫码看思维导图。

扫码看思维导图

临床思维训练课堂讨论、老师指导点评

1. 根据课前导学提供的病例和问题开展课堂讨论，各小组讨论后选代表发言。
2. 老师根据学生讨论和发言情况进行点评总结。

实验作业

绘图：慢性肝淤血（10 × 10）。

课后测试

（一）线下测试

1. 肺淤血时肺泡内出现的“心力衰竭细胞”是指（　　）

A. 渗出到肺泡内吞噬红细胞，在胞浆中形成含铁血黄素的巨噬细胞
B. 肺泡内坏死的上皮细胞
C. 渗出的炎细胞
D. 渗出的淋巴细胞
E. 渗出的巨噬细胞吞噬肺上皮细胞后形成的细胞

2. 贫血性梗死常发生在（　　）

A. 脾、肾、肠　　B. 肺、肾、脑　　C. 脾、肾、心
D. 脾、肝、肺　　E. 肺、肝、脑

3. 混合血栓见于（　　）

A. 细血管内　　B. 静脉血栓的尾部　　C. 动脉血栓的起始部
D. 静脉血栓的体部　　E. 心瓣膜上的赘生物

4. 肺动脉血栓栓子多来自（　　）

A. 肺静脉　　B. 下肢及盆腔静脉　　C. 肝门静脉

D. 头颈静脉　　E. 肝肝门静脉

5. 血栓形成是指（　　）

A. 血液发生凝固形成固体质块的过程

B. 在活体组织内血液发生凝固形成固体质块的过程

C. 心血管腔内出现不溶于血液的固体质块的过程

D. 在活体的心脏和血管内血液成分形成固体质块的过程

E. 活体组织内红细胞发生凝固形成固体质块的过程

（二）线上测试，扫码答题并查看答案解析

（三）课后思考题

1. 叙述慢性肝淤血的原因，并解释其大体改变。

2. 慢性肺淤血时，心衰细胞是如何形成的？

3. 血栓的结局是什么？

（杨　迪）

实验五 炎 症

知识拓展

金黄色葡萄球菌：细胞外的战场

化脓性炎最常见的致病菌是金黄色葡萄球菌。金黄色葡萄球菌是革兰氏阳性菌，它是我们共生菌群的一部分，常寄居在人类和其他哺乳动物的黏膜表面。金黄色葡萄球菌还是社区和医院获得性感染最常见的病原体。金黄色葡萄球菌是一种多功能的病原体，可引起浅表组织感染（如发生在皮肤和软组织的痈）或可能危及生命的全身性疾病，它是一种多功能的病原体，抵抗金黄色葡萄球菌的第一道防线是固有免疫系统的识别分子和效应细胞。

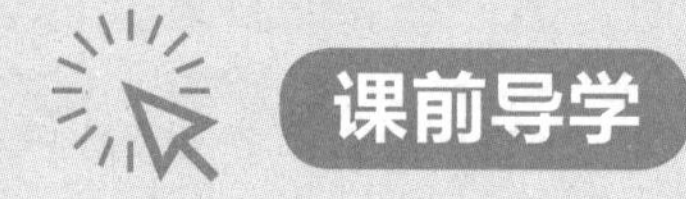

课前导学

1. 前期知识储备

复习与本次实验课程密切相关的解剖学、组织学、生理学及病理学等理论知识。自我诊断相关知识的储备情况，明确学习目标。

2. 回顾阑尾的解剖和组织学（临床思维相关）

（1）阑尾解剖：阑尾为一管状器官，外形呈蚯蚓状，远端为盲端，近端开口于盲肠，位于回盲瓣下方2~3 cm处，长度2~20 cm，一般为6~8 cm，直径0.5~0.7 cm。阑尾系膜呈三角形或扇形，其内含有血管、淋巴管和神经（图5–1）。阑尾体表投影约在脐与右髂前上棘连线中外1/3交界处，称为麦氏点。

（2）阑尾正常组织结构：阑尾的管腔小而不规则，管壁由内向外分为黏膜、黏膜下层、肌层与外膜。黏膜上皮被覆单层柱状上皮，无绒毛，固有层内肠腺少，淋巴细胞和淋巴小结则很发达；黏膜下层为疏松结缔组织，其内含有较大的血管和黏膜下神经丛等；肌层为平滑肌，呈纵、横2种切面，分别是内环行、外纵行；外膜即浆膜（图5–2）。

3. 学生线上完成

（1）数字资源：观察大体标本、组织切片和视频。

1）大体标本：纤维素性胸膜炎、纤维素性心包炎、急性蜂窝织炎性阑尾炎、气管白喉、急性肝脓肿、慢性胆囊炎、肠粘连。

2）组织切片：纤维素性胸膜炎、纤维素性心包炎、急性蜂窝织炎性阑尾炎、急性肝脓肿、慢性胆囊

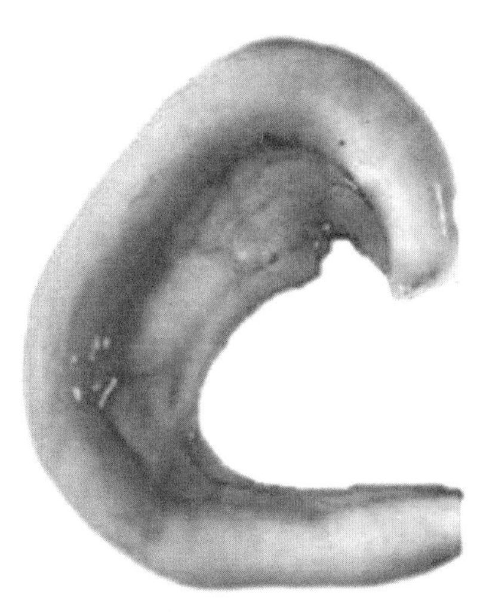

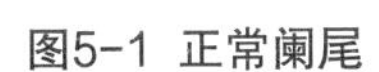

图5-1 正常阑尾

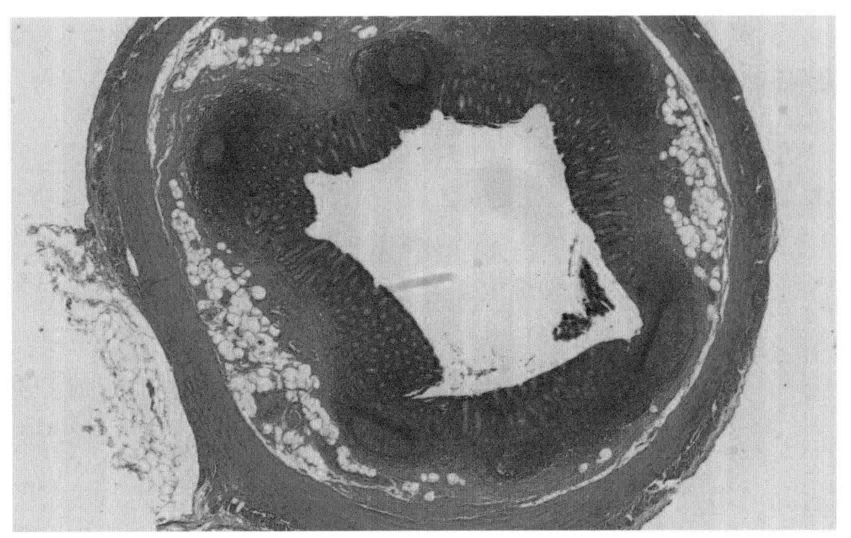

图5-2 正常阑尾组织切片　HE染色×40

炎、肠息肉。

（2）线上发布的预习课件。

（3）线上课前测试。

4. 临床思维训练及讨论

（1）病例：患者，男，35岁，一天前无明显诱因出现上腹痛，伴发热、恶心、呕吐。起初为脐周痛，后转移至右下腹疼痛。查体：体温39 ℃，脉搏96次/分，呼吸28次/分，血压115/75 mmHg。右下腹腹壁紧张，麦氏点压痛、反跳痛阳性；实验室检查：白细胞总数23×10^9/L，中性粒细胞百分比98%。急诊行阑尾切除术，病理检查：阑尾一条，长6.3 cm，肿胀明显，末端直径1.5 cm，阑尾及系膜表面高度充血，表面覆有黄白色脓性渗出物，阑尾腔内充满脓液；镜检：阑尾壁各层均显著充血、水肿，大量中性粒细胞弥漫浸润，黏膜部分坏死脱落，腔内大量脓细胞，浆膜面覆以大量纤维素及中性粒细胞。

（2）根据病例思考以下问题，并查阅资料进行分析，列出回答问题的思路，以备课堂讨论。

1）根据上述病变讨论阑尾发生的病变是什么？

2）通过阑尾的病理变化解释患者的临床症状和体征。

实验目的

1. 知识目标

（1）复述炎症的基本病理变化，急、慢性炎症的大体与镜下形态特征，渗出性炎症的病变特点及各类炎细胞形态。

（2）回忆变质性炎和增生性炎的病变特点。

（3）重复炎症的局部表现和全身反应及急性炎症的结局。

2. 能力目标　通过本次实验课的学习，能够把常见炎症的镜下结构-大体形态和临床表现联系起来。

3. 素质目标 学习过程中，引导学生主动学习、认真观察、理性分析，打好基础，在将来临床工作中利用所学知识关爱患者。

课程思政

白喉是由白喉杆菌所引起的一种急性呼吸道传染病，以发热，气憋，声音嘶哑，犬吠样咳嗽，咽、扁桃体及其周围组织出现白色伪膜为特征。严重者全身中毒症状明显，可并发心肌炎和周围神经麻痹。

根据卫健委发布的《2022年我国卫生健康事业发展统计公报》统计，我国已连续多年未有发病例数和死亡人数。接种百白破疫苗是预防儿童白喉、破伤风和百日咳的有效措施。百白破疫苗是由百日咳杆菌有效组分、白喉类毒素、破伤风类毒素按一定比例混合，并吸附在氢氧化铝佐剂上的联合疫苗，用于预防百日咳、白喉和破伤风。我国现行的百白破疫苗免疫程序为，无细胞百白破疫苗接种4剂次，分别在儿童3、4、5月龄和18月龄各接种1剂，完成4剂次接种的儿童可得到较好的保护效果。并且百白破疫苗是国家一类疫苗，是政府免费向公民提供，注射疫苗明显减低了儿童白喉、破伤风和白日咳的发生率。建议进一步提高和保持高水平的百白破混合制剂常规免疫接种率，防止白喉的重新流行。

实验内容

大体标本

纤维素性胸膜炎	fibrinous pleuritis
纤维素性心包炎	fibrinous pericarditis
气管白喉	tracheal diphtheria
急性蜂窝织炎性阑尾炎	acute phlegmonous appendicitis
急性肝脓肿	acute abscess of liver
慢性胆囊炎	chronic cholecystitis
肠粘连	intestinal adhesion

组织切片

纤维素性胸膜炎	fibrinous pleuritis
纤维素性心包炎	fibrinous pericarditis
急性蜂窝织炎性阑尾炎	acute phlegmonous appendicitis
急性肝脓肿	acute abscess of liver
慢性胆囊炎	chronic cholecystitis
肠息肉	intestinal polyp

（一）大体标本

1. 纤维素性胸膜炎　标本为成人一侧肺脏。

肺被膜（脏层胸膜）明显增厚、粗糙，渗出的纤维素凝固成灰白色破絮状，漂浮于肺表面。斑片状裸露的肺组织呈黑褐色（图5-3）。

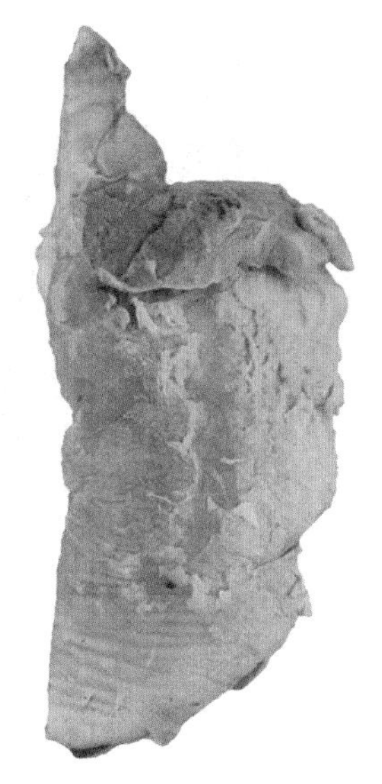

图5-3　纤维素性胸膜炎

2. 纤维素性心包炎　标本为成人心脏、心包剪开，暴露心包的脏层（心脏外膜）。

心包脏层表面粗糙，可见一层纤维素性的渗出物呈细绒毛状覆盖，灰白色，似绵羊皮外观，故称"绒毛心"（图5-4）。

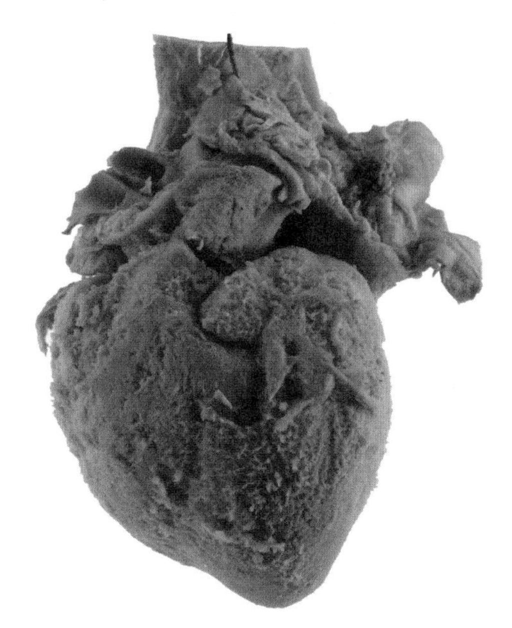

图5-4　纤维素性心包炎

3. 气管白喉 标本为小儿气道，已剪开。

喉室、气管及支气管分叉处黏膜面有淡黄、灰白色伪膜，部分已经漂浮起来，部分已脱离气管壁（图5-5）。

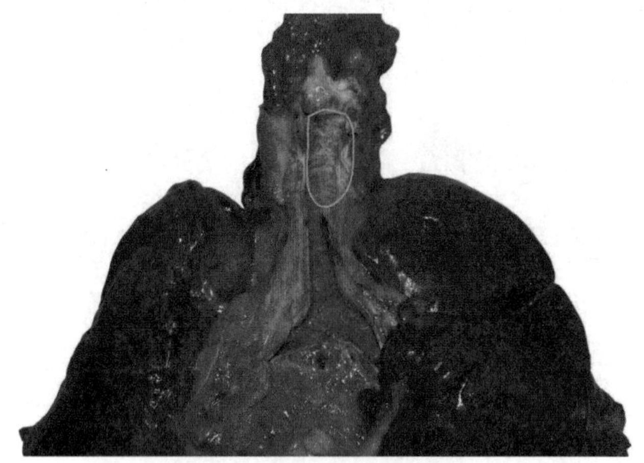

图5-5 气管白喉

4. 急性蜂窝织炎性阑尾炎 阑尾明显增粗、肿胀。浆膜面血管明显扩张充血（呈黑色），浆膜失去光泽，部分区域附着灰黄色脓苔（纤维素性脓性渗出物）。阑尾系膜增厚，表面也附着灰黄色纤维素性脓性渗出物。

切面见阑尾管壁增厚，管腔扩张，腔内含有黄白色的脓液（图5-6）。

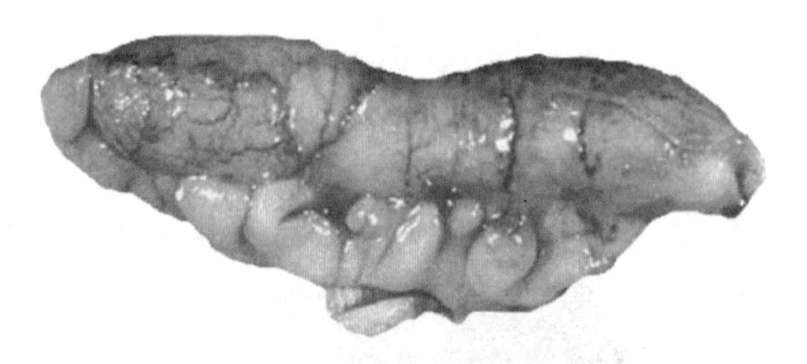

图5-6 急性蜂窝织炎性阑尾炎

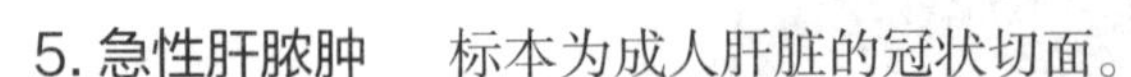

5. 急性肝脓肿 标本为成人肝脏的冠状切面。

切面上可见一脓肿，边缘不整，脓肿壁不明显。脓肿腔内为淡黄色脓性坏死物，有的脓腔内脓液已流出，其脓腔壁上附着一些絮状坏死物（图5-7）。

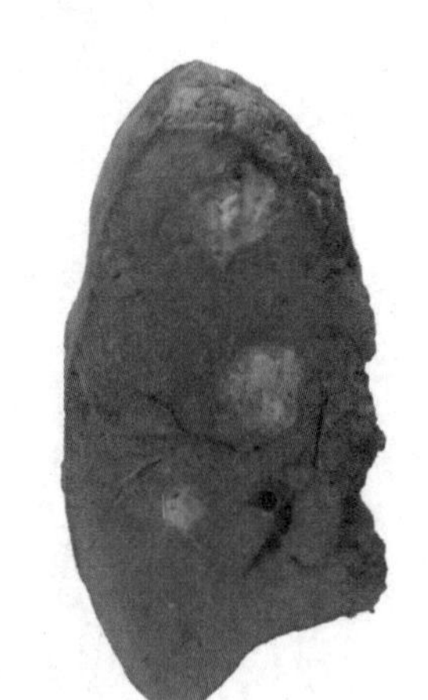

图5-7 急性肝脓肿

6. 慢性胆囊炎 胆囊切除标本。胆囊体积增大，表面浆膜尚光滑。

切面见胆囊壁明显增厚（0.8～1.2 cm），灰白色，质韧。黏膜粗糙，呈颗粒状（图5-8）。

7. 肠粘连 腹腔手术标本。

肠管间可见广泛灰白色纤维组织条索增生、粘连。肠管被纤维条索牵拉粘连成团，肠壁增厚（图5-9）。

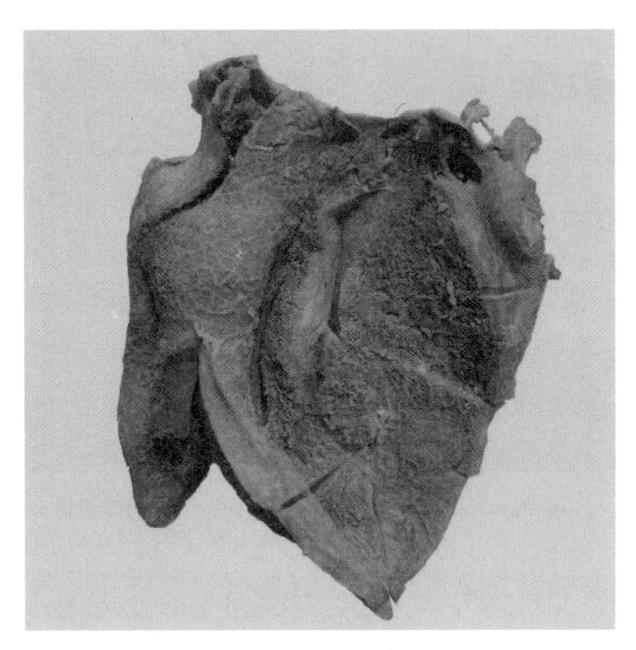

图5-8　慢性胆囊炎

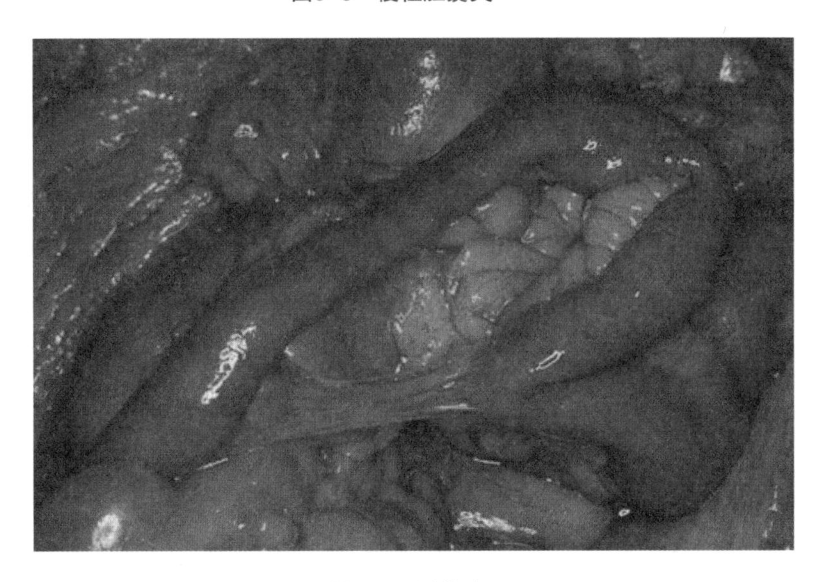

图5-9　肠粘连

（二）组织切片

1. 纤维素性胸膜炎　低倍镜见组织表面为较多网状、条索状的红染物质，其下为纤维结缔组织构成的脏层胸膜，最下层为肺组织。

高倍镜见红染物质为纤维素性渗出物，其间有少量巨噬细胞、红细胞等，邻近的肺组织毛细血管扩张、充血，肺泡腔内见水肿液、红细胞、白细胞等（图5-10）。

2. 纤维素性心包炎　心包表面附有炎性渗出物，主要成分为多量纤维素，呈粉红色丝网状，其内混有少量中性粒细胞、淋巴细胞及变性坏死的间皮细胞。

心外膜结缔组织中血管、内皮细胞增生、肥大并有少量淋巴细胞、巨噬细胞浸润（图5-11）。

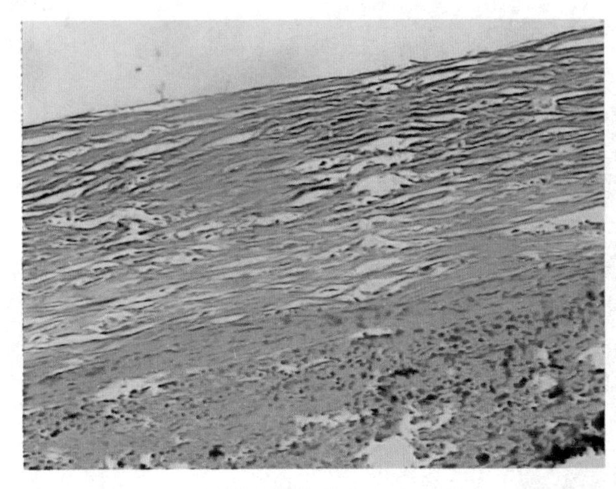

图5-10　纤维素性胸膜炎　HE染色 × 100

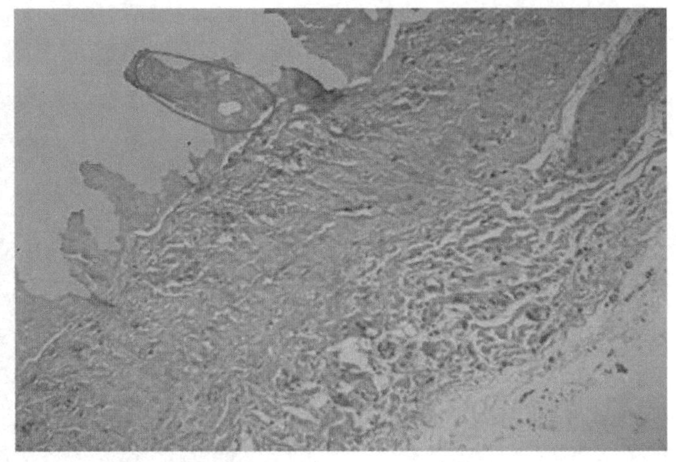

图5-11　纤维素性心包炎　HE染色 × 100

3. 急性蜂窝织炎性阑尾炎　低倍镜下辨认阑尾腔及阑尾壁的四层结构，即黏膜层、黏膜下层、肌层和浆膜层（图5-12A）。

阑尾腔聚积大量中性粒细胞及脓细胞。

阑尾黏膜大部分破坏，部分上皮脱落，固有层可形成淋巴小结。黏膜下层、肌层及浆膜层、阑尾系膜均明显充血、水肿，大量中性粒细胞弥漫浸润，阑尾肌层内病变尤为明显（图5-12B）。

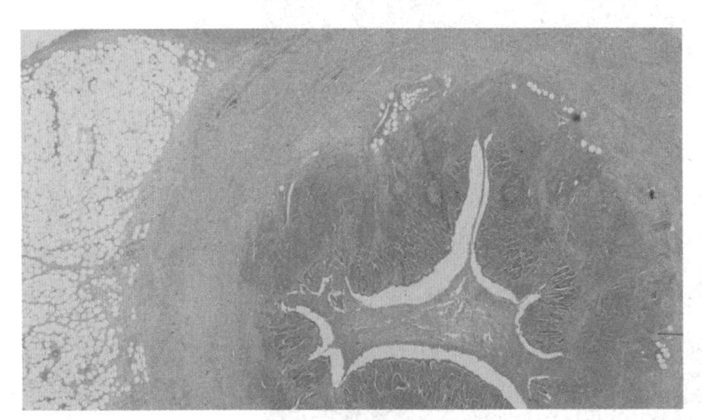

图5-12A　急性蜂窝织炎性阑尾炎　HE染色 × 40

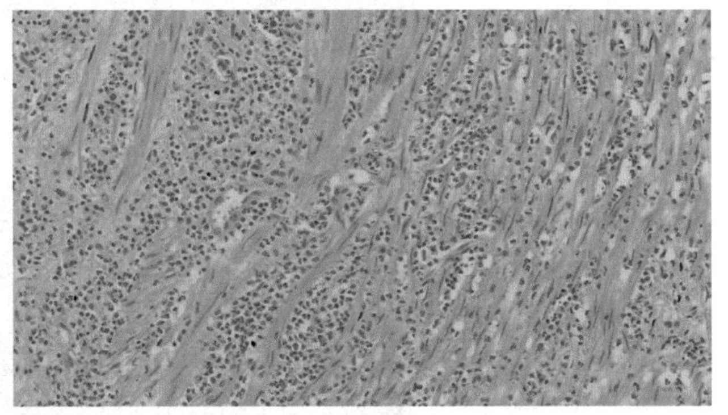

图5-12B　急性蜂窝织炎性阑尾炎　HE染色 × 100

4. 急性肝脓肿　病变处肝细胞明显变性、坏死形成脓肿，伴大量中性粒细胞、脓细胞浸润。脓肿壁纤维组织增生不明显，脓肿腔内大量脓液堆积（图5-13）。

5. 慢性胆囊炎　胆囊黏膜上皮增生呈乳头状，黏膜腺体凹陷，有的深达肌层。

增厚的胆囊壁中，淋巴细胞、浆细胞浸润，有的呈灶性分布。胆囊壁肌层中纤维组织明显增生，血管扩张充血（图5-14）。

6. 肠息肉

息肉主要由肠黏膜腺体增生而成，腺体呈圆形、椭圆形。

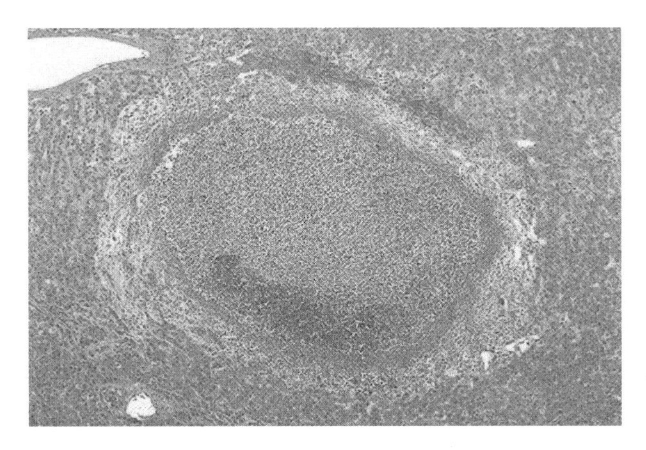

图5-13　急性肝脓肿　HE染色×100

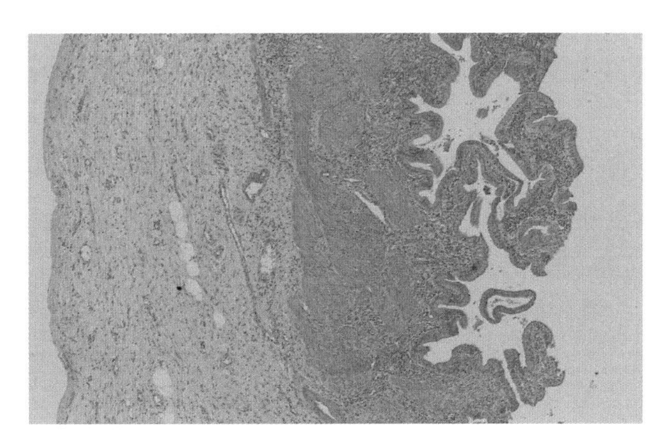

图5-14　慢性胆囊炎　HE染色×40

息肉表面被覆柱状上皮，部分上皮变性、坏死脱落形成糜烂面。息肉内间质充血、水肿，伴以淋巴细胞为主的炎细胞浸润（图5-15）。

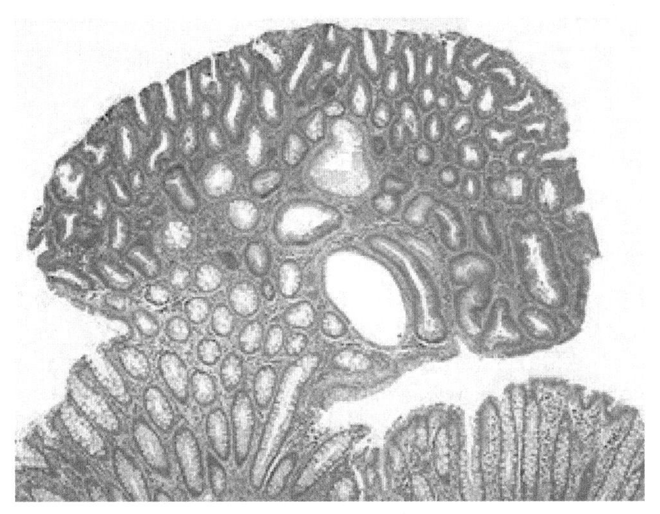

图5-15　肠息肉　HE染色×100

知识点归纳与拓展

（一）重要知识点归纳

炎症是具有血管系统的活体组织对各种损伤因子的刺激所发生的以防御为主的基本病理过程。炎症的基本病理变化包括局部组织的变质、渗出和增生，临床上局部表现为红、肿、热、痛和功能障碍，并伴有发热、末梢血白细胞数目改变、单核巨噬细胞系统增生、心率加快、厌食等全身反应。按照基本病变的不同将炎症分为变质性炎症、渗出性炎症和增生性炎症。

1. 变质性炎症　变质性炎症指病变中以组织、细胞的变性、坏死为主，而渗出和增生较轻微的炎症，多见于急性炎症。变质性炎症常见于肝、肾、心、脑等实质性器官，多由某些重症感染和中毒引起。例如，急性重型肝炎肝细胞的广泛变性和大片坏死，结核病的干酪样坏死，流行性乙型脑炎神经细胞的变性、坏死等。

2. 渗出性炎症　渗出性炎症指炎症局部以渗出病变为主并伴有大量渗出物形成，而组织、细胞的变性、坏死及增生较轻，多为急性炎症。根据渗出物的主要成分不同常分为四种类型。

（1）浆液性炎：主要成分是浆液及少量纤维素和中性粒细胞。临床上常表现为水疱，炎性水肿，以及炎性积液如胸腔积液、腹腔积液、关节腔积液等，病因消除后浆液性炎症易于消退。

（2）纤维素性炎：主要成分是纤维素，是血管壁严重受损的改变。纤维素性炎易发生于黏膜、浆膜和肺组织，由渗出的纤维素、中性粒细胞、坏死黏膜组织及病原菌等形成一层灰白色膜状物，如白喉、细菌性痢疾、绒毛心、胸腹膜炎等，常有较严重的临床后果。

（3）化脓性炎：是一种最常见的以中性粒细胞渗出为主、伴有不同程度的组织坏死和脓液形成的炎症，多由化脓菌感染所致。变性、坏死的中性粒细胞称为脓细胞，脓性渗出物称为脓液，多呈灰黄色或黄绿色、混浊、凝乳状的液体。化脓性炎包括表面化脓和积脓（发生在黏膜和浆膜的化脓性炎，如尿道、支气管和胆囊的化脓性炎）、蜂窝织炎（指疏松结缔组织的弥漫性化脓性炎，表现为病变组织内大量中性粒细胞弥漫性浸润，与周围组织界线不清，如皮下组织、肌肉、阑尾的化脓性炎）及脓肿（是器官或组织内的局限性化脓性炎症，主要特征是组织发生溶解坏死，形成充满脓液的脓腔。脓肿可发生于皮下或内脏，较大脓肿常需切开或穿刺排脓，深部组织脓肿向体表或自然管道穿破可形成窦道或瘘管）。

（4）出血性炎：指炎症病灶的血管损伤严重，渗出物中含有大量红细胞的炎症。常见于流行性出血热、钩端螺旋体病、鼠疫或炭疽等传染病。

3. 增生性炎症　增生性炎症主要是局部组织细胞、淋巴细胞、被覆上皮、成纤维细胞为主的增生，常伴有不同程度的变质和渗出，多为慢性炎症。少数急性炎症也可表现为增生性炎症改变，如急性肾小球肾炎、伤寒等。增生性炎症按病变特征分为一般增生性炎症、肉芽肿性炎。临床上可形成黏膜息肉、各种肉芽肿（以炎症局部巨噬细胞及其衍生细胞增生为主，形成边界清楚的结节状病灶为特征，可分为感染性肉芽肿和异物性肉芽肿）和实质细胞的团块状增生，导致器官、组织的结构和功能发生不同程度的改变，部分增生组织可以发生癌变。

变质、渗出和增生三者相互依存、相互制约，共同并存于炎症灶内，互相交错重叠，构成复杂的炎症反应。一般来说，变质反映损伤的一面，而渗出和增生则反映抗损伤的一面。但在一定条件下，一些抗损伤因素也会对机体产生不利的影响。机体许多成分参与了炎症反应过程，包括白细胞、血浆蛋白、血管壁细胞、成纤维细胞、细胞外基质、炎症介质等。因此，炎症是损伤、抗损伤和修复的统一过程。

（二）知识拓展

扫码看思维导图。

扫码看思维导图

临床思维训练课堂讨论、老师指导点评

1. 根据课前导学提供的病例和问题开展课堂讨论，各小组讨论后选代表发言。
2. 老师根据学生讨论和发言情况进行点评总结。

实验作业

绘图：急性蜂窝织炎性阑尾炎（10×10）。

课后测试

（一）线下测试

1. 炎症发生时的血流动力学改变首先出现在（　　）

A. 细静脉　　B. 细动脉
C. 毛细血管　　D. 小动脉
E. 小静脉

2. 在细菌感染的炎症病变中，最常见的炎细胞是（　　）

A. 淋巴细胞　　B. 浆细胞
C. 中性粒细胞　　D. 嗜酸性粒细胞
E. 单核细胞

3. 女，30岁。腹痛、腹泻伴里急后重3天。最初为稀便，2天后为黏液脓血便，偶见片状灰白色膜状物排出，此病变最可能的炎症类型是（　　）

A. 纤维素性炎　　B. 变质性炎
C. 浆液性炎　　D. 出血性炎
E. 化脓性炎

4. 假膜性炎指的是（　　）

A. 黏膜的纤维素性炎　　B. 浆膜的纤维素性炎

C. 皮肤的纤维素性炎　　D. 黏膜的浆液性炎

E. 浆膜的浆液性炎

5. 关于蜂窝织炎的描述，下列哪项是正确的（　　）

A. 常由金黄色葡萄球菌感染引起

B. 常见部位是内脏器官、肌肉和阑尾

C. 与细菌分泌的链激酶和透明质酸酶有关

D. 细菌不容易经组织间隙、淋巴管和血道蔓延扩散

E. 常有明显的组织坏死

（二）线上测试，扫码答题并查看答案解析

（三）课后思考题

1. 炎症的基本病理变化有哪些？试举例说明其相互关系。
2. 试比较脓肿与蜂窝织炎的异同并举例说明。
3. 渗出液与漏出液有何不同？区别二者有何意义？
4. 以急性蜂窝织炎性阑尾炎为例，简述急性炎症的结局。
5. 何谓肉芽肿性炎？结合肉芽肿的组成成分简述其常见类型。
6. 试述炎症的病理学类型及其病变特点。

（崔　力）

实验六　肿　瘤

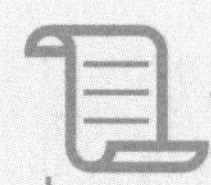

科学前沿

间变性肿瘤的研究进展

对于肿瘤，需要对其实质细胞的分化程度和异型性进行评估。细胞分化是指肿瘤细胞与其起源的正常细胞在形态和功能上的相似程度。由未分化细胞构成的恶性肿瘤被称为间变性肿瘤。缺乏细胞分化（或间变）被认为是癌症的标志。间变这个词意味着“反向回到原始状态”，暗示着正常细胞在肿瘤形成过程中去分化（或失去结构和功能的分化）。然而现在已经很明确地认识到许多肿瘤起源于组织中的干细胞，因此认为这些肿瘤所表现的缺乏细胞分化特点是由于分化失败所引起的，而没有经历高分化（特异性的）过程。其他能解释恶性肿瘤去分化的机制包括上皮向间质转化、间质向上皮转化和与细胞塑形有关的细胞分化状态间的转分化。通常由间变性细胞（这些细胞生长迅速）组成的恶性肿瘤似乎不具有特异功能活性。间变性细胞有显著的细胞多形性和核的多形性（细胞大小、形状不同或异形）。

课前导学

1. 前期知识储备

复习与本次实验课程密切相关的解剖学、组织学、生理学及病理学等理论知识。自我诊断相关知识的储备情况，明确学习目标。

2. 回顾皮肤、乳腺、子宫、肝的解剖和组织学（临床思维相关）

（1）皮肤正常组织学：上皮组织简称上皮，根据其功能，分为被覆上皮和腺上皮两类。被覆上皮盖于体表或衬于体内各种管、腔及囊的内表面，根据其构成细胞的层数和表层细胞的形状，将其分为单层上皮（单层扁皮上皮、单层立方上皮、单层柱状上皮和假复层纤毛柱状上皮）和复层上皮（复层扁平上皮、复层柱状上皮、变移上皮）；腺上皮是构成腺的主要成分。复层扁平上皮由多层细胞组成，因表层细胞是扁平鳞片状，又称复层鳞状上皮（图6–1）。在上皮的垂直切面上，可分为5层：①细胞形状不一，紧靠基膜的一层基底细胞为矮柱状，构成基底层；②基底层以上是4~10层多边形、体积较大的棘细胞构成的棘层；③再上为3~5层梭形细胞构成的颗粒层；④透明层由2~3层扁平细胞构成，较少见；⑤最外层的为角质层，已退化，表现为均质红染多层扁平角质细胞。

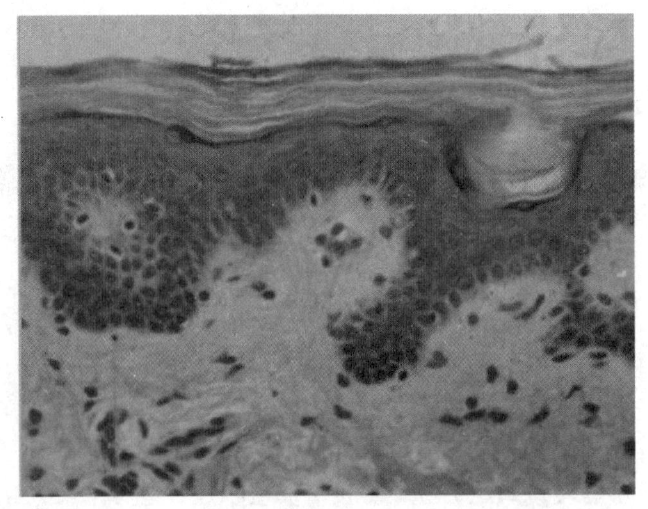

图6-1　正常复层扁皮上皮　HE染色×100

（2）正常乳房：正常成年人乳腺位于第2~6肋间，内侧边缘为胸骨旁，外侧边缘为腋中线。乳房可以分为皮肤、皮下组织及腺体，常见乳腺外科疾病则发生于腺体组织。腺体分为15~20个腺叶，每个腺叶含有一个主导管，汇聚于乳头（图6–2）。

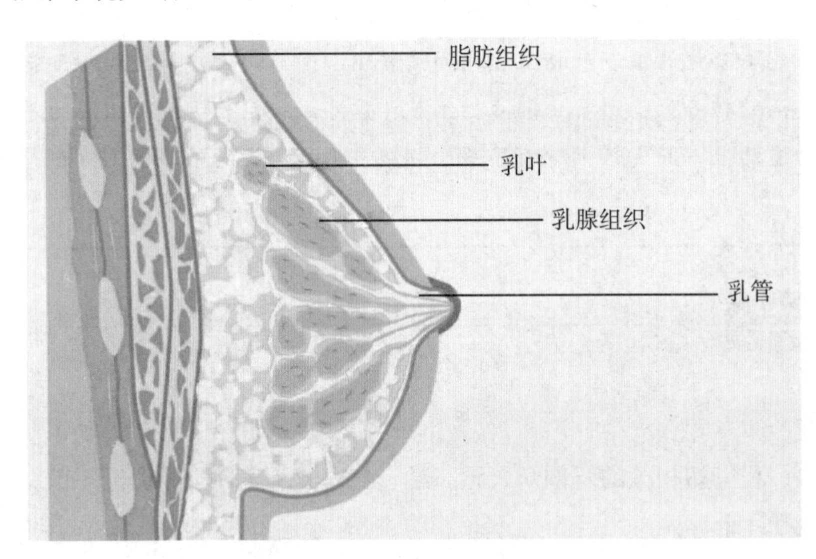

图6-2　正常乳房模式图

（3）正常子宫：成年人子宫似前后稍扁的倒置梨形，长7～8 cm，宽4 cm，厚2～3 cm。子宫外形分为以下几部分。①子宫底为上端宽而圆凸的部分，在两侧输卵管子宫口平面以上。②子宫体为底与颈之间的部分。③子宫颈为下端细长的部分，成人长2.5～3 cm。子宫颈分子宫颈阴道上部和子宫颈阴道部。子宫壁分为三层：①外层为浆膜层，是腹膜的脏层。②中层为平滑肌层，较厚。③内层为黏膜层，称子宫内膜，呈周期性变化（图6–3）。

（4）正常肝脏切面：正常肝脏呈棕红色，质地柔软，切面可见大小不等的血管走行（图6–4）。

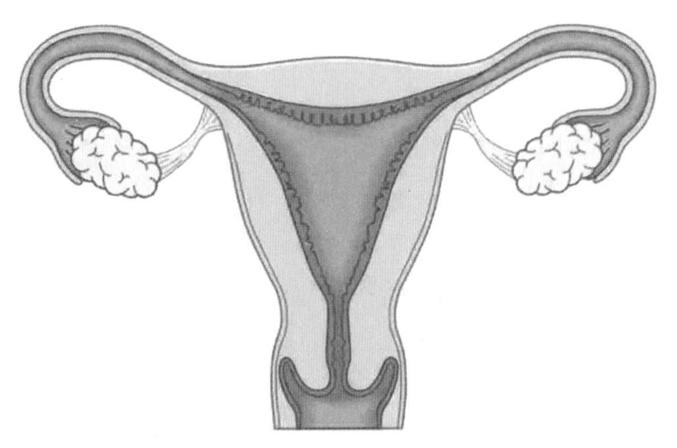

图6-3　正常子宫模式图

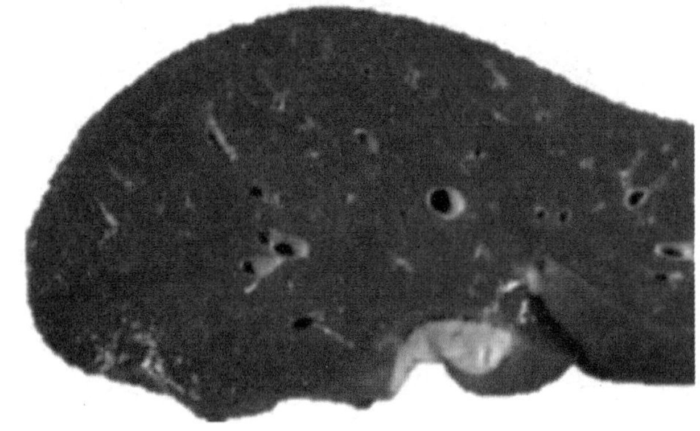

图6-4　正常肝脏切面

3. 学生线上完成

（1）数字资源：观察大体标本、组织切片和视频。

1）大体标本：皮肤乳头状瘤、脂肪瘤、乳腺纤维腺瘤、子宫平滑肌瘤、毛细血管瘤、卵巢成熟性畸胎瘤、阴茎癌、溃疡型胃癌、纤维肉瘤、骨肉瘤、胃癌肝转移。

2）组织切片：皮肤乳头状瘤、乳腺纤维腺瘤、平滑肌瘤、脂肪瘤、海绵状血管瘤、卵巢成熟性畸胎瘤、高分化鳞状细胞癌、腺癌、基底细胞癌、纤维肉瘤、平滑肌肉瘤、骨肉瘤、淋巴结转移癌、弥漫大B细胞淋巴瘤、Burkitt淋巴瘤、霍奇金淋巴瘤。

（2）线上发布的预习课件。

（3）线上课前测试。

4. 临床思维训练及讨论

（1）病例：患者，女48岁。乳房包块1年，生长速度加快3月余。1年前发现左乳腺外上方有一黄豆大小的无痛性肿块，局部不红不热。近1个月突觉生长速度加快，现已长大至拇指大小，遂入院就诊。体检：双乳不对称，左侧外上象限明显隆起。皮肤表面呈橘皮样改变，乳头略向下凹陷。触诊发现一个直径约2.5 cm的包块，质地较硬，边界欠清楚，较固定。左侧腋窝可触及2个黄豆大淋巴结。临床诊断：乳腺癌伴左腋下淋巴结转移。

手术中病理发现：肿瘤直径约2 cm，呈浸润性生长，状如蟹足，质灰白，有浅黄色小点（图6-5）。镜下，见瘤细胞成巢状排列，与间质分界清楚。瘤细胞呈条索状，无腺腔形成。瘤细胞大小、形态不一，核深染，可见病理性核分裂象。巢状瘤细胞之间为大量的纤维增生，其中见到新生的小血管（图6-6）。

（2）根据上述病变思考以下问题，并查阅资料进行分析，列出回答问题的思路，以备课堂讨论。

1）本病的病理学诊断是什么?

2）乳房皮肤的局部表现是怎样形成的?

3）腋下淋巴结可能有何病变?

4）肿瘤手术切除的范围与肿瘤的生物学行为有何关系?

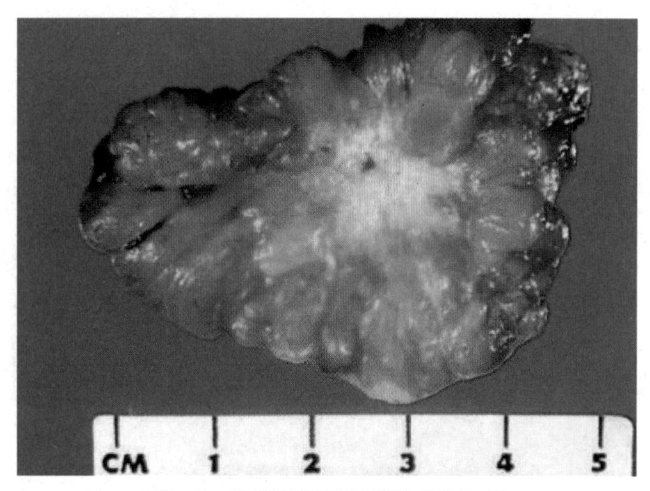

图6-5　乳腺浸润性导管癌的切面图

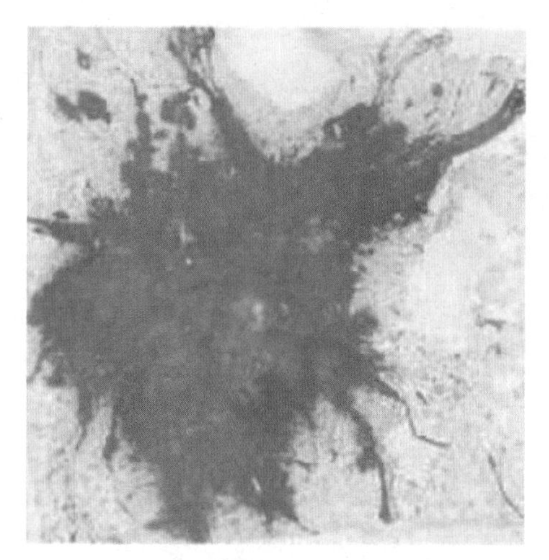
图6-6　乳腺浸润性导管癌　×40

实验目的

1. 知识目标

（1）回顾人体相关解剖学和正常组织学知识。

（2）描述常见肿瘤的大体形态和组织形态特点及生物学特性。

（3）归纳良性肿瘤与恶性肿瘤、癌与肉瘤的鉴别。

2. 能力目标　能够运用肿瘤学知识，在临床上准确诊断出肿瘤。

3. 素质目标　珍爱生命，关爱患者，具有人道主义精神。

课程思政

直面吞噬幸福的恶魔，让爱永留人间

陈女士56岁，最近吃饭时感觉不适，伴有胸骨后烧灼样疼痛，在家里人的催促和陪伴下就医，胃镜检查，发现食管距门齿23~29厘米处可见管周约44毫米大小隆起新生物，表面覆污秽苔，活检5块，质脆，弹性差，易出血，余食管黏膜光滑柔软，血管纹理清晰，扩张度好，齿状线清晰。贲门：黏膜光滑，未见异常。胃底：黏膜充血，黏液湖清亮。胃体：黏膜充血，橘红色，未见溃疡及出血。胃角：弧形，黏膜光滑。胃窦：黏膜充血，红白相间，以红为主，未见出血及溃疡，蠕动尚可。幽门：呈圆形，开闭尚可，黏膜皱襞光滑。十二指肠：球部及部分降段黏膜未见异常。

活检结果，细胞呈巢状分布，实质间质分界清，癌细胞大小不等，形状各一，细胞核增大，多形，核深染，染色质分布不均，核膜增厚，核仁明显，见病理性核分裂象，确诊为食管癌。行手术后，前前后后做了20次化疗。最终陈女士走到了生命的尽头，她最后的心愿是希望将自己的眼角膜及有用的器官全部捐献给需要的人，把痛苦留给自己，将希望留给大家。

实验内容

大体标本

皮肤乳头状瘤	papilloma of skin
脂肪瘤	lipoma
乳腺纤维腺瘤	fibroadenoma of breast
卵巢囊腺瘤	cystadenoma of ovarian
子宫平滑肌瘤	leiomyoma of uterus
毛细血管瘤	capillary hemangioma
卵巢成熟性畸胎瘤	mature teratoma of ovarian
阴茎癌	carcinoma of penis
溃疡型胃癌	ulcerative gastric carcinoma
纤维肉瘤	fibrosarcoma
骨肉瘤	osteosarcoma
胃癌肝转移	gastric cancer with liver metastasis

组织切片

皮肤乳头状瘤	papilloma of skin
乳腺纤维腺瘤	fibroadenoma of breast
平滑肌瘤	leiomyoma
脂肪瘤	lipoma
海绵状血管瘤	cavernous hemangioma
卵巢成熟性畸胎瘤	mature teratoma of ovarian
高分化鳞状细胞癌	well-differentiated squamous cell carcinoma
腺癌	adenocarcinoma
基底细胞癌	basal cell carcinoma
纤维肉瘤	fibrosarcoma
平滑肌肉瘤	leiomyosarcoma
骨肉瘤	osteosarcoma
淋巴结转移癌	lymphatic metastasis
弥漫大B细胞淋巴瘤	diffuse large B-cell lymphoma
Burkitt淋巴瘤	Burkitt lymphoma
霍奇金淋巴瘤	Hodgkin's lymphoma

（一）大体标本

1. 皮肤乳头状瘤 标本为皮肤肿物。

肿物多为单发，呈外生性向表面生长，形成乳头状或指状突起，粗细长短不一，突出于皮肤表面，质地与相连正常组织相似，无包膜（图6-7）。

切面见肿瘤表面呈灰褐色，中间为灰白色的纤维结缔组织。乳头状突起基底部常有宽窄不等的蒂与皮肤相连。

2. 脂肪瘤 常发生在肩背部皮下结缔组织内，肿瘤常为单发性，呈分叶状、圆形或椭圆形，有完整的包膜，与周围组织分界清楚，质软，触之有油腻感（图6-8）。

切面肿瘤呈黄色、油腻状，似脂肪组织，其中散在少量纤维组织间隔。

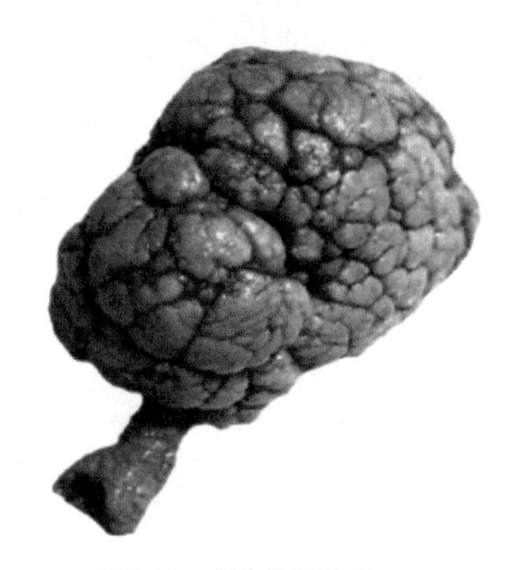

图6-7 皮肤乳头状瘤

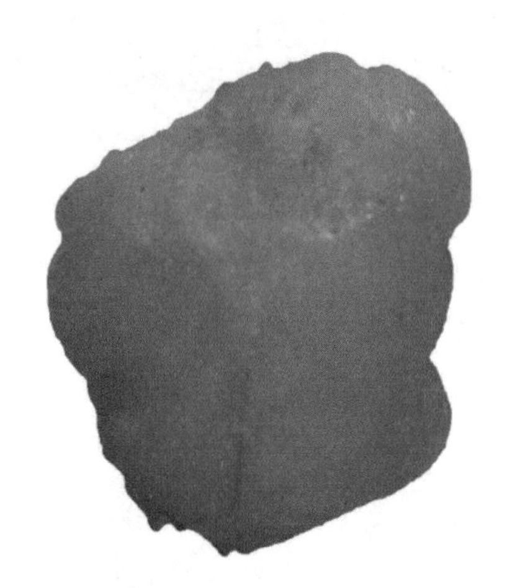

图6-8 脂肪瘤

3. 乳腺纤维腺瘤 肿瘤呈膨胀性生长，结节状，质韧，表面光滑，包膜完整，与周围组织界线清楚（图6-9）。

切面见肿瘤呈圆形或卵圆形，灰白色，可见扩张的腺腔呈大小不等的裂隙和纵横交错的编织状条纹。

4. 卵巢囊腺瘤 好发部位为卵巢，肿瘤大小不等，呈圆形或椭圆形，囊性，质软，包膜完整。

切面见肿瘤呈单房性或多房性，由单个或多个纤维分隔的囊腔组成，大小不等，多房者以黏液性肿瘤为多，可分泌黏液；肿瘤囊壁厚薄不一，囊壁内表面光滑（多为黏液性肿瘤）（图6-10），也可呈乳头状（称乳头状囊腺瘤，多见于浆液性肿瘤），乳头粗细不一，如乳头多而密集充满囊腔者应考虑为恶性。

浆液性囊腺瘤的囊腔内常含有透明或淡黄色稀薄的浆液；黏液性囊腺瘤的囊腔内常含有半透明、淡黄色或棕黄色胶冻样物质或灰白色黏液。

5. 子宫平滑肌瘤 标本为切除的子宫。

子宫平滑肌瘤多发生于子宫肌层，其次为黏膜下或浆膜下。肿瘤可单发或多发，常为多个，大小不等，可呈绿豆大至鸡蛋大或更大，较大者可压迫或填满宫腔，使宫腔变窄、变形。肿瘤表面光滑，结节状，多呈圆形或卵圆形，与周围组织分界清楚，无包膜（图

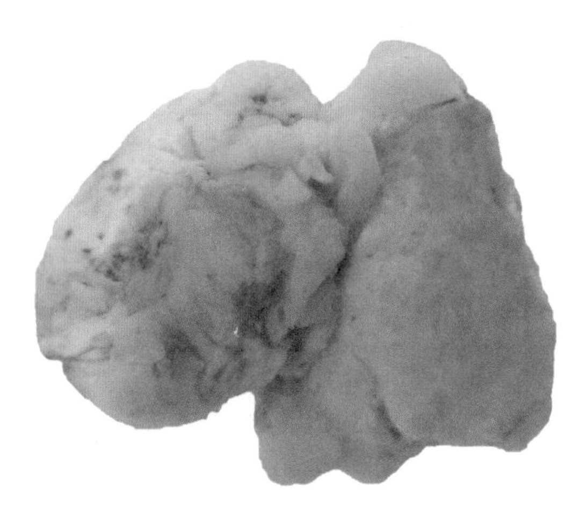

图6-9　乳腺纤维腺瘤

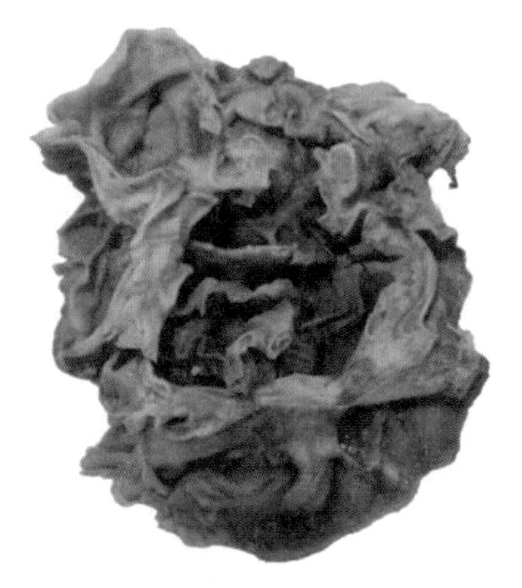

图6-10　卵巢囊腺瘤

6–11）。

切面灰白色，质韧，可见肌束及纤维组织交错排列呈编织状或旋涡状结构。

6. 毛细血管瘤　肿瘤常见于皮肤，可见肿瘤呈浸润性生长，暗红色或紫红色，质软，无包膜，界线不清，可自然消退（图6–12）。

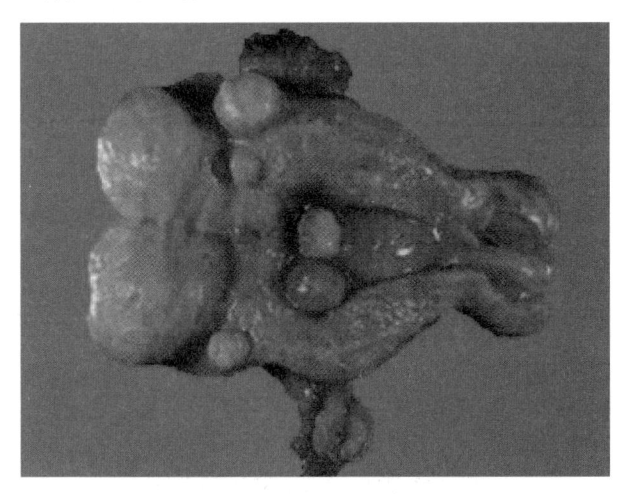

图6-11　子宫平滑肌瘤

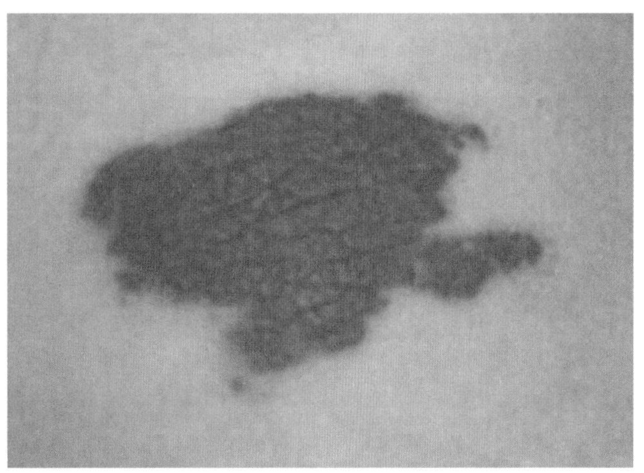

图6-12　毛细血管瘤

切面肿瘤呈暗红或灰红色，可见扩张的毛细血管呈针尖大小的腔隙。

7. 卵巢成熟性畸胎瘤　卵巢成熟型畸胎瘤多呈囊状，圆形或卵圆形，包膜完整，囊壁厚薄不一，囊内可见毛发和淡黄色皮脂样物质。

切面多呈单房，囊内壁上可见头结，为隆起的实质性结节，结节表面可见多少不等的毛发，结节内常有牙齿、骨、软骨、脑组织、手指等两个以上胚层分化的多种成分（图6–13）。

8. 阴茎癌　肿瘤位于包皮内面、阴茎头部和冠状沟等处，呈菜花状或乳头状，质地较硬，向深层组织内浸润性生长（图6–14）。

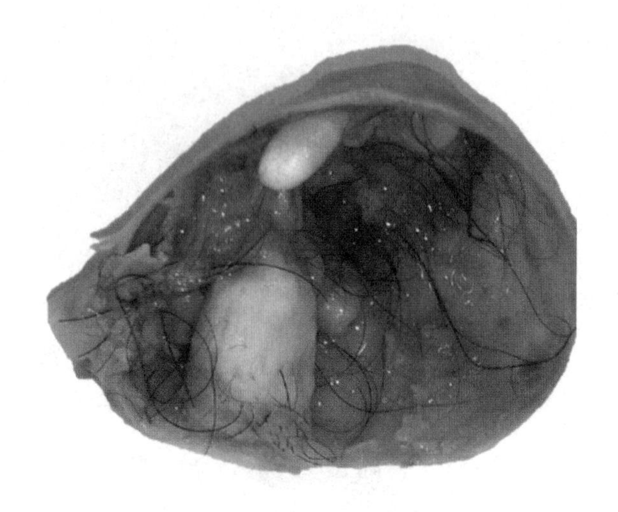

图6-13　卵巢成熟性畸胎瘤

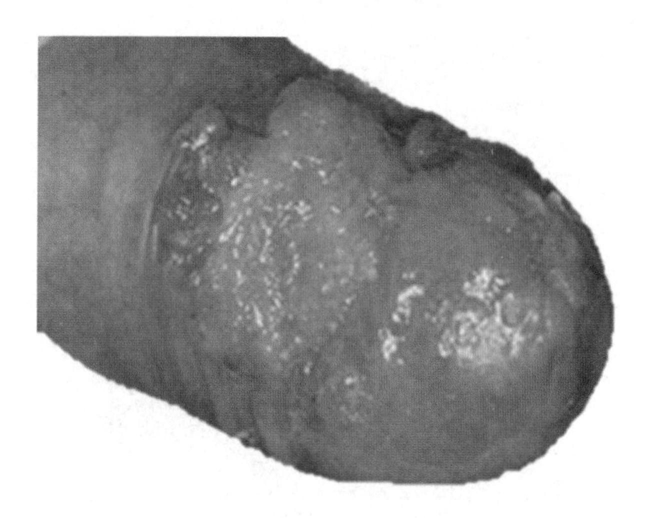

图6-14　阴茎癌

切面见肿瘤呈灰白色，干燥，粗颗粒状，可见肿瘤基底部突破筋膜侵入正常的海绵体组织中，致癌与周围正常组织界线不清。阴茎癌表面易发生感染而有溃疡形成，并有特殊臭味。

9. 溃疡型胃癌　标本为沿胃大弯切开的胃。

胃小弯侧近幽门处可见一灰白色溃疡型病变部位，形状不规则，直径常大于2 cm，边缘不整齐，隆起呈坡堤状，溃疡底部凹凸不平，常有出血、坏死等改变，周围黏膜皱襞中断，呈结节状肥厚（图6-15）。

切面见病变部位呈灰白色，干燥，质地较硬，浸润性生长，可浸润胃壁全层，与周围正常组织分界不清。

10. 纤维肉瘤　常见于皮下组织，肿瘤呈浸润性生长，圆形或椭圆形，呈结节状或分叶状，质地一般较软，与周围组织界限不清，可有不完整的假包膜。

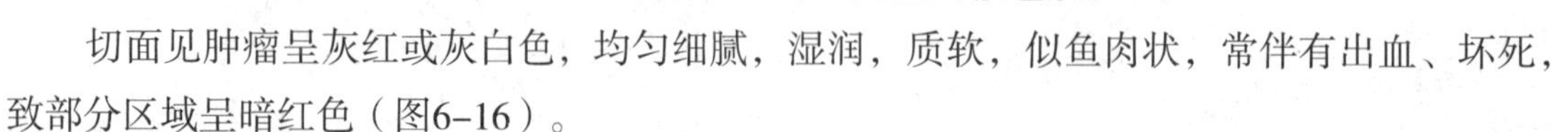

切面见肿瘤呈灰红或灰白色，均匀细腻，湿润，质软，似鱼肉状，常伴有出血、坏死，致部分区域呈暗红色（图6-16）。

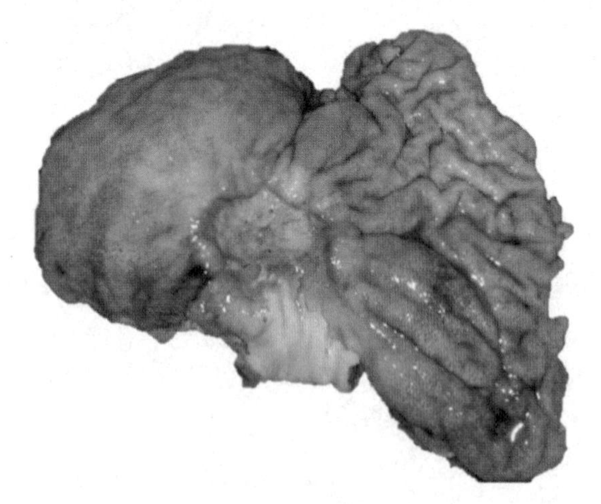

图6-15　溃疡型胃癌

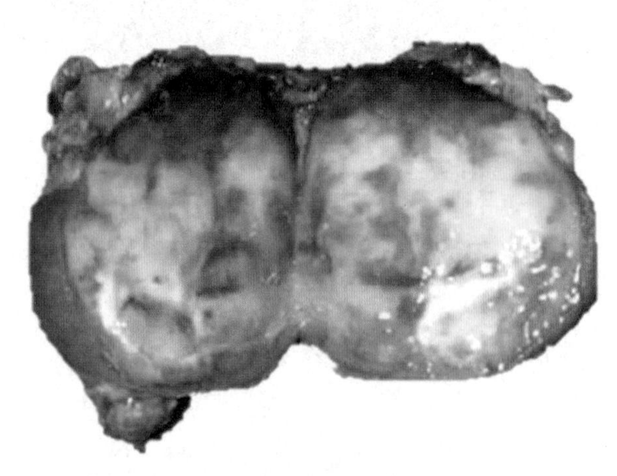

图6-16　纤维肉瘤

11. 骨肉瘤　股骨下端见一梭形膨大的肿物，骨质被破坏（图6–17）。

切面见肿瘤呈灰白色或略呈灰红色，似鱼肉状，散在暗红色的出血区、灰黄色的坏死区。骨髓腔已被肿瘤组织侵犯并侵入周围软组织中，与周围正常组织分界不清。

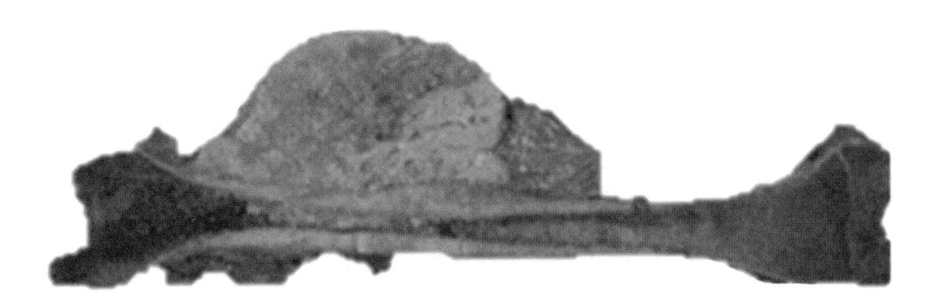

图6–17　骨肉瘤

12. 胃癌肝转移　癌细胞常侵入毛细血管，经肠系膜静脉到达肝门静脉引起肝门静脉分支阻塞及肝转移。

肝切面可见多个灰白色结节，边界清楚，散在分布，结节大小较一致，转移结节多靠近肝被膜处，较大的结节中央出血、坏死而下陷形成癌脐（图6–18）。

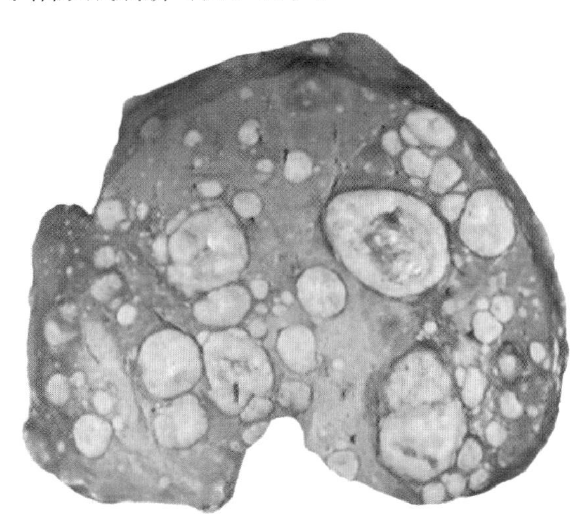

图6–18　胃癌肝转移

（二）组织切片

1. 皮肤乳头状瘤　肿瘤为多数分支乳头状结构，乳头表面由增生的肿瘤性鳞状上皮被覆，乳头的轴心为纤维结缔组织和血管构成的纤维脉管束（图6–19）。

高倍镜下，瘤细胞形态、排列层次及方向与皮肤正常鳞状上皮相似，细胞层次增多，极性存在，但细胞无异型，分化成熟，上皮与轴心之间的基底膜完整。

2. 乳腺纤维腺瘤　肿瘤周围有纤维包膜，肿瘤组织内无正常乳腺小叶结构，肿瘤主要由增生的纤维组织和腺体两种成分构成。增生的纤维组织和腺上皮分化成熟，无明显异型性（图6–20）。

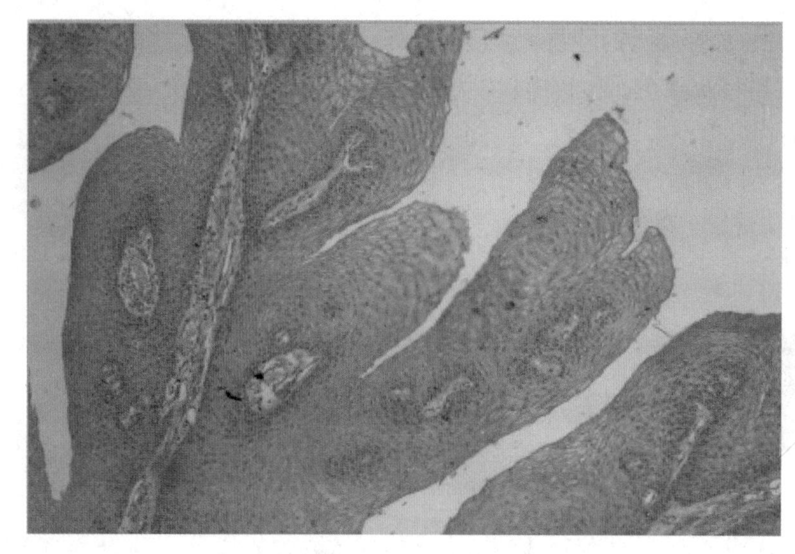

图6-19　皮肤乳头状瘤　HE染色×100

高倍镜下，腺上皮呈立方状或柱状，单层或复层排列，大小一致，基底膜与上皮细胞间可见肌上皮细胞。腺体被周围明显增生的纤维组织压迫、推挤，使管腔变窄、变形，呈分支状裂隙。在接近腺体处的纤维组织间质结构较疏松，细胞核呈长梭形，间质可见黏液样变或玻璃样变。

3. 平滑肌瘤　肿瘤组织由形态比较一致的梭形细胞构成，瘤细胞排列拥挤，常呈束状、编织状、旋涡状等方式排列。间质为多少不等的疏松结缔组织及血管（图6-21）。

高倍镜下，瘤细胞呈梭形，胞质红染，分界不清，无异型性；细胞核呈长杆状，两端钝圆，形态似平滑肌细胞，同一束的细胞核常排列成栅栏状，核分裂象罕见。

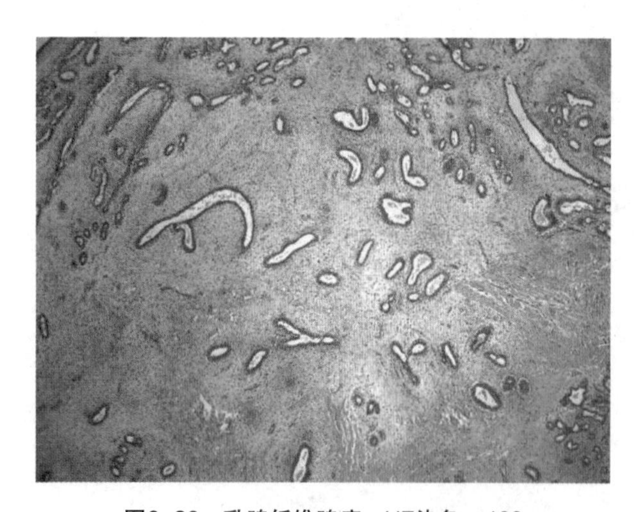

图6-20　乳腺纤维腺瘤　HE染色×100

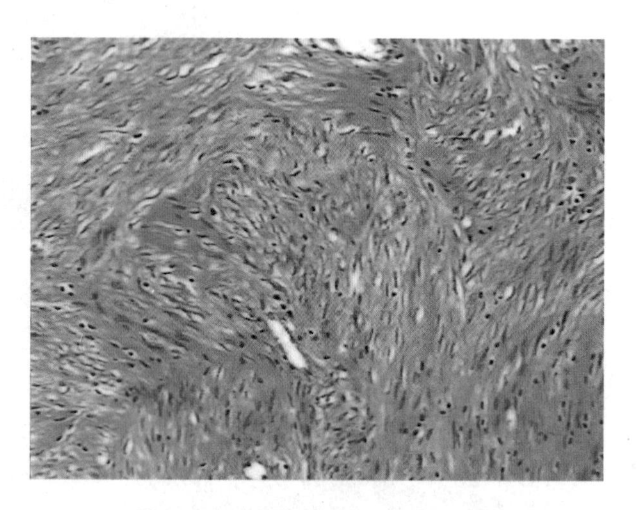

图6-21　平滑肌瘤　HE染色×400

4. 脂肪瘤　肿瘤组织边缘可见较薄的纤维包膜，肿瘤呈不规则分叶状，有纤维间隔形成（图6-22）。

高倍镜下，瘤细胞主要是分化成熟的脂肪细胞，排列紊乱，瘤细胞与正常的脂肪细胞极相似。间质

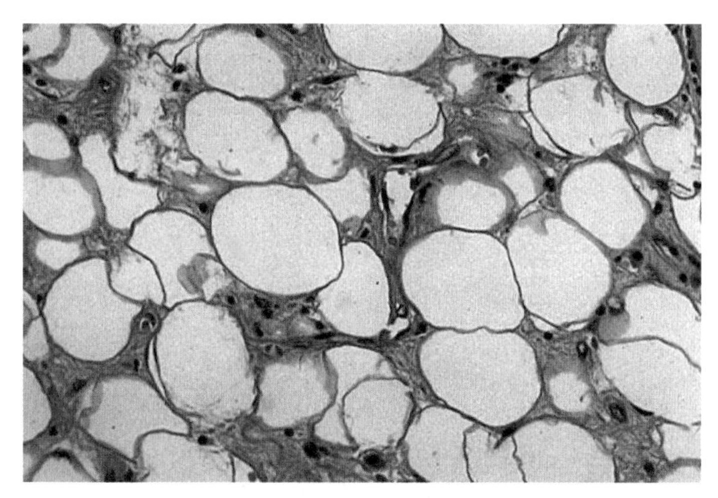

图6-22　脂肪瘤　HE染色 × 400

为纤维血管组织，少量纤维组织将肿瘤分隔成小叶，其间可见较多的毛细血管及淋巴管。

5. 海绵状血管瘤　肿瘤由大片管腔扩张、大小不一而相互连接的薄壁窦样血管构成，可呈小叶状分布。扩大的管腔内常有血栓形成（图6-23）。

高倍镜下，窦壁内衬单层扁平的血管内皮细胞，腔内含有血液，血管之间有少量纤维组织分隔，其内有散在的淋巴细胞。

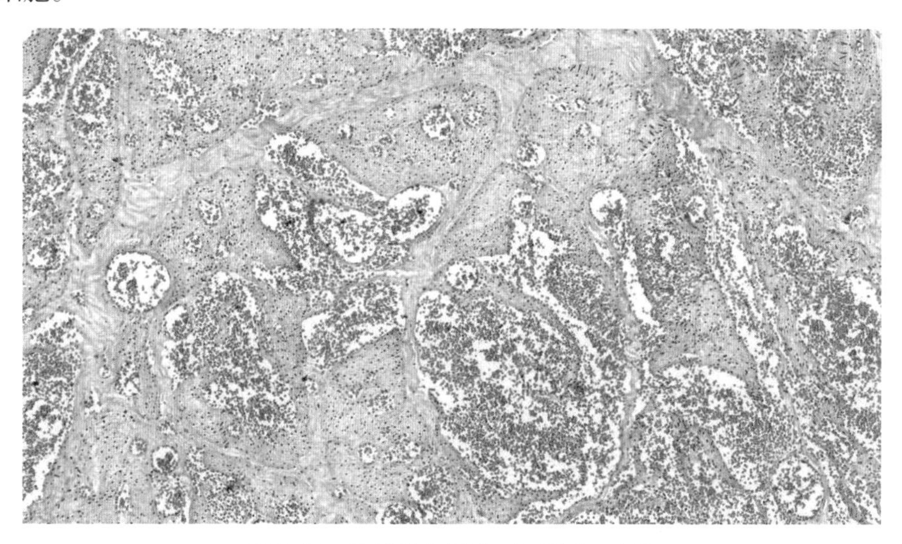

图6-23　海绵状血管瘤　HE染色 × 100

6. 卵巢成熟性畸胎瘤　卵巢成熟性囊性畸胎瘤主要由外胚层与中胚层组织构成，少数可见内胚层组织（图6-24）。

肿瘤由各种组织构成，可见鳞状上皮、皮脂腺、汗腺、毛囊、脑组织、神经组织、脂肪组织、平滑肌组织、呼吸道及消化道上皮组织、牙齿及软骨等成分。

囊壁内衬表皮及其附件的单胚层畸胎瘤称为皮样囊肿；以甲状腺组织为主的单胚层畸胎瘤则称为卵巢甲状腺肿。

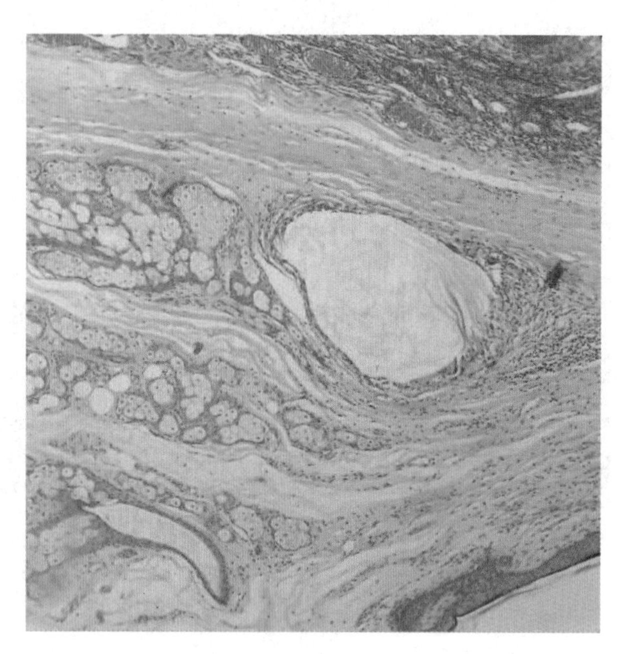

图6-24　卵巢成熟性畸胎瘤　HE染色×100

7. 高分化鳞状细胞癌　肿瘤实质与间质分界清楚，癌细胞呈片状或条索状排列形成癌巢，由内向外依次是颗粒细胞样癌细胞、棘细胞样癌细胞，棘细胞之间可见细胞间桥，癌巢的外层环绕着深染、柱状的基底细胞样癌细胞。间质中纤维组织增生，见小血管和淋巴细胞、浆细胞浸润。分化好的高分化鳞状细胞癌癌巢中央为粉红色同心圆排列的角化物质，称角化珠，也称癌珠或上皮珠，细胞间可见细胞间桥（图6-25A）。分化较差的鳞状细胞癌可无角化，细胞间桥少或无。

高倍镜下，癌细胞排列紊乱，异型性明显，细胞大小、形态不一，细胞核增大，多形，核深染，染色质分布不均，核膜增厚，核仁明显，易见病理性核分裂象（图6-25B）。

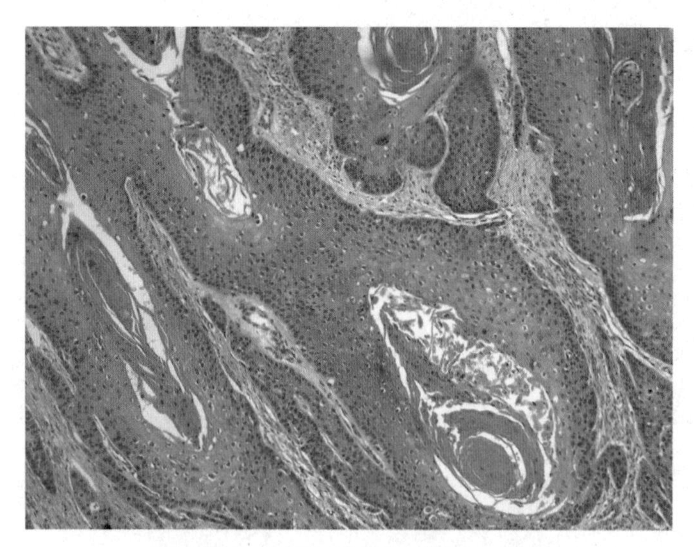

图6-25A　鳞状细胞癌　HE染色×100

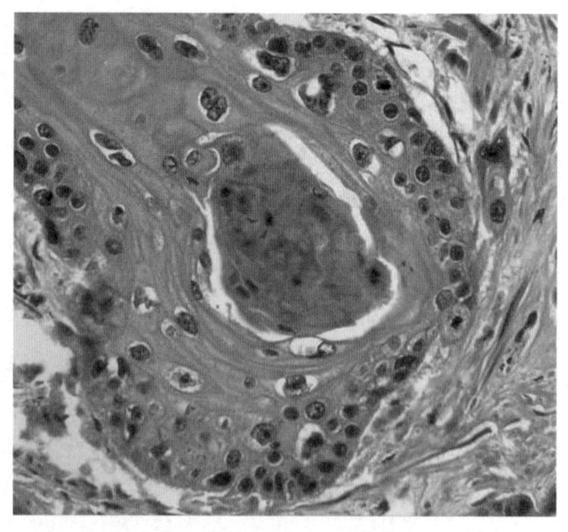

图6-25B　鳞状细胞癌　HE染色×400

8. 腺癌 肿瘤实质由排列紊乱、大小不等、形状不规则的腺体或腺样结构构成，可见癌组织向黏膜下层、肌层广泛浸润，癌组织呈巢状排列，与间质纤维组织分界明显。癌组织多呈腺管状排列，管腔大小不等，形态各异，腺上皮层次增多，排列紊乱；有些区域可见腺管共壁和背靠背现象（图6–26）。

高倍镜下，癌细胞大小不等，形态多样，异型性明显，细胞核增大，核大小不一，染色质深染，核仁明显，病理性核分裂象易见。

9. 基底细胞癌 基底细胞癌镜下呈结节状，瘤细胞具有较大、拉长的细胞核，肿瘤周边呈程度不一的栅栏状结构（图6–27）。胞质稀少、淡染，或稍嗜酸性。一般可见核分裂及单个细胞凋亡。肿瘤内黏液可形成较大的湖状或囊腔。基底细胞癌的间质为特征性的炎性黏液样，其中可以具有比例不一的黏液、淋巴细胞、大量纤维母细胞、胶原等成分；基底细胞癌的结节与周围间质之间可形成特征性的裂隙，可广泛分布或仅局灶出现。

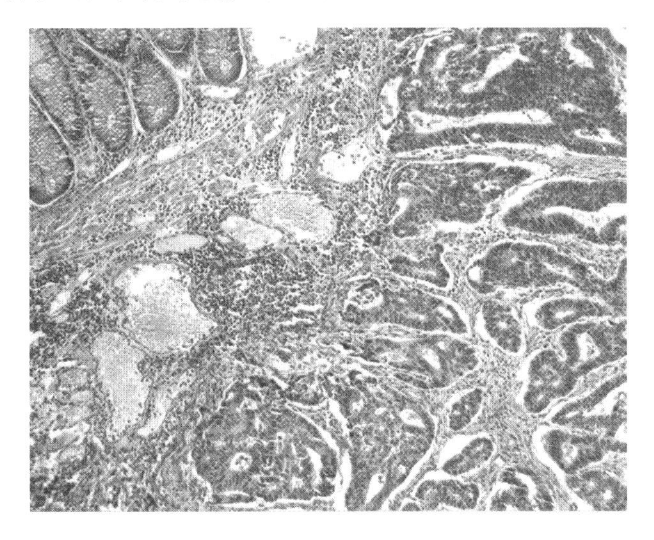

图6–26 腺癌 HE染色 × 100

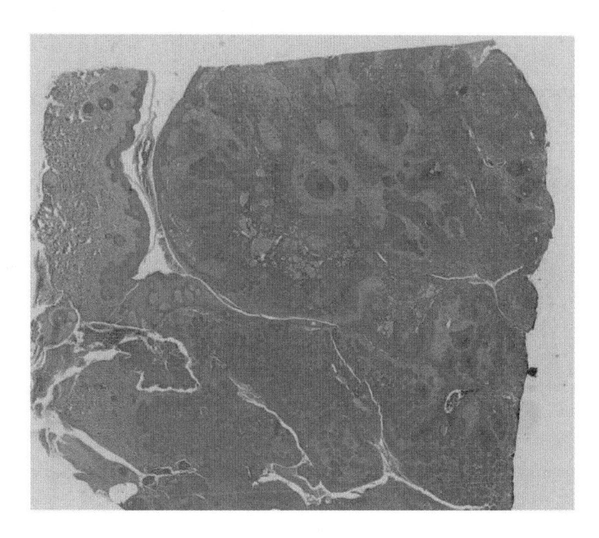

图6–27 基底细胞癌 HE染色 × 40

10. 纤维肉瘤 瘤细胞弥漫成片，散乱分布，局部可见肿瘤细胞呈鲱鱼骨样或编织状、旋涡状排列，无巢状结构排列，实质与间质分界不清。瘤细胞丰富，形状与成纤维细胞相似。间质纤维成分少，但血管丰富。局部可见出血、坏死区。

高倍镜下，瘤细胞大小不一，形态各异，多呈梭形，胞质较少，胞核呈椭圆形、圆形、不规则，细胞核明显增大，深染，异型性明显，核分裂象多见，并可见病理性核分裂象（图6–28）。

11. 平滑肌肉瘤 瘤细胞弥散分布，纵横交错排列或杂乱排列，与间质分界不清。间质血管丰富。高分化者主要由纵横交错的梭形细胞束构成，局部可见编织状结构，瘤细胞似平滑肌细胞，梭形，胞质丰富、红染，胞核呈圆形或棒状或腊肠状，两端钝圆，核分裂象较多（图6–29）。

低分化者肿瘤细胞弥漫成片，瘤细胞异型性明显，形态不一，大小不等，可呈梭形、卵圆形、多角形或不规则形。细胞核增大，染色质增多，核仁明显，核分裂象多见，常出现病理性核分裂象，可见瘤巨细胞。

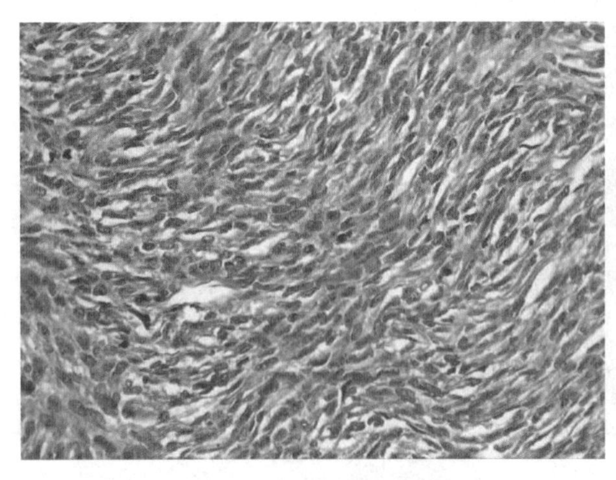

图6-28　纤维肉瘤　HE染色×400

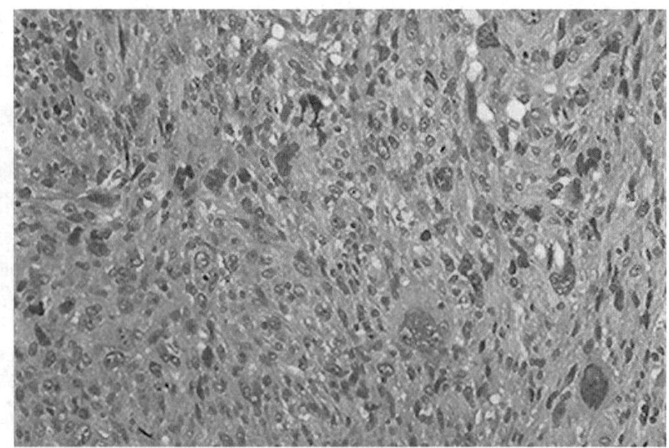

图6-29　平滑肌肉瘤　HE染色×400

间质内胶原纤维含量少。部分区域肿瘤细胞见凝固性坏死。

12. 骨肉瘤　肿瘤由肉瘤细胞和肿瘤性骨样组织及骨组织构成。肿瘤性骨样组织和骨小梁不均匀地分布在肿瘤细胞之间，也可见肿瘤性软骨形成（图6-30）。

高倍镜下，肿瘤细胞异型性明显，大小不等，核形奇异，核大而深染，核仁明显，易见瘤巨细胞和核分裂象，病理性核分裂象多见。瘤细胞直接形成肿瘤性骨样基质或成骨。

13. 淋巴结转移癌　淋巴结正常结构被破坏，淋巴结大部分区域已被癌组织取代，局部可见部分残存、受压的淋巴组织。转移癌灶遍布于淋巴结内，癌灶呈不规则巢状分布（图6-31）。

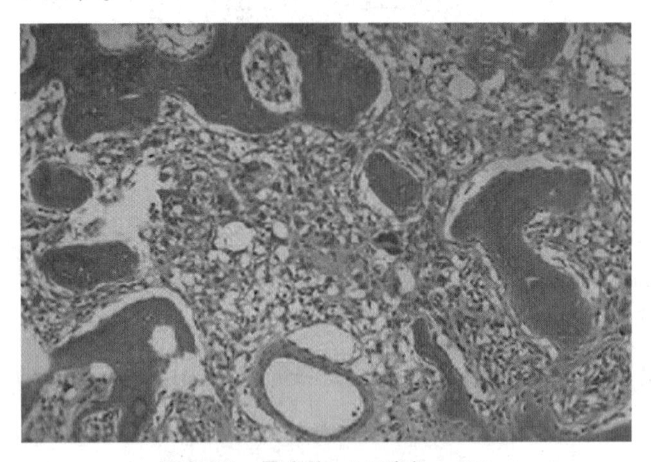

图6-30　骨肉瘤　HE染色×100

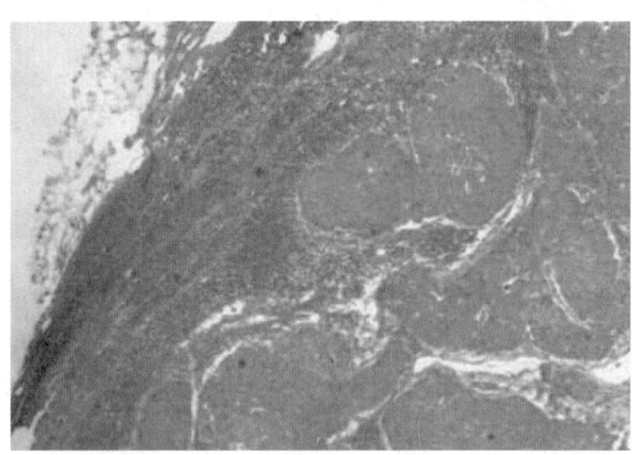

图6-31　淋巴结转移癌　HE染色×100

高倍镜下，癌细胞具有明显的异型性，大小不一、形态多样，细胞核增大，形状不规则，深染，核仁明显，核分裂象易见。

14. 弥漫大B细胞淋巴瘤　正常的淋巴结构完全或部分被弥漫性的肿瘤组织取代，肿瘤细胞较正常细胞稍大，伴明显的泡状核，胞质相对丰富，包括具有不规则的“裂”核的中心母细胞和具1~2个居中的显著核仁的免疫母细胞。中心母细胞由中-大的裂细胞和无裂细胞组成，核小，有不规则棱角，呈椭圆形、圆形，多个小核仁。胞质少（图6-32）。

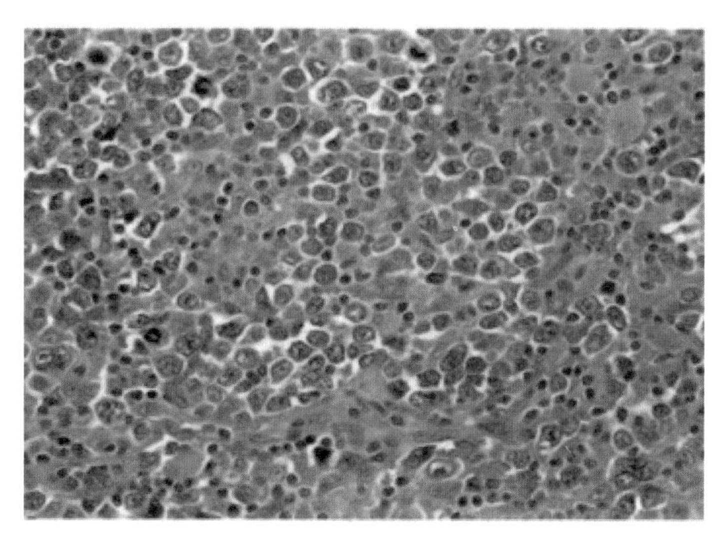

图6-32　弥漫大B细胞淋巴瘤　HE染色 × 400

15. Burkitt淋巴瘤　淋巴样肿瘤细胞弥漫性浸润，形态单一，中等大小，瘤细胞核圆或卵圆形，染色质分散，有2~5个明显的核仁。胞质中等量，嗜碱性。瘤细胞大量核分裂与细胞坏死，后者被巨噬细胞吞噬形成“星空”图像（图6-33）。

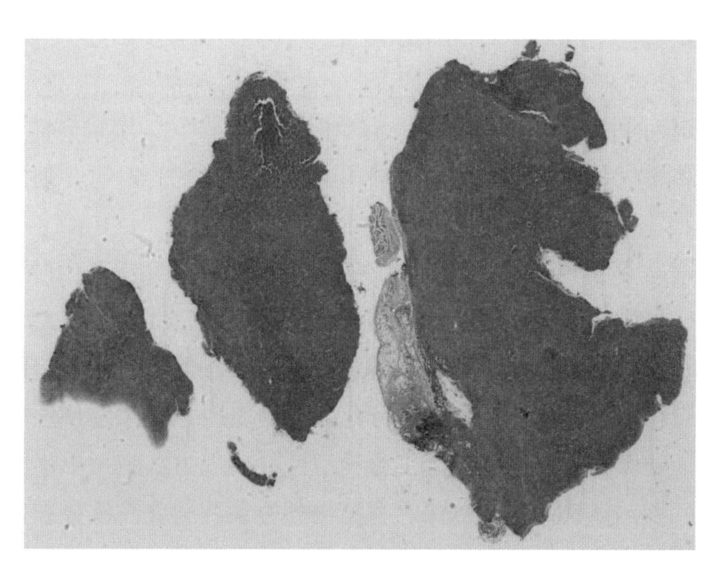

图6-33　Burkitt淋巴瘤　HE染色 × 40

16. 霍奇金淋巴瘤　霍奇金淋巴瘤典型表现为R-S细胞，双核对侧，核仁明显。常染色质形成核周空晕，核膜增厚。胞浆丰富，常呈嗜酸性。在结节性淋巴细胞为主型霍奇金淋巴瘤中，缺乏典型的R-S细胞、嗜酸性粒细胞、浆细胞及纤维化，可见较多L&H细胞，多叶折叠的核伴有小核仁。以淋巴为主型的经典型霍奇金淋巴瘤，淋巴结肿大，瘤组织呈结节状或弥漫性生长，其中含有大量淋巴细胞，可见L&H型R-S细胞（图6-34）。

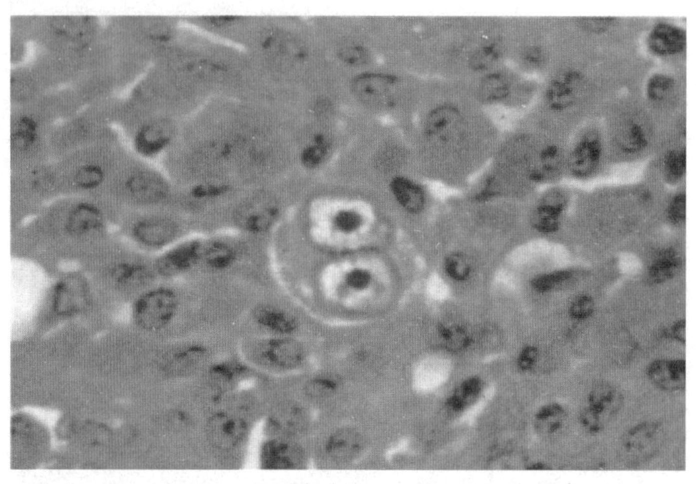

图6-34 霍奇金淋巴瘤 HE染色×400

知识点归纳与拓展

(一)重要知识点归纳

肿瘤是细胞异常增殖形成的新生物，常表现为机体局部的异常组织团块。肿瘤细胞的形态、代谢和功能均有异常，不同程度地失去了分化成熟的能力。

1. 肿瘤的形态

(1)肿瘤的大体形态：肿瘤的大小差别大，有单发，也有多发，形状多样，有乳头状、结节状、分叶状、息肉状、溃疡状和囊状等；颜色上也是多种的，主要由肿瘤的组织、细胞及其产物决定。肿瘤的质地与肿瘤的类型有关。

(2)肿瘤的组织形态：肿瘤组织由实质和间质两部分组成。肿瘤实质由肿瘤细胞组成，间质多由结缔组织和血管组成。

2. 肿瘤的异型性与分化 肿瘤的异型性为肿瘤组织结构和细胞形态与相应的正常组织有不同程度的差异。异型性是肿瘤组织和细胞出现成熟障碍和分化障碍的表现，是区别良性肿瘤和恶性肿瘤的重要指标。异型性的大小反映了肿瘤的成熟程度。①细胞异型性：表现为细胞大小不等，形态各异，核大，核浆比值增大，有双核、巨核、多核，核染色深，多见核分裂象及病理性核分裂象，核仁大，数目多，胞浆多嗜碱性。②组织结构异型性：表现为细胞排列紊乱，层次增多，极向紊乱等。肿瘤的分化是指肿瘤组织在形态和功能上与某种正常组织的相似之处。

3. 肿瘤的生长方式

(1)膨胀性生长：多为良性肿瘤的生长方式。

(2)外生性生长：良恶性肿瘤均可见。

(3)浸润性生长：主要为恶性肿瘤的生长方式。

4. 肿瘤的生长速度 肿瘤的生长速度由肿瘤细胞的倍增时间、生长分数、肿瘤细胞生成和死亡的比例等因素决定。

5. 肿瘤的扩散 扩散是恶性肿瘤最重要的生物学特点，有以下两种扩散方式。

（1）直接蔓延：肿瘤细胞在原发部位侵袭周围组织，并沿组织间隙或神经束衣连续地浸润生长，破坏邻近组织和器官的现象。

（2）转移：恶性肿瘤细胞从原发部位侵入血管、淋巴管或体腔，迁徙到其他部位继续生长，形成与原发瘤性质和类型相同的肿瘤的过程。恶性肿瘤常见的转移途径有淋巴道转移、血道转移和种植性转移。

6. 肿瘤对机体的影响　良性肿瘤对机体影响较小，主要表现为局部压迫和阻塞症状；恶性肿瘤对机体影响严重，不但出现局部压迫和阻塞症状，还易并发溃疡、出血、穿孔等，引起发热、顽固性疼痛、内分泌紊乱、副肿瘤综合征、恶病质等。

7. 原位癌及癌前病变

（1）原位癌：癌变波及黏膜上皮层内或皮肤表皮层内，但没有突破基底膜向下浸润。

（2）癌前病变：具有癌变潜能的一类良性病变，如大肠腺瘤、乳腺纤维囊性病等。

8. 上皮组织肿瘤

（1）乳头状瘤：肉眼可见肿瘤呈外生性生长，形成乳头状突起或呈菜花状、绒毛状，根部有蒂；镜下可见乳头表面覆盖着增生的上皮，分化良好，乳头的轴心由血管和结缔组织构成。

（2）鳞状细胞癌：肉眼可见肿物呈菜花状、溃疡型或蕈伞状，切面灰白色，干燥、质硬；镜下可见癌细胞呈团块状或条索状排列，形成癌巢，癌巢与间质分界清楚，分化好的鳞癌癌巢中央可见角化珠或癌珠，细胞间可见细胞间桥。

9. 间叶组织肿瘤

（1）纤维瘤：肉眼可呈结节状，有包膜，界线清，切面灰白色，可见编织状条纹，质硬；镜下可见由胶原纤维和纤维细胞构成，瘤细胞似正常纤维细胞，分化良好。

（2）平滑肌瘤：肉眼可呈结节状，切面灰白或灰红色，可见编织状或旋涡状条纹；镜下可见瘤细胞分化良好，核呈长杆状，两端钝圆，排列成束状、编织状。

（3）纤维肉瘤：肉眼可呈结节状或不规则状，可有假包膜，切面粉红色，细腻，鱼肉状；镜下可见瘤细胞散乱排列，实质与间质分界不清，瘤细胞大小不一，核分裂象或病理性核分裂象多见，可见瘤巨细胞。

（4）其他肉瘤：如脂肪肉瘤、平滑肌肉瘤、骨肉瘤、横纹肌肉瘤等。

（二）知识拓展

扫码看思维导图。

扫码看思维导图

临床思维训练课堂讨论、老师指导点评

1. 根据课前导学提供的病例和问题开展课堂讨论，各小组讨论后选代表发言。
2. 老师根据学生讨论和发言情况进行点评总结。

实验作业

绘图：高分化鳞状细胞癌（10×10）。

课后测试

（一）线下测试

1. 以下哪项不是癌和肉瘤的区别点（　　）

A. 肿瘤异型性大小　　B. 转移方式

C. 癌细胞镜下排列特点　　D. 网状纤维分布部位

E. 组织来源

2. 一患者手术时见肝有一肿物，无明显境界，颜色暗红。切开呈筛孔状结构，有许多红褐色液体流出，取材镜检，见多量管腔，管壁厚薄不均，并扩张迂曲，管腔内有多量红细胞。此瘤可诊断为（　　）

A. 血管瘤　　B. 海绵状血管瘤

C. 毛细血管瘤　　D. 淋巴管瘤

E. 囊状水瘤

3. 癌细胞团有较多的癌珠存在，可诊断为（　　）

A. 低分化鳞状细胞癌　　B. 高分化鳞状细胞癌

C. 高分化腺癌　　D. 低分化腺癌

E. 未分化癌

4. 女，10岁。颈淋巴结肿大2周，活检示淋巴结结构破坏，可见R–S细胞，可诊断为（　　）

A. 传染性单核细胞增多症　　B. 淋巴结反应性增生

C. 霍奇金淋巴瘤　　D. 非霍奇金淋巴瘤

E. 淋巴结结核

5. 间叶组织分化的肿瘤是（　　）

A. 颈部淋巴管瘤　　B. 皮肤恶性黑色素瘤

C. 乳腺髓样癌　　D. 子宫绒毛膜癌

E. 睾丸精原细胞瘤

（二）线上测试，扫码答题并查看答案解析

（三）课后思考题

1. 试从肿瘤的组织结构异型性和细胞异型性两方面举例说明良、恶性肿瘤的观察要点。

2. 以皮肤乳头状瘤和鳞状细胞癌为例，说明良性肿瘤和恶性肿瘤的区别。

3. 按照组织来源的不同，肿瘤可分为哪几种类型？如何命名？

4. 何谓核分裂象？病理性核分裂象的出现在肿瘤的诊断中有何意义？

5. 试结合癌和肉瘤的标本比较两者的区别，并说明为什么癌质地多较硬而肉瘤质地多较软。

（周丹雅　周　瑛）

第三篇　以系统疾病为中心的整合实验

实验七　心血管系统疾病

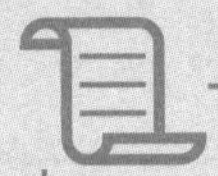

知识拓展

心血管系统细胞

临床医生依靠心血管病理学家对病变心血管器官的大体和组织病理学改变的细致的描述性研究，研究感染性、炎症性、免疫性和退行性心血管疾病的发病机制。研究显示：病变组织中有大量的炎性细胞聚集，新生血管形成，基质增生，最后纤维化形成，在病变中观察到了钙化灶。目前，关于心血管系统结构与功能的研究已经步入创新性的时代，心血管病理学的研究正在由静态组织病理学研究转变为动态的细胞和分子生物学机制研究。20世纪70年代血管内皮细胞和平滑肌细胞的发现成功开创了血管生物学领域，此后成功地培养出了瓣膜间质细胞和瓣膜内皮细胞。这些细胞的成功培养使得我们可以进一步在细胞和分子水平研究内皮细胞、平滑肌细胞、心肌细胞和瓣膜间质细胞的结构与功能。最近人类新的细胞种群已经被鉴定和分离出来，它们既可以再生，也可以沿着不同的心血管路径分化，参与心血管系统的修复，这使得通过细胞治疗和组织工程治疗达到组织和基本功能的修复成为可能。相信在不久的将来，通过临床医生和病理医生的不懈努力，临床心血管疾病的治疗会有质的突破。

课前导学

1. 前期知识储备　复习与本次实验课程密切相关的解剖学、组织学、生理学及病理学等理论知识。自我诊断相关知识的储备情况，明确学习目标。

2. 回顾心脏的解剖和组织学（临床思维相关）

（1）心脏的解剖学：心脏是中空的肌性纤维性器官，形似倒置的、前后稍扁的圆锥体（图7–1），我国成年男性正常心脏重约284 g ± 50 g，女性约258 g ± 49 g。

（2）心脏正常组织学：

1）心内膜：由内皮和内皮下层组成。高倍镜观察，内皮为单层扁平上皮，表面光滑，利于血液流动。内皮下层由薄层结缔组织构成，含有平滑肌纤维。心内膜下层为结缔组织，紧靠心肌膜，其中含有浦肯野纤维（图7–2）。

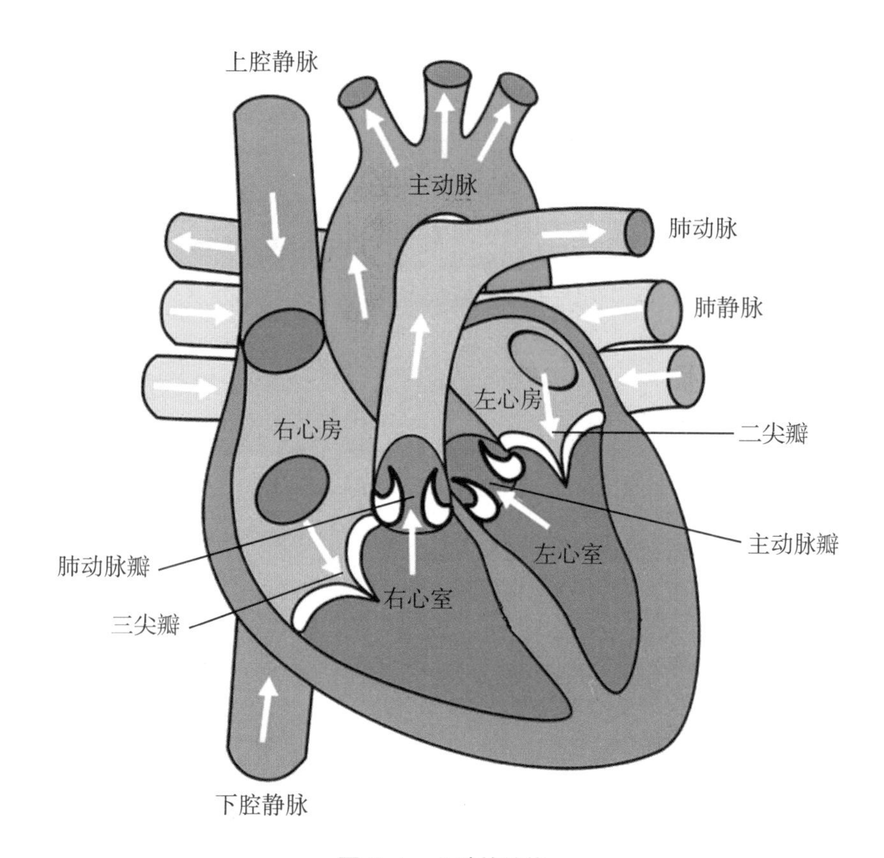

图 7-1　心脏的结构

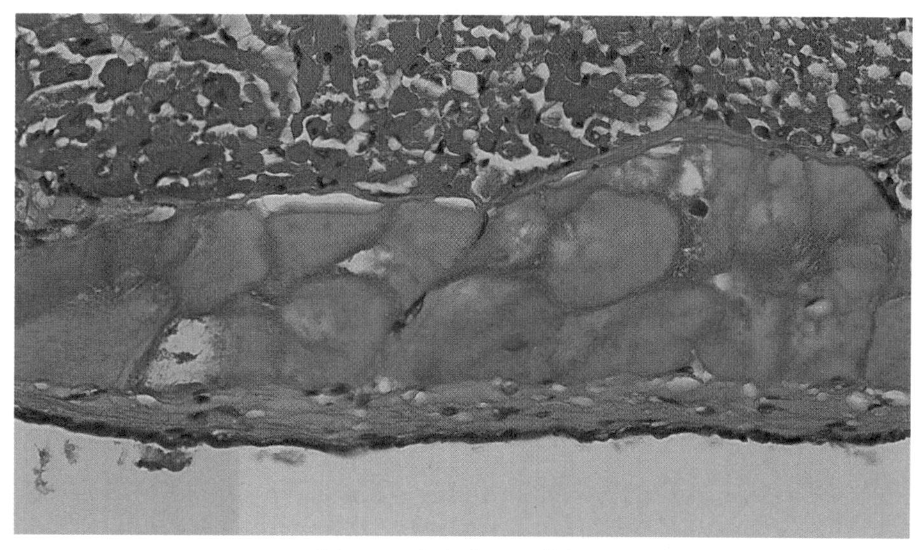

图 7-2　心内膜　HE染色×400

2）心肌膜：主要由心肌纤维构成。心肌纤维成螺旋状排列，大致分为内纵、中环和外斜三层，所以在切片中可见到心肌纤维的各种断面。肌纤维之间有数量不等的结缔组织和极为丰富的毛细血管。心肌纤维呈分支状，胞质内有横纹，胞核位于中央（图7-3）。

3）心外膜：即心包的脏层，为浆膜。其外表面为一层间皮，间皮下为疏松结缔组织，含血管、神经、脂肪组织（图7-4）。

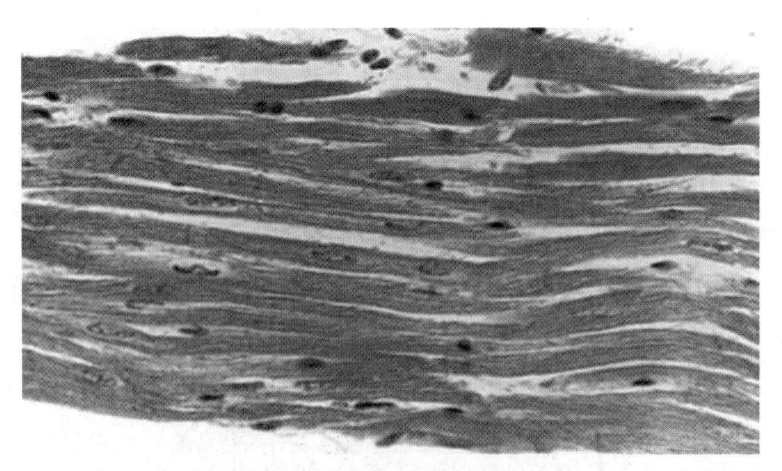

图 7-3　心肌纵断面　HE染色 × 100

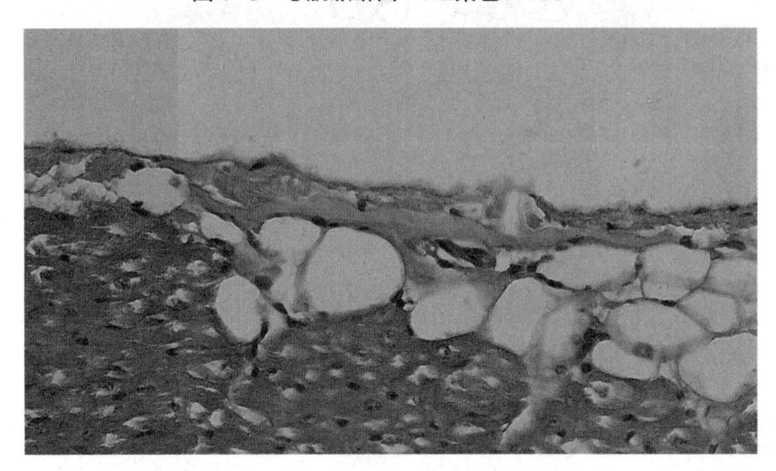

图 7-4　心外膜　HE染色 × 400

4）中等动脉：高倍镜观察，管壁分三层，由腔面向外观察（图7-5）。①内膜，很薄，有内皮和内皮下层；在与中膜交界处有1~2层内弹性膜。②中膜，较厚，由10~40层环形平滑肌纤维组成，平滑肌纤维之间有弹性纤维和胶原纤维。弹性纤维粉红色，折光性强；胶原纤维中等色浅，不易分清。③外膜，厚度与中膜接近，由疏松结缔组织构成，内有营养血管及神经，在中膜与外膜交界处有断续且呈波浪状的外弹性膜。

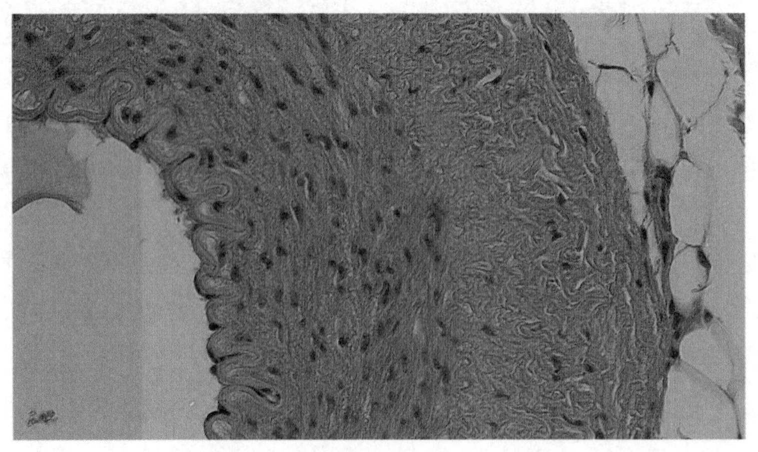

图7-5　中等动脉　HE染色 × 100

3. 学生线上完成

（1）数字资源：观察大体标本、组织切片和视频。

1）大体标本：主动脉粥样硬化、动脉瘤、心肌梗死、高血压性心脏病、原发性颗粒性固缩肾、大脑内囊出血、风湿性心内膜炎、风湿性心瓣膜病、亚急性感染性心内膜炎。

2）组织切片：动脉粥样硬化、冠状动脉粥样硬化、风湿性心内膜炎、风湿性心肌炎、病毒性心肌炎、增生性小动脉硬化。

（2）线上发布的预习课件。

（3）线上课前测试。

4. 临床思维训练及讨论

（1）病例：赵某某，女，43岁，患者16年前双膝关节曾出现游走性疼痛并伴发热，服药后好转。之后每遇寒冷病变即复发。10年前，患者常感疲惫、乏力、心悸，劳累后出现呼吸困难，休息后可缓解。8年前，患者曾出现咳嗽、咯血等症状。2年前，上述症状逐渐加重且出现双下肢轻度水肿，曾多次在当地医院住院治疗，病情有所缓解。3个月前患者出现不规则发热伴心悸、气急，休息后不能缓解，且日渐加重。1个月前患者开始咳粉红色泡沫痰，端坐呼吸，尿量减少，双下肢水肿加重，并常感到心前区疼痛，呈刺痛，遂入我院住院治疗。患者年幼时曾患“扁桃体炎”。

入院检查，体温38.2 ℃，脉搏130次/分，呼吸28次/分，血压104/55 mmHg。慢性病容，口唇、指端发绀，端坐呼吸。心尖区搏动减弱，心浊音界向左扩大，心尖区可闻及舒张期Ⅲ级隆隆样杂音，主动脉瓣区亦可闻及收缩期吹风样杂音和舒张期杂音。双肺可闻及湿啰音，下肺尤其明显。肝肋缘下2 cm，压痛。脾可触及，质软，压痛。双下肢凹陷性水肿。

血常规：白细胞19×10^9/L，分类：中性粒细胞0. 90，淋巴细胞0. 19；血红蛋白80 g/L。尿常规：红细胞（+），尿蛋白（+）。血培养细菌（−）。

入院后给予抗感染、强心、利尿、改善呼吸等治疗，患者病情有所缓解。入院后第4天患者下床小便，突感呼吸困难，随之意识不清，明显发绀，经抢救无效死亡。

尸体解剖：面色苍白，唇、指发绀，双下肢凹陷性水肿。

双肺体积增大，重量增加，切面呈暗红色；双下肺明显实变，压之有暗红色泡沫样液体流出。镜下可见部分细小支气管及周围肺组织内有大量以中性粒细胞为主的炎细胞浸润，邻近肺泡扩张融合，双肺下叶肺泡壁增厚，毛细血管高度扩张充血。肺泡腔内有红细胞和粉红色液体。肺泡腔内和肺泡隔内可见到吞噬含铁血黄素的巨噬细胞。

肝体积增大，包膜紧张，边缘钝圆，表面暗红色。切面暗红色，部分区域呈红黄相间似槟榔样改变。镜下见肝小叶中央静脉和周围肝血窦扩张充血，小叶中央区域的肝细胞受压萎缩、消失，周边区域的肝细胞质内可见圆形空泡。

脾脏体积增大，包膜紧张，边缘钝圆，切面暗红色，在边缘区可见两处近似楔形的灰白色凝固性梗死区，表面朝向脾被膜表面，尖端指向脾门，坏死区域与周围正常组织分界处可见棕黄色充血出血带，脾髓易刮下。镜下见凝固性坏死区域红染一片，脾小梁及脾小体轮廓可辨，但细胞核消失，其周围有充血、出血和中性粒细胞浸润；其余脾组织内脾小体数目减少，体积缩小，脾窦扩张充血，窦内有大量中性粒细胞和巨噬细胞。

双肾体积增大，包膜紧张。切面可见左肾包膜下有一黄豆大小灰白色凝固性坏死区，与周围正常组织分界清楚。镜下见坏死区域组织结构尚可辨认，坏死区域周围有充血、出血和多量中性粒细胞聚集成团，其内可见菌团。其余肾组织间质、髓质充血，近曲小管上皮细胞水肿。

心脏体积增大，心腔扩张。二尖瓣瓣膜粘连、增厚、变硬、变短，腱索增粗、变短。心室瓣膜边缘可见灰白色、灰黄色菜花状赘生物，质地松脆，部分已脱落。瓣膜前叶根部有一黄豆大小穿孔，右后叶大部分破溃。主动脉瓣膜粘连、增厚、变短，粗糙不平。镜下见赘生物为均质红染颗粒状无结构物质，其中可见少量中性粒细胞、菌团及灶性钙化，其附着处可见肉芽组织增生。心肌间质内有少量炎细胞浸润，小血管旁可见散在梭形小瘢痕。

（2）根据病例思考以下问题，并查阅资料进行分析，列出回答问题的思路，以备课堂讨论。

1）根据尸体解剖所见做出病理诊断。

2）根据病史及尸体解剖报告分析本例疾病的发生发展过程。

3）试用主要器官的病理变化解释患者的临床症状和体征。

4）结合病史，分析患者的死亡原因。

实验目的

1. 知识目标

（1）回顾心脏的解剖学、组织结构与功能。

（2）归纳动脉粥样硬化的基本病理变化及心肌梗死的病理变化。

（3）描述高血压病的病理变化。

（4）阐述风湿病的基本病理变化及风湿性心内膜炎的病理变化。

（5）总结亚急性感染性心内膜炎和心肌炎的病理变化。

2. 能力目标 通过本次实验课的学习，能够把心血管系统相关疾病的镜下结构、大体形态和其临床表现联系起来。

3. 素质目标 学习过程中，引导学生主动学习、认真观察、理性分析，打好基础，在将来临床工作中利用所学知识关爱患者。

课程思政

洋地黄类药物是心衰治疗的基本用药，该药最初由德国药物学家施密德伯格从洋地黄植物中提纯获得，并证明是有效的强心成分。从天然植物中获取有效成分治疗疾病是药物研发的重要途径。我国科学家屠呦呦开创性地从中草药中分离出青蒿素应用于疟疾治疗，获得2015年诺贝尔生理学或医学奖，挽救了数以百万计的生命。屠呦呦教授一直坚信祖国医学具有厚重的养分和积淀，并努力开掘中医药这个宝藏，得到了世界的认可。屠呦呦教授获得诺贝尔生理学或医学奖表明，立足本土，汲取中华文化精华，我们同样能做得非常精彩。因此，我们不能盲目跟随西方价值观，应当坚定文化自信、价值自信，实现精神上的崛起。

实验内容

大体标本

主动脉粥样硬化	aortic atherosclerosis
动脉瘤	aneurysm
心肌梗死	myocardial infarction
高血压性心脏病	hypertensive heart disease
原发性颗粒性固缩肾	primary granular atrophy of kidney
大脑内囊出血	internal capsule hemorrhage of brain
风湿性心内膜炎	rheumatic endocarditis
风湿性心瓣膜病	rheumatic valvular heart disease
亚急性感染性心内膜炎	subacute infective endocarditis

组织切片

动脉粥样硬化	atherosclerosis
冠状动脉粥样硬化	coronary atherosclerosis
风湿性心内膜炎	rheumatic endocarditis
风湿性心肌炎	rheumatic myocarditis
病毒性心肌炎	viral myocarditis
增生性小动脉硬化	hyperplastic arteriolosclerosis

（一）大体标本

1. 主动脉粥样硬化　标本为成人主动脉，已纵向剪开。

可见主动脉内膜上分布着大量灰白色、灰黄色的斑块，有些斑块纤维帽很薄，有些已破裂形成溃疡（图7–6）。

2. 心肌梗死　标本为成人心脏。

左心室壁大片灰白色不规则地图状的梗死区，属贫血性梗死，其周围可见有暗红色出血带（图7–7）。

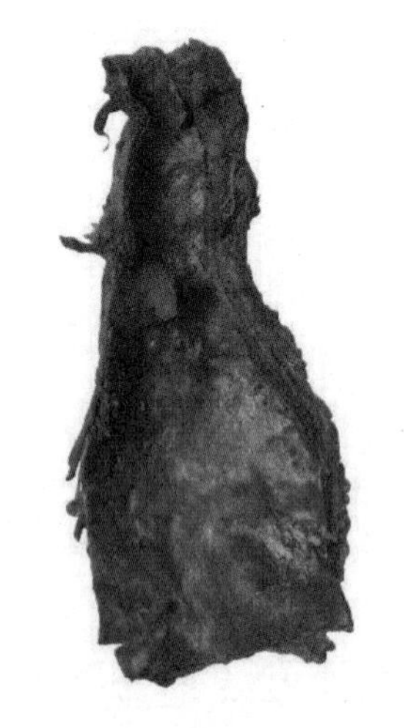

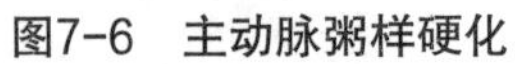

图7-6 主动脉粥样硬化

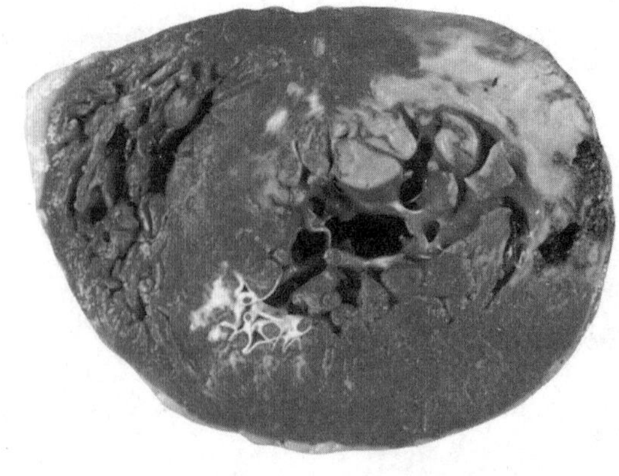

图7-7 心肌梗死

3. **动脉瘤** 标本为成人腹主动脉。

在肾动脉远端的腹主动脉壁局部向外膨出，形似气囊，若动脉壁破裂可致大出血（图7–8）。

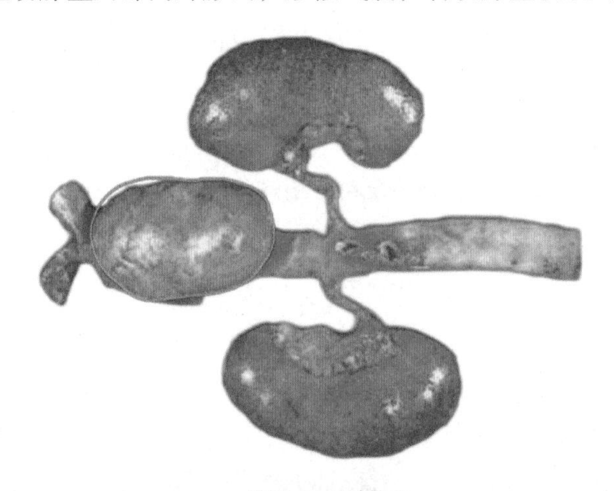

图7-8 动脉瘤

4. **高血压性心脏病** 标本为成人心脏横断面。

心脏体积增大，重量增加。左心室壁明显增厚，乳头肌、肉柱增粗，心腔相对缩小（图7–9）。

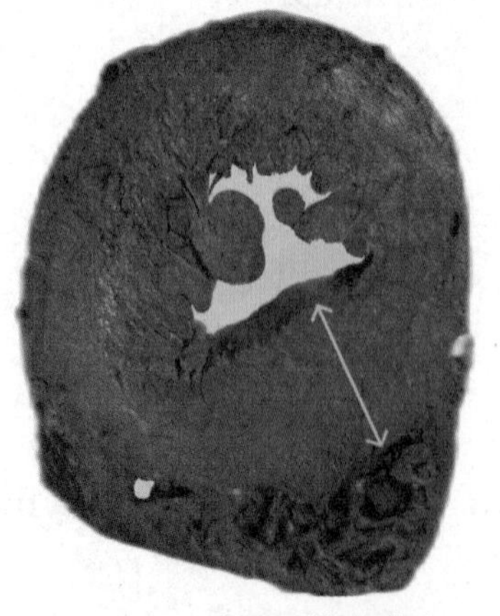

图7-9 高血压性心脏病

5. 原发性颗粒性固缩肾　标本为成人一侧肾脏。

肾脏体积缩小，重量减轻，质地变硬。肾脏表面凹凸不平，呈细颗粒状。切面肾皮质变薄，皮质、髓质分界不清，肾小动脉管壁增厚，管口哆开状（图7-10）。

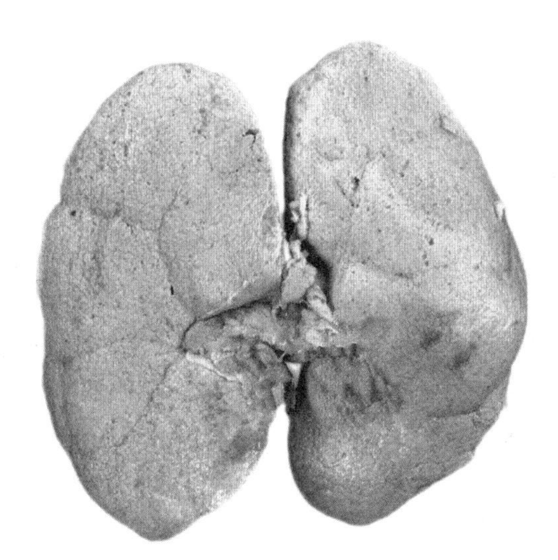

图7-10　原发性颗粒性固缩肾

6. 大脑内囊出血　标本为成人大脑。

可见一侧大脑内囊出血灶，暗红色，呈囊腔状，其内充满坏死脑组织和血凝块。有些出血可破入侧脑室（图7-11）。

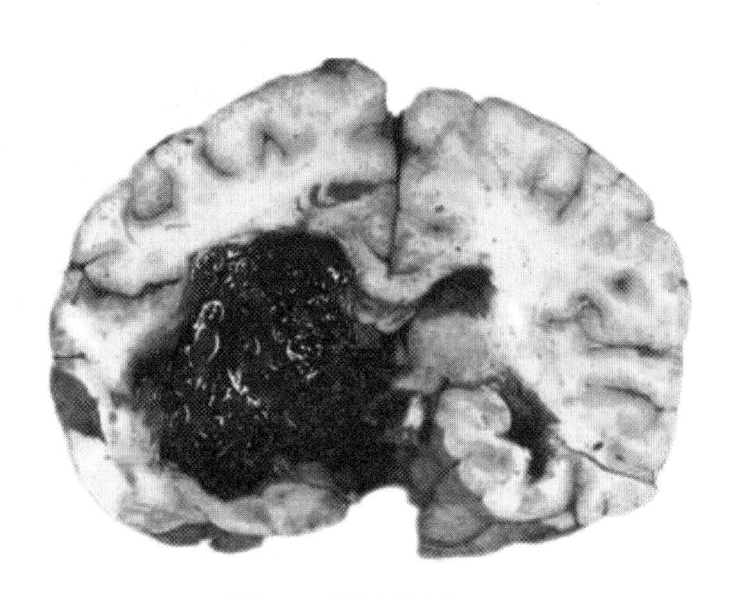

图7-11　大脑内囊出血

7. 风湿性心内膜炎　标本为成人心脏。

二尖瓣闭锁缘上可见粟粒大小、灰白色、半透明，呈串珠样单行排列的疣状赘生物。赘生物附着牢固，不易脱落，有些可累及腱索及邻近内膜（图7-12）。

8. 风湿性心瓣膜病 标本为成人二尖瓣。

二尖瓣增厚、硬化、腱索缩短，相邻瓣叶粘连，使二尖瓣呈鱼口状狭窄。乳头肌明显粘连短缩，常合并关闭不全。

左心房内膜粗糙、增厚，可见扩张，左心室相对缩小（图7–13）。

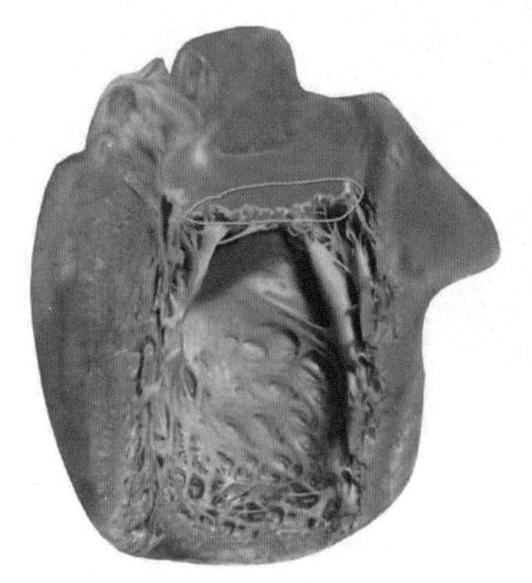

图7–12　风湿性心内膜炎

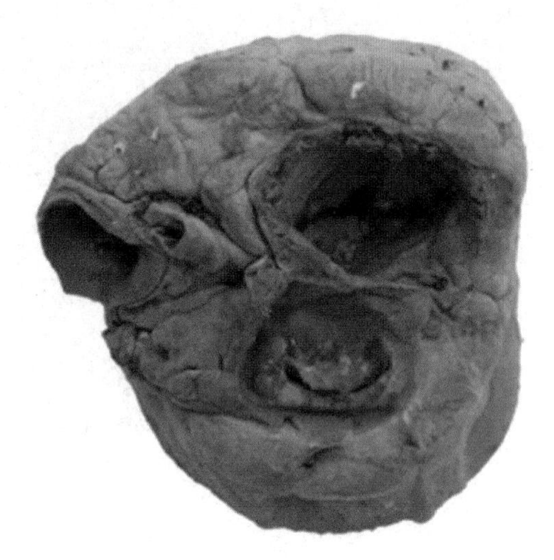

图7–13　风湿性心瓣膜病

9. 亚急性感染性心内膜炎 标本为成人心脏。

二尖瓣或主动脉瓣可见多个息肉状或菜花状的赘生物，灰红色，质脆、干燥、易脱落。瓣膜受累变形，可发生溃疡和穿孔（图7–14）。

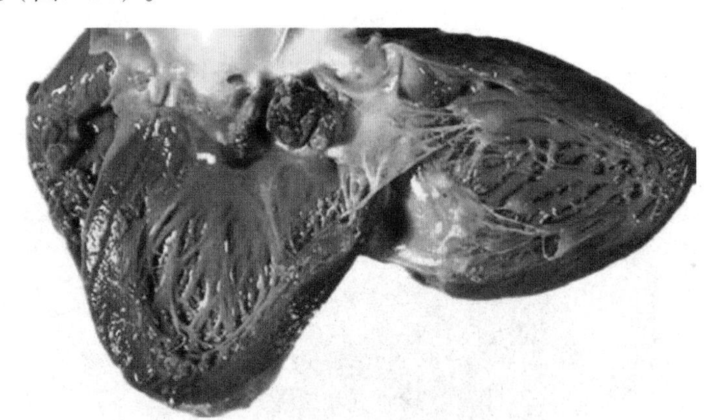

图7–14　亚急性感染性心内膜炎

（二）组织切片

1. 动脉粥样硬化 低倍镜下，先找到动脉内膜，观察病变最明显部位。可见斑块表面为一层纤维帽，由大量增生的纤维组织组成，伴有玻璃样变性。纤维帽之下含有大量均匀无结构的红染物质，即崩解坏死物质、胆固醇结晶（无定向排列的针状空隙）、钙盐沉积。

高倍镜下，在上述病灶周围可见肉芽组织、少量淋巴细胞和泡沫细胞（图7–15）。

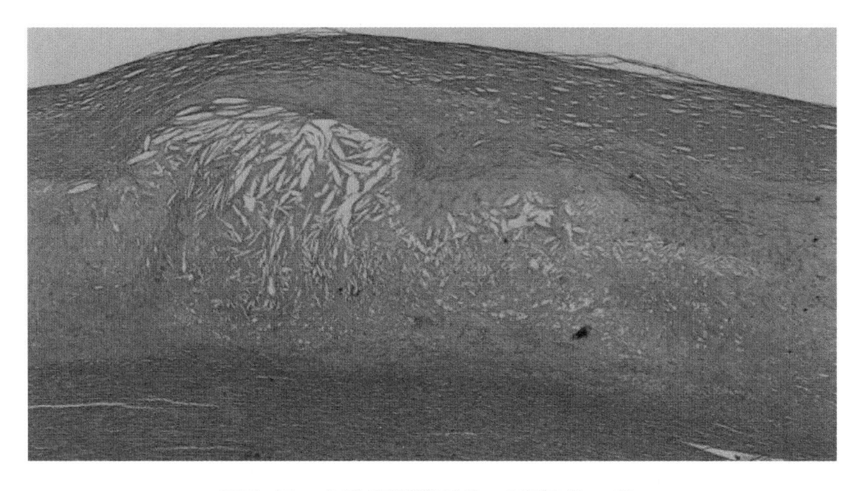

图7-15 主动脉粥样硬化 HE染色×40

2. 冠状动脉粥样硬化 心冠状动脉内膜不规则增厚，粥样斑块形成，多呈新月形，致使动脉管腔偏位及狭窄。增厚内膜下可见坏死物质、针状胆固醇结晶空隙及钙盐沉积，底部和边缘可见肉芽组织和泡沫细胞（图7-16）。

3. 风湿性心内膜炎 内膜赘生物由纤维蛋白和血小板构成，并伴有小灶状的纤维素样坏死，底部可见少量肉芽组织增生。其周围可出现少量风湿细胞（Aschoff细胞，图7-17）。

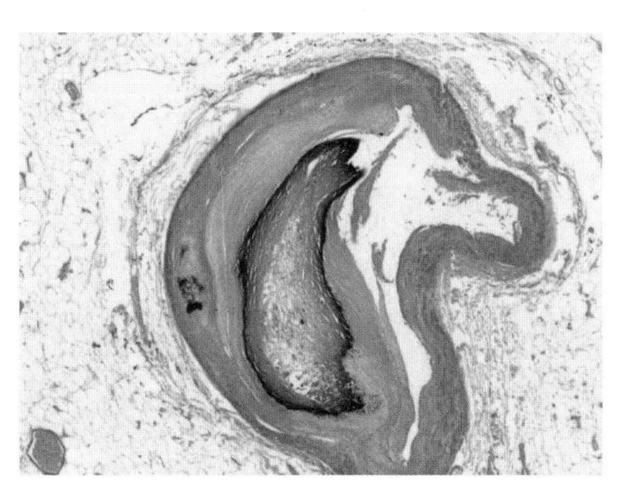

图7-16 冠状动脉粥样硬化 HE染色×40

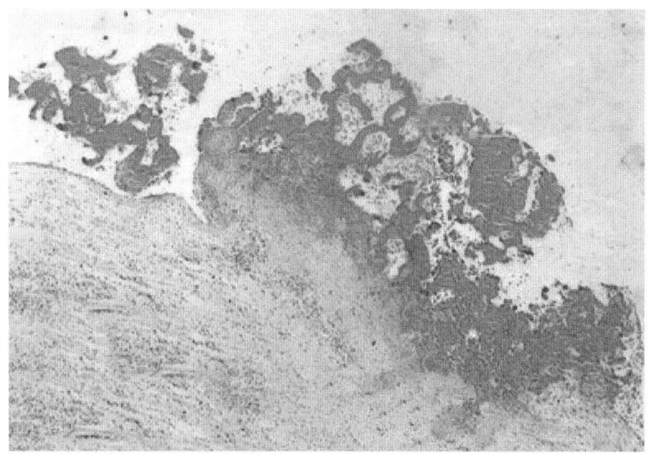

图7-17 风湿性心内膜炎 HE染色×100

4. 风湿性心肌炎 心肌间质水肿，伴炎细胞浸润，在心肌间质小血管附近可见梭形或不规则的风湿小体。

高倍镜下，风湿小体中央有红染无结构的纤维素样坏死物质，周边有体积大，圆形或多边形，胞质丰富，嗜碱性，核大，圆形或椭圆形，单核或多核，核膜清晰的风湿细胞。风湿细胞的染色质集聚在中央，横切面上呈枭眼状，纵切面上呈毛虫状。病灶周围尚有淋巴细胞、单核细胞或纤维母细胞（图7-18）。

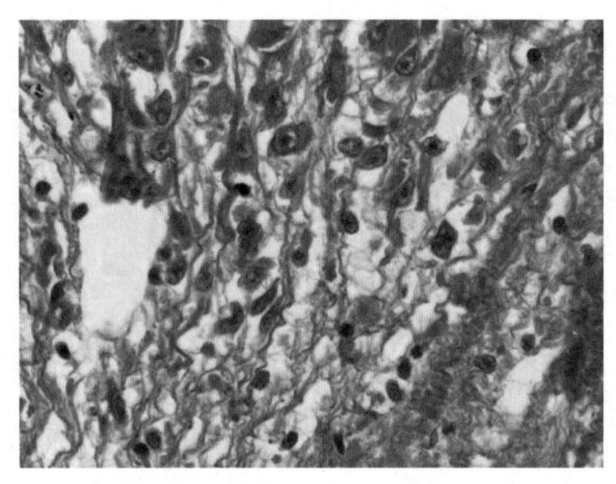

图7-18 风湿性心肌炎 HE染色×400

5. 病毒性心肌炎 心肌细胞间质水肿，其间可见淋巴细胞和单核细胞浸润，将心肌分割成条索状，有的心肌断裂，伴有心肌间质纤维化（图7-19）。

6. 增生性小动脉硬化 小动脉内膜明显增厚，伴有平滑肌增生，胶原纤维增多，使血管壁呈层状洋葱皮样增厚，管腔狭窄（图7-20）。

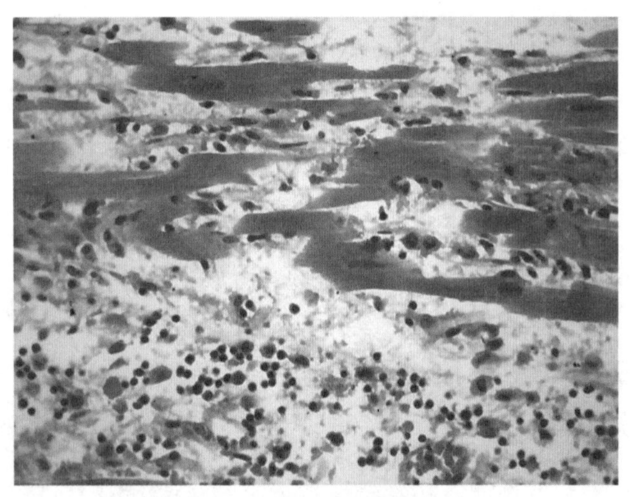

图7-19 病毒性心肌炎 HE染色×400

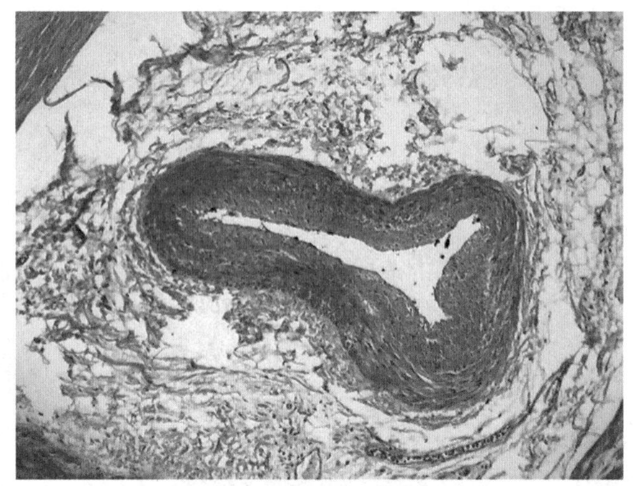

图7-20 增生性小动脉硬化 HE染色×40

知识点归纳与拓展

（一）重要知识点归纳

循环系统是一个连续封闭的管道系统，分布于人体各部，包括心血管系统和淋巴系统。心血管系统由心、动脉、毛细血管和静脉组成，血液在其中循环流动（图7-21）。心壁很厚，左心室厚0.8～1.0 cm，右心室厚0.3～0.5 cm。由心内膜、心肌层和心外膜三层构成，心脏规律地收缩，赋予血液流动的能量，保证全身得到充分的血液供应。动脉分为四种：①大动脉，包括主动脉及其主要分支；②中

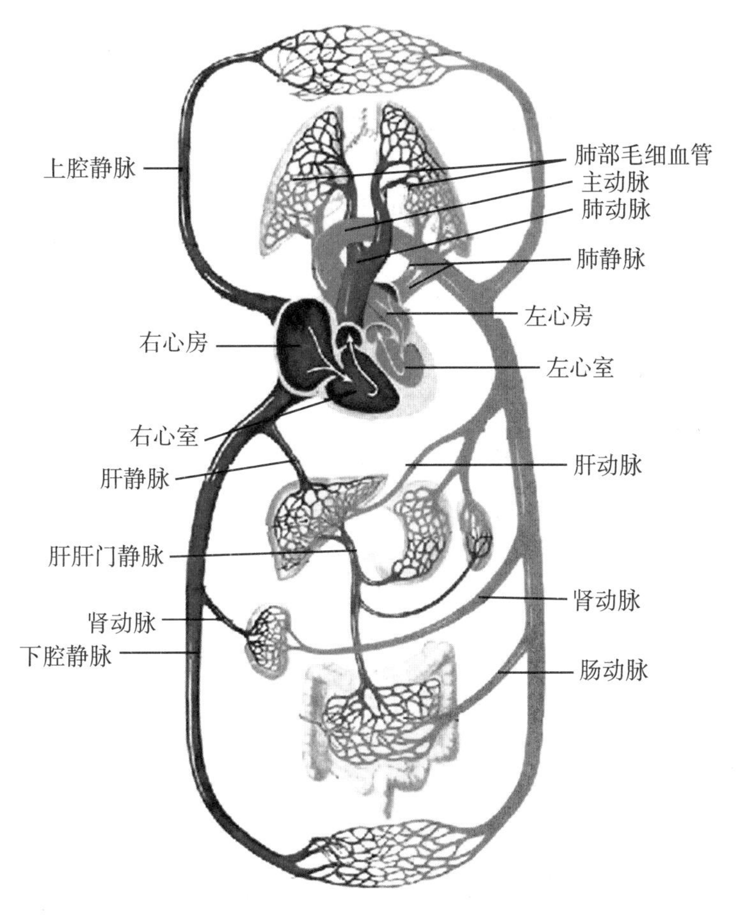

图 7-21　血液循环

动脉，如冠状动脉、肾动脉及其分支；③小动脉，管径一般介于0.3～1 mm，结构与中动脉相似；④微动脉，管径小于0.3 mm的动脉。四种动脉管壁由内向外均可分为内膜、中膜和外膜三层。随着管腔逐渐减小，管壁各层的厚度、结构和组织成分也发生变化。

心血管系统疾病在我国和欧美等一些发达国家的发病率和死亡率均居第一位，是严重危害人类生命和健康的一组疾病，本章学习的主要疾病如下。

1. 动脉粥样硬化　基本病理变化分为四期。

（1）脂纹：肉眼见动脉内膜点状或条纹状黄色病灶。光镜下主要为泡沫细胞。

（2）纤维斑块：由脂纹发展而来，斑块颜色从浅黄或灰黄色变为瓷白色。光镜下可见斑块表层为纤维帽，其下含有泡沫细胞、平滑肌细胞、细胞外基质和炎细胞。

（3）粥样斑块：动脉粥样硬化的特征性病变，肉眼见灰黄色斑块隆起于内膜表面，深部为黄色或黄白色质软粥样物质。光镜下可见纤维帽下含有无定形的红染坏死崩解产物、胆固醇结晶（石蜡切片上为针状空隙），底部和边缘可见肉芽组织。

（4）继发性病变：斑块内出血、斑块破裂、血栓形成、钙化、动脉瘤形成及血管腔狭窄。

2. 冠状动脉粥样硬化性心脏病　简称冠心病，主要由于冠状动脉狭窄致使心肌缺血引起。冠心病的主要临床表现分四种。

（1）心绞痛：心肌急剧的、暂时性缺血、缺氧造成的临床综合征。

（2）心肌梗死：冠状动脉供血中断，致供血区持续缺血而导致的较大范围的心肌坏死。根据心肌梗死的范围和深度分为：心内膜下心肌梗死和透壁性心肌梗死。心肌梗死的并发症主要有心力衰竭、心脏破裂、室壁瘤、附壁血栓形成、心源性休克、急性心包炎及心律失常等。

（3）心肌纤维化：由于中至重度的冠状动脉狭窄而引起心肌纤维持续性和（或）反复加重的缺血、缺氧而致心肌广泛萎缩和纤维化。

（4）冠状动脉性猝死：多发生在冠状动脉粥样硬化的基础上，由于冠状动脉中至重度粥样硬化、斑块内出血，致冠状动脉狭窄或微循环血栓致栓塞，导致心肌急性缺血，冠状动脉血流的突然中断，引起心室颤动等严重心律失常。

3. 高血压病　高血压病是指体循环动脉血压持续性升高，导致心、脑、肾和血管改变的最常见的临床综合征，可分为原发性高血压和继发性高血压。原发性高血压又分为良性高血压和恶性高血压。

（1）良性高血压病理变化分三期：

1）功能紊乱期：全身细小动脉间歇性痉挛收缩。

2）动脉病变期：细小动脉硬化（最易累及肾入球动脉、视网膜动脉和脾中央动脉）、肌型小动脉硬化、大动脉硬化。

3）内脏病变期：心脏代偿期向心性肥大（主要为左心室），肉眼见乳头肌和肉柱增粗，但心腔不扩张，相对缩小。晚期失代偿主要表现为离心性肥大、心腔扩张。肾脏镜下可见病变区肾单位萎缩、纤维化，而病变相对较轻的肾小球代偿性肥大，肾小管扩张。肉眼可见肾脏体积对称性缩小，质地变硬，表面弥漫分布着凹凸不平的细小颗粒，称原发性颗粒性固缩肾。脑的病变主要表现为高血压脑病、脑软化及脑出血。视网膜中央动脉硬化，严重者视盘水肿，视网膜出血，视力减退。

（2）恶性高血压：又称急进型高血压，特征性病变是增生性小动脉硬化和坏死性细动脉炎。

4. 风湿病　风湿病的特征性病变是风湿小体（Aschoff小体）。其基本病理变化分三期。

（1）变质渗出期：结缔组织基质的黏液样变性和胶原纤维素样坏死。

（2）增生期（或肉芽肿期）：风湿小体形成，中央纤维素样坏死，周围风湿细胞聚集，外围少量淋巴细胞和浆细胞。风湿细胞由增生的巨噬细胞吞噬坏死物质转变而成，体积大，胞浆丰富嗜碱性，核大，可多核，圆形或椭圆形，染色质集中于中央，核横切面似枭眼，纵切面毛虫状。

（3）纤维化期（或硬化期）：风湿小体纤维化，形成梭形小瘢痕。

5. 风湿性心脏病　风湿病引起的心脏病变表现为三种。

（1）风湿性心内膜炎：二尖瓣最常受累，早期瓣膜闭锁缘上形成粟粒大小、灰白色、半透明，呈串珠样单行排列的疣状赘生物。镜下由血小板和纤维素构成。后期瓣膜赘生物机化，形成瘢痕，可导致瓣膜增厚、变硬、卷曲短缩及粘连等器质性改变。

（2）风湿性心肌炎：主要累及心肌间质结缔组织，常表现为灶状间质性心肌炎，间质水肿及在心肌间质血管旁可见Aschoff小体。

（3）风湿性心外膜炎：主要累及心外膜脏层，表现为浆液性或纤维素性炎症，可形成绒毛心。

6. 感染性心内膜炎　感染性心内膜炎根据病情和病程分为两种。

（1）急性感染性心内膜炎：瓣膜赘生物体积较大、质软、灰黄色或浅绿色，主要由脓性渗出物、血栓、坏死组织及大量细菌菌落构成，易脱落，瓣膜易穿孔。

（2）亚急性感染性心内膜炎：赘生物大小不等，呈息肉状或菜花状，质脆，易破碎脱落，可导致瓣膜损害，亦可引起动脉栓塞和败血症。

7. 心瓣膜病　心瓣膜病表现分为两种。

（1）瓣膜口狭窄：由于瓣膜粘连、增厚、弹性减退、瓣膜环硬化和缩窄，致使瓣膜开放时不能完全张开，进而引起血流通过障碍。

（2）瓣膜关闭不全：瓣膜关闭时瓣膜口不能完全闭合，使部分血液反流，其形态学改变是瓣膜增厚、变硬、卷曲、缩短或瓣膜破裂和穿孔，腱索增粗、缩短和粘连。

（二）知识拓展

扫码看思维导图。

扫码看思维导图

临床思维训练课堂讨论、老师指导点评

1. 根据课前导学提供的病例和问题开展课堂讨论，各小组讨论后选代表发言。

2. 老师根据学生讨论和发言情况进行点评总结。

实验作业

绘图：风湿性心肌炎（10 × 40）。

课后测试

（一）线下测试

1. 动脉粥样硬化早期病变特点是（　　）

A. 血栓形成

B. 纤维帽形成

C. 泡沫细胞形成

D. 坏死灶形成

E. 溃疡形成

2. 良性高血压病细小动脉主要病变是（　　）

A. 内膜纤维组织大量增生

B. 管腔扩大

C. 玻璃样变

D. 纤维素样坏死

E. 中膜平滑肌增生

3. 对风湿病最具病理诊断意义的病变是（　　）

A. 风湿小体

B. 纤维素样变性

C. 心肌变性

D. 纤维素渗出

E. 纤维组织增生

4. 二尖瓣狭窄不会引起（　　）

A. 右心房增大

B. 右心室增大

C. 左心房增大

D. 左心室增大

E. 肺动脉高压

5. 有关亚急性感染性心内膜炎的描述，哪项是错误的（　　）

A. 病程较长

B. 常发生在有病变的瓣膜上

C. 赘生物易脱落

D. 形成疣状心内膜炎

E. 常见为草绿色链球菌感染

（二）线上测试，扫码答题并查看答案解析

（三）课后思考题

1. 动脉粥样硬化的病理变化是什么？继发性改变有哪些？

2. 什么是冠心病？它可以引起哪些严重后果？如何预防冠心病？

3. 高血压可引起心、脑、肾哪些病理改变，又会引起哪些严重后果？

4. 试述动脉粥样硬化与原发性高血压的关系及它们的病变特点有何不同。

5. 试述风湿性心内膜炎、亚急性感染性心内膜炎和心瓣膜病之间的关系。

（崔　力）

实验八　呼吸系统疾病

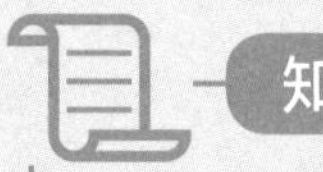

知识拓展

肺气肿 / 慢性支气管炎发病的分子机制

通常慢性阻塞性肺气肿是大气道炎症造成的，慢性支气管炎引起特征性的气道重塑，而小气道的炎症引起邻近肺组织的破坏和肺气肿。在这个过程中，涉及的主要炎症细胞是肺泡巨噬细胞、中性粒细胞和淋巴细胞等。慢性阻塞性肺气肿发病机制的主要理论支持气道炎症和肺内的两个重要系统有相互作用，这两个系统为蛋白酶-抗蛋白酶系统、氧化-抗氧化系统。它们有助于防止刺激物通过与外界环境大面积接触的肺泡表面进入肺组织。蛋白酶和抗蛋白酶之间微妙的平衡是维持肺结构的完整性所必需的，由于不平衡引起的蛋白酶相对过剩（蛋白酶产生过多或其抑制剂产生不足）会导致组织的破坏和肺气肿的形成。另外氧化-抗氧化系统，与蛋白酶系统一样，肺组织通过肺内细胞产生的抗氧化剂来防止活性氧引起的氧化应激损伤。氧化剂-抗氧化剂的平衡防止了肺被活性氧损伤。然而，吸烟会增加中性粒细胞、嗜酸性粒细胞、巨噬细胞和上皮细胞产生活性氧的量。有证据表明肺上皮细胞和基质的损伤是活性氧作用的结果。

课前导学

1. 前期知识储备　复习与本次实验课程密切相关的解剖学、组织学、生理学及病理学等理论知识。自我诊断相关知识的储备情况，明确学习目标。

2. 回顾肺脏和气管的解剖学和组织学（临床思维相关）

（1）呼吸系统的解剖学：呼吸系统包括鼻、咽、喉、气管、支气管和肺，以喉环状软骨为界将呼吸道分为上、下两部分（图8-1）。下呼吸道自气管开始逐级分支为支气管、小支气管、细支气管至终末细支气管，这几部分共同构成肺的传导部分。继终末细支气管后，又逐级分支为呼吸性细支气管、肺泡管、肺泡囊至肺泡，这几部分共同构成肺的呼吸部分。

肺是呼吸系统中最重要的器官，位于胸腔内。坐落于膈肌的上方、纵隔的两侧。肺的表面覆盖脏胸膜，透过胸膜可见许多呈多角形的小区，称肺小叶。生活状态下的正常肺呈浅红色，质柔软呈海绵状，富有弹性。以叶间隔为界将肺分为左肺2叶，右肺3叶。每个细支气管连同它的分支和肺泡组成一个肺小叶，呼吸性细支气管和肺泡组成肺腺泡，是肺的基本功能单位，每个肺小叶有15~25个肺腺泡。

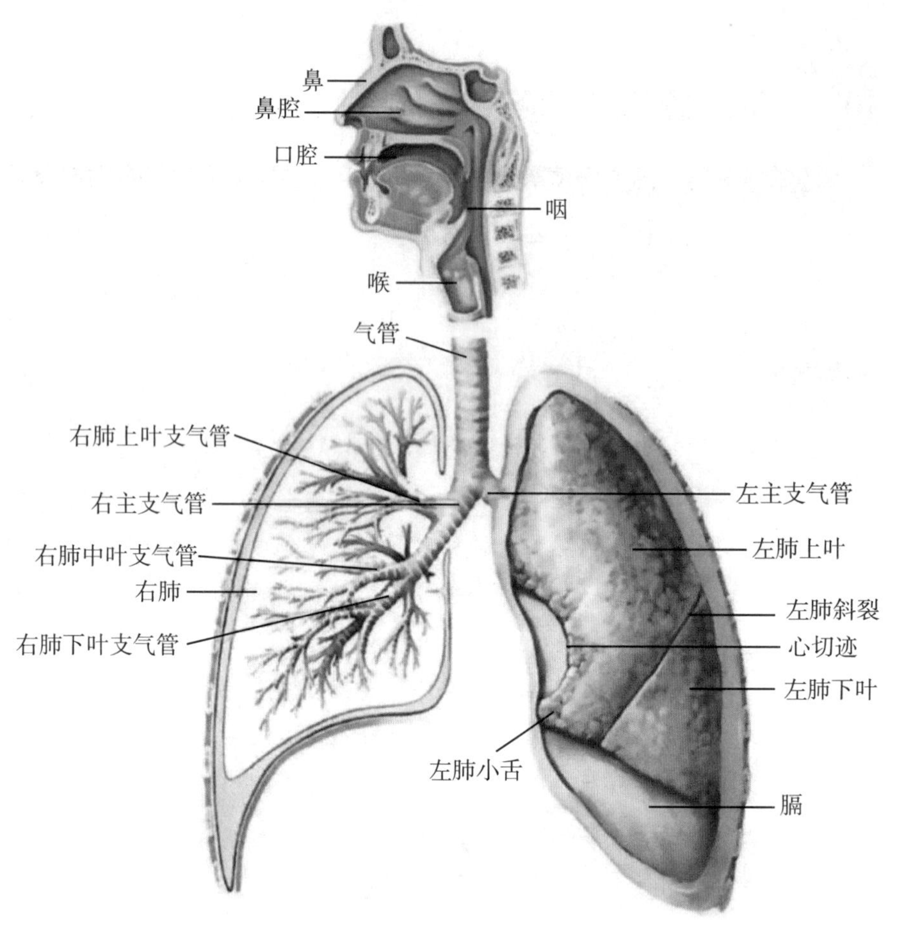

图8-1 呼吸系统

（2）呼吸系统的正常组织学：

1）气管：气管的管壁分为黏膜、黏膜下层和外膜三层。黏膜由上皮和固有层构成，上皮为假复层纤毛柱状上皮，固有层为细密结缔组织，含有许多淋巴细胞、浆细胞和肥大细胞，上皮和固有层之间有明显的基膜。黏膜下层为疏松结缔组织，含有血管、淋巴管、神经和较多混合性气管腺。外膜由16~20个"C"字形的透明软骨和疏松结缔组织构成（图8-2A）。

高倍镜下，假复层纤毛柱状上皮由纤毛细胞、杯状细胞、基细胞、刷细胞和弥散神经内分泌细胞组成（图8-2B）。纤毛细胞数量最多，细胞呈柱状，游离面有纤毛，纤毛可定向摆动，起到自净作用。杯状细胞散在于纤毛细胞之间，形似高脚杯状，可分泌黏液，黏附空气中的尘埃颗粒和细菌等异物。

2）肺：肺表面被覆有光滑的浆膜，即胸膜脏层。肺组织可分为实质和间质两部分，实质包括肺内支气管的各级分支及其终末的大量肺泡。间质即肺内结缔组织及其中的血管、淋巴管和神经。支气管由肺门进入肺内后，分支为叶支气管，左肺2支，右肺3支。叶支气管继而分支为段支气管、小支气管、细支气管和终末细支气管。

终末细支气管管径约0.5 mm，低倍镜下可见管壁周围出现完整的环形平滑肌，黏膜皱襞非常明显。高倍镜下可见管壁黏膜内衬单层纤毛柱状上皮，无杯状细胞。管壁内腺体和软骨片完全消失（图

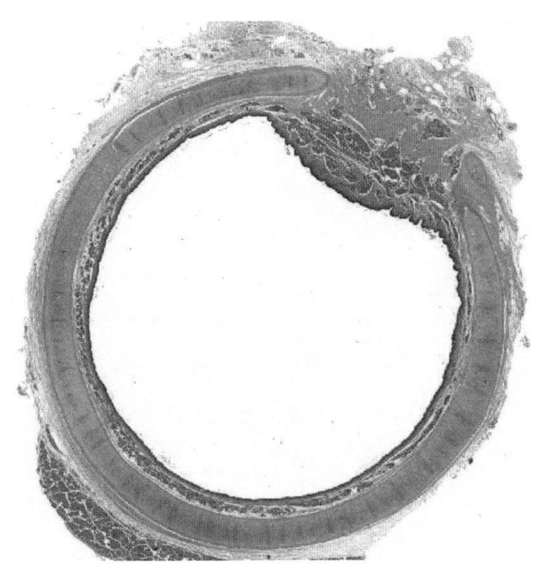

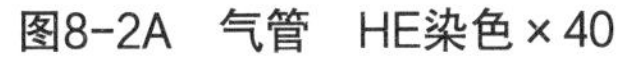

图8-2A　气管　HE染色×40

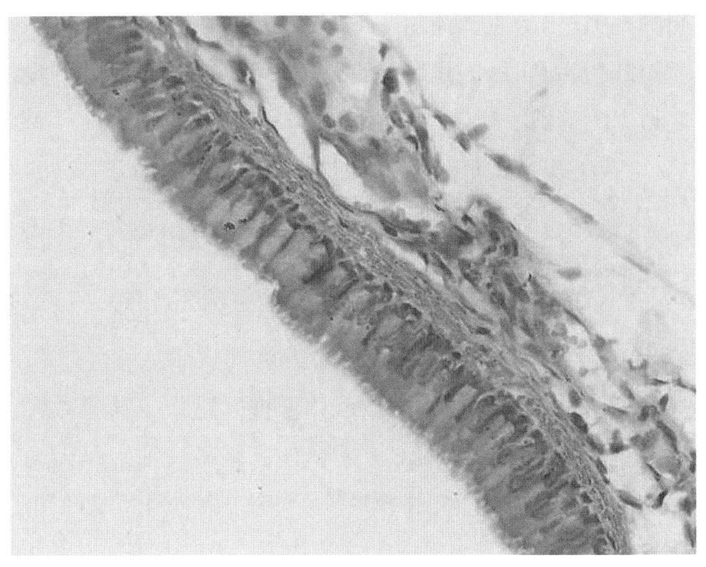

图8-2B　气管　HE染色×400

8-3A）。

终末细支气管再继续分支为呼吸性细支气管、肺泡管、肺泡囊和肺泡。

肺泡为多面形囊泡，由单层肺泡上皮和基膜组成（图8-3B）。相邻肺泡之间有少量结缔组织，称为肺泡隔。肺泡隔内有毛细血管网与肺泡壁相贴，还有丰富的弹性纤维。肺泡隔内还有成纤维细胞、巨噬细胞、浆细胞和肥大细胞。肺泡上皮由Ⅰ型和Ⅱ型两种肺泡细胞组成。高倍镜下，Ⅰ型肺泡细胞数量较少，细胞扁平，胞质菲薄，细胞含核部分较厚并向肺泡腔内突出；Ⅱ型肺泡细胞数量较多，细胞呈立方形或圆形，顶端突入肺泡腔，细胞核呈圆形。

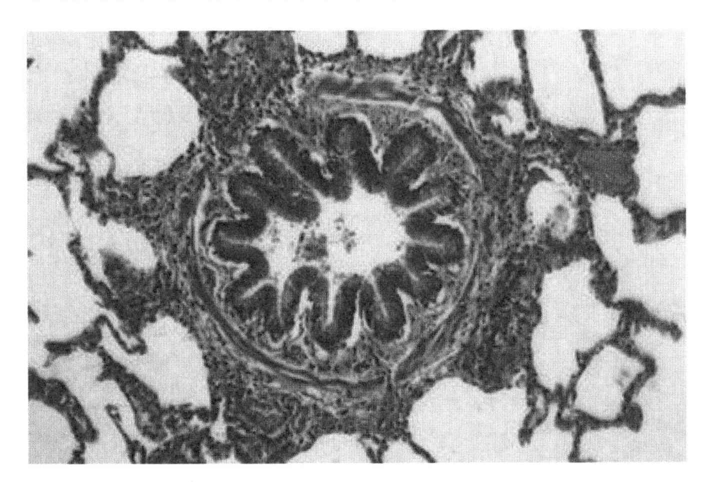

图8-3A　肺（终末细支气管）　HE染色×100

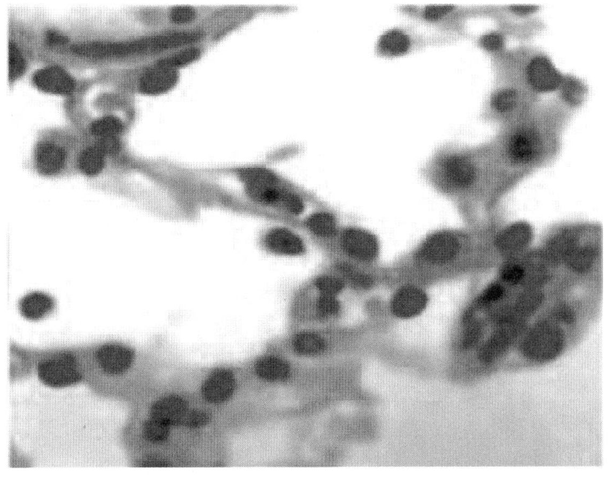

图8-3B　肺（肺泡）　HE染色×400

3. 学生线上完成

（1）数字资源：观察大体标本、组织切片和视频。

1）大体标本：大叶性肺炎、小叶性肺炎、支气管扩张症、慢性肺源性心脏病、硅肺、中央型肺癌、周围型肺癌、弥漫型肺癌。

2）组织切片：大叶性肺炎充血水肿期、大叶性肺炎红色肝样变期、大叶性肺炎灰色肝样变期、大叶性肺炎溶解消散期、小叶性肺炎、慢性支气管炎、肺气肿、硅肺。

（2）线上发布的预习课件。

（3）完成线上课前测试。

4. 临床思维训练及讨论

（1）病例：患者，男，50岁，近9天来出现下肢水肿、呼吸困难、不能平卧、头痛来我院治疗。8年前患者受凉后出现发热、咳嗽，胸部隐痛，咳白色泡沫痰，后出现脓痰，诊断为“支气管炎”首次入院。经用抗生素等药物治疗后体温恢复正常，症状减轻，1个月后出院。此后病情反复发作，天气转凉患者就会出现咳嗽、咳泡沫痰，伴有轻微气喘。春天天气暖和后症状可自行缓解，不影响劳动。3年前咳嗽、气喘逐渐加重，常持续性干咳，痰少且不易咳出。患者自感乏力，能参加劳动，但劳累时觉得心慌、气短，休息及服用抗生素药物后症状能缓解。8个月前，患者因受凉再次出现发热、咳嗽、咳脓痰，伴有心慌、气短。在当地医院住院3天，诊断为“慢性支气管炎”“肺心病”。经用抗生素类药物治疗效果不佳。患者平素嗜烟，平均每天1. 5包，家中无传染病史。

入院后进行体格检查，体温（T）37.5 ℃，脉搏（P）110次/分，呼吸（R）30次/分，血压（BP）104/76 mmHg。慢性病容，神志清，精神差，呼吸浅促，皮肤、巩膜无黄染，口唇、指甲发绀，浅表淋巴结未触及肿大。颈静脉怒张，杵状指，桶状胸，肋间隙增宽，呼吸运动浅弱，叩诊呈过清音。横膈高度降至右第7肋间，左第6肋间。听诊双肺呼吸音低，布满干、湿啰音，语音传导减弱。心浊音界叩诊不清，剑突下可见收缩期搏动，心率110次/分，三尖瓣听诊区可闻及Ⅱ级收缩期杂音，肺动脉瓣第2心音亢进。肝浊音界上界位于右锁骨中线第7肋间，下界位于剑突下4 cm，右锁骨中线肋缘下4.5 cm，质较硬无压痛，肝–颈静脉反流征（+）。脾肋下2 cm，腹软，无压痛及反跳痛，移动性浊音（–）。双肾区无叩击痛，双下肢轻度水肿。

血常规：红细胞5.1×10^{12}/L，白细胞6.2×10^{9}/L，分类：中性粒细胞0.84，淋巴细胞0.15。尿常规：红细胞（–），白细胞（–），尿蛋白微量。血生化检查二氧化碳结合力65.9 mmol/L。肝功能试验：丙氨酸氨基转移酶（ALT）11 U/L，天冬氨酸氨基转移酶（AST）16 U/L，AST/ ALT 1.5。胸部X线检查示两肺野透亮度增加，肺纹理增粗、紊乱。

入院后患者缺氧、水肿症状加重。用抗生素、强心、利尿剂等治疗后，症状有所缓解。5天前患者再次受凉，出现持续性高热、呼吸困难及水肿加重。腹部胀痛，咳嗽，咳少量粉红色泡沫痰。随后出现嗜睡、昏迷，经积极治疗抢救后无效死亡。

尸体解剖：四肢皮肤水肿，口唇、指甲发绀，杵状指，腹腔积液450 mL，左胸腔积液350 mL，右胸腔积液250 mL，积液均呈茶黄色。横膈顶高于右第7肋间，左第6肋间。

脑重1300 g，两侧大脑半球对称，顶叶脑回增宽，脑沟变浅，两侧海马回膨出，形成明显压痕，脑膜血管扩张充血，蛛网膜下腔内有少许澄清液体，切面未见出血和软化灶。

两肺体积增大，重量增加，共重1350 g。肺表面粗糙，色灰，表面可见大小不一隆起的囊泡，质地柔软，弹性消失。切面肺泡广泛扩张呈蜂窝状，部分区域扩张明显形成大小不一的囊腔。左肺部分区域质地较实，暗红色。镜下可见两肺多数肺泡腔扩张，肺泡壁变薄，甚至断裂形成较大的囊腔。肺泡壁毛细血管数目明显减少，以右肺尤为明显。其余肺组织见肺泡壁毛细血管扩张、充血，肺泡腔内充满水肿液，可见少量红细胞、脱落的肺泡上皮细胞及巨噬细胞。巨噬细胞胞质内可见吞噬的棕黄色含铁血黄素颗粒。气管、支气管黏膜毛细血管、小静脉充血，黏膜部分区域上皮细胞坏死、脱落。管壁平滑肌纤维粗细不均，固有层腺体部分萎缩、消失，间质内有大量淋巴细胞和浆细胞浸润，管壁中的小动脉内膜纤维性增生。肺内支气管上皮大部分脱失，部分管壁因纤维组织增生而增厚，管壁及周围肺泡腔内可见大量中性粒细胞浸润。

心脏体积明显增大，重量增加，重约520 g，心腔扩张。右心室肥厚，壁厚0.5 cm，乳头肌粗大。右心房心腔轻度扩张，壁厚0.2 cm，三尖瓣周径13.0 cm，肺动脉及主动脉内膜均可见少量淡黄色微隆起的条纹与斑块。镜下见心肌纤维增粗，部分染色加深，横纹模糊不清，胞质呈颗粒状。心肌间质内毛细血管、小静脉、小动脉管腔扩张、充血。

肝脏体积增大，重量增大，重1900 g，表面光滑，呈暗红色，质较硬，切面呈红黄相间花纹状似槟榔样改变。镜下见肝小叶中央静脉和周围肝血窦不同程度扩张、充血，明显扩张区域的肝细胞受压萎缩、消失。小叶周边区域的肝细胞部分肿胀，胞质内可见大小不一、边界清晰的圆形空泡。中央静脉周围有少量纤维组织增生，汇管区大部分因纤维组织增生而增宽。间质内可见散在的淋巴细胞浸润。

脾脏体积轻度增大，重量增加，重350 g，暗红色。镜下见脾血窦扩张充血。

（2）根据病例思考以下问题，并查阅资料进行分析，列出回答问题的思路，以备课堂讨论。

1）根据尸体解剖报告做出病理诊断。

2）根据病史及尸体解剖报告分析本例疾病的发生发展过程。

3）试用病理改变解释临床表现。

4）分析患者的死亡原因。

实验目的

1. 知识目标

（1）描述大叶性肺炎、小叶性肺炎、慢性支气管炎、肺气肿、肺癌的基本病理变化及临床病理联系。

（2）阐述支气管扩张症的基本病变特点。

（3）归纳硅肺的基本病理变化及并发症。

2. 能力目标　通过本次实验课的学习，能够把常见呼吸系统疾病的镜下结构、大体形态和临床表现联系起来。

3. 素质目标　学习过程中，引导学生主动学习、认真观察、理性分析，打好基础，在将来临床工作中利用所学知识关爱患者。

课程思政

白肺

白肺，一般用于描述重症肺炎患者在X线或CT检查下的表现，指患者的肺部显影呈大片白色区域。“白肺”常预示着肺炎病情较重，临床表现为缺氧、胸闷气短、呼吸不畅、乏力等。“白肺”并不是医学专业术语，而是对肺部影像学表现的口语化表述。并非所有肺炎患者都有“白肺”，只有当白色影像区域面积达到70%~80%，才会被称为“白肺”。

肺是由肺泡组成的，肺泡里面充满空气，进行CT或者X线检查时，射线穿过肺泡，影像表现为黑色区域。肺部发生炎症时，由于肺泡上皮损伤，内皮通透性改变，炎症细胞和蛋白质等渗出，肺泡就被这些渗出液和炎性细胞所填充，射线就穿不透，在影像学上出现白色区域。重症肺炎时，肺部正常组织被大面积破坏，在影像上就表现为“白肺”。

青壮年肺炎常表现为发热、咳嗽、咳痰、气促、呼吸困难等症状。老年人由于免疫力减退，起病较为隐匿，临床表现常常不明显，有时并不会出现发热、咳嗽、咳痰等明显症状。应关注老年人有无食欲减退、精神萎靡、嗜睡、胸闷、呼吸急促等症状，出现异常及时就诊，避免延误治疗。

冬季天气寒冷，也是肺炎高发季节，有基础疾病的老年人易患肺炎。要注意监测呼吸频率，有无胸闷、呼吸急促等症状。如果血氧饱和度小于93%，应及时到医院就诊。

实验目的

大体标本

大叶性肺炎	lobar pneumonia
小叶性肺炎	lobular pneumonia
支气管扩张症	bronchiectasis
慢性肺源性心脏病	chronic pulmonary heart disease
硅肺	silicosis
中央型肺癌	centeral type of lung cancer
周围型肺癌	around type of lung cancer
弥漫型肺癌	diffuseness type of lung cancer

组织切片

大叶性肺炎充血水肿期	hyperemia edema phase of lobar pneumonia
大叶性肺炎红色肝样变期	red hepatization phase of lobar pneumonia
大叶性肺炎灰色肝样变期	grey hepatization phase of lobar pneumonia

大叶性肺炎溶解消散期	dissolution and dissipation phase of lobar pneumonia
小叶性肺炎	lobular pneumonia
慢性支气管炎	chronic bronchitis
肺气肿	pulmonary emphysema
硅肺	silicosis

（一）大体标本

1. 大叶性肺炎 成人一侧肺脏标本（图8-4A），切面病变区域累及一个肺大叶，暗红色，质实如肝（红色肝样变期）。

成人一侧肺脏标本（图8-4B），切面病变区域失去海绵状结构，质地变实，颜色灰白、干燥，且略呈颗粒状（灰色肝样变期）。

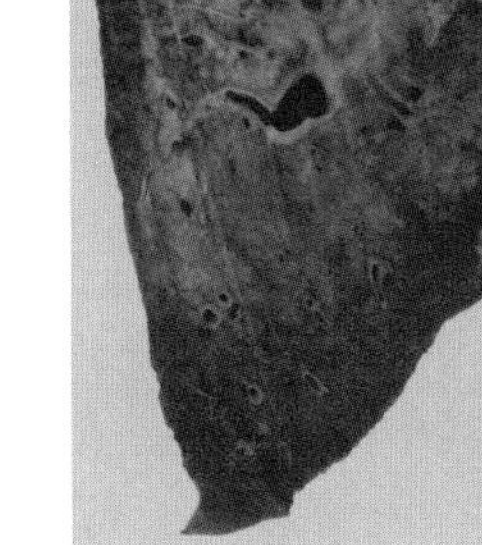

图8-4A 大叶性肺炎红色肝样变期

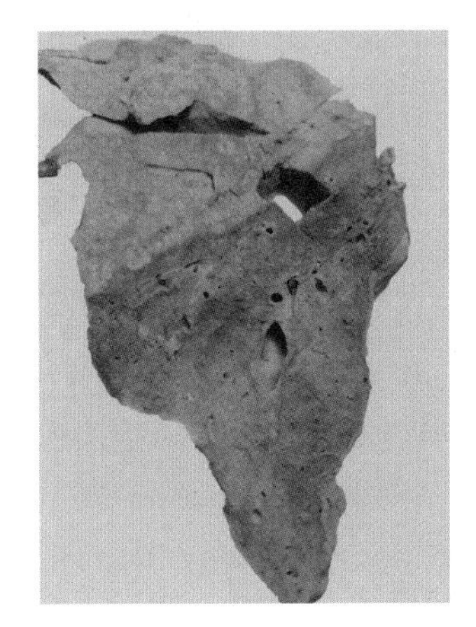

图8-4B 大叶性肺炎灰色肝样变期

2. 小叶性肺炎 标本肺叶切面可见散在灰白、灰黄色实变区，直径1 cm左右，微隆起于表面，数个小实变区可融合在一起。病变区中央多含有细小支气管，管腔中常有脓性分泌物（图8-5）。

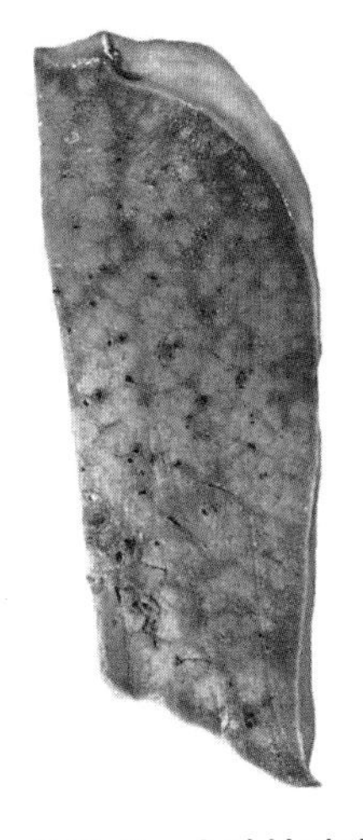

图8-5 小叶性肺炎

3. 支气管扩张症 成人肺标本（图8-6），切面可见支气管及细支气管壁增厚，管腔显著扩张，扩张的支气管有的已延伸至胸膜下呈圆柱状或囊状。周围肺组织有实变或纤维化。

4. 慢性肺源性心脏病 标本可见右心室壁显著增厚，心室腔扩张，右心室内乳头肌和肉柱显著增粗，通常以肺动脉瓣下2 cm处右心室前壁肌层厚度超过5 mm（正常为3~4 mm）作为诊断肺心病的病理形态标准（图8-7）。

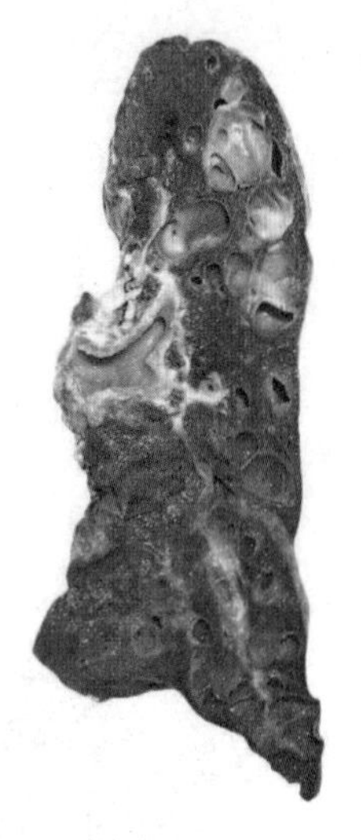

图8-6 支气管扩张症

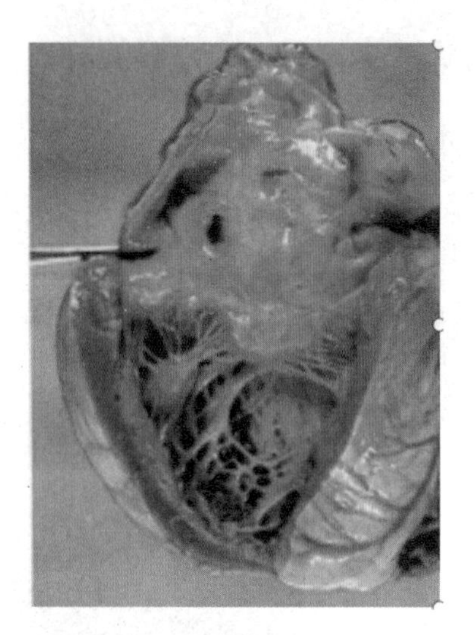

图8-7 慢性肺源性心脏病

5. 硅肺 成人肺标本（图8-8），可见肺体积缩小，重量、硬度明显增加，硅结节呈圆形或椭圆形，弥漫分布，境界清楚。相邻硅结节可相互融合形成较大结节，其中央因缺血、缺氧发生液化性坏死，可形成硅肺空洞，肺门淋巴结内也可有硅结节形成，致淋巴结肿大、变硬。

6. 中央型肺癌 切面可见肺门处及其周围有灰白色、不规则形的癌结节。肿瘤破坏支气管壁向周围肺组织浸润、扩展，形成巨大肿块（图8-9）。

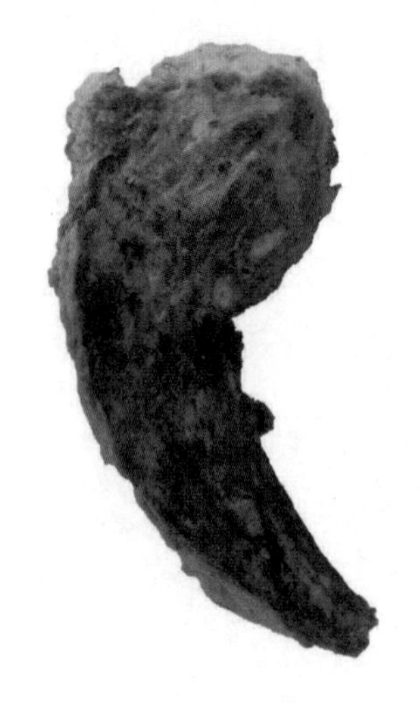

图8-8 硅肺

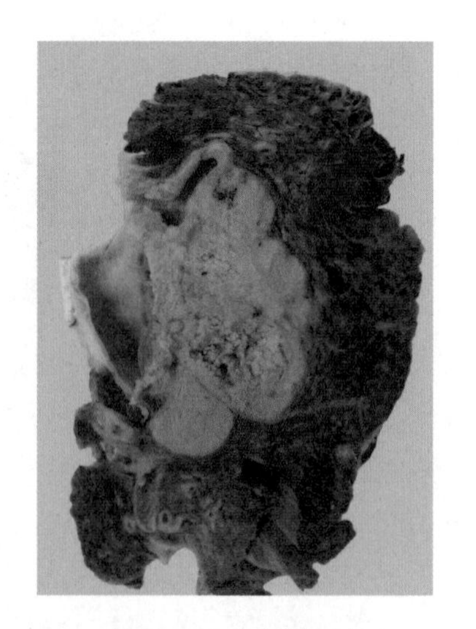

图8-9 中央型肺癌

7. 周围型肺癌　癌肿靠近胸膜的周边部，多为孤立的结节状或球形癌结节，切面灰白，界线相对清楚（图8-10）。

8. 弥漫型肺癌　该型癌组织沿肺泡管及肺泡弥漫浸润性生长，形成粟粒大小的结节布满大叶的一部分或全肺叶，或散布于多个肺叶（图8-11）。

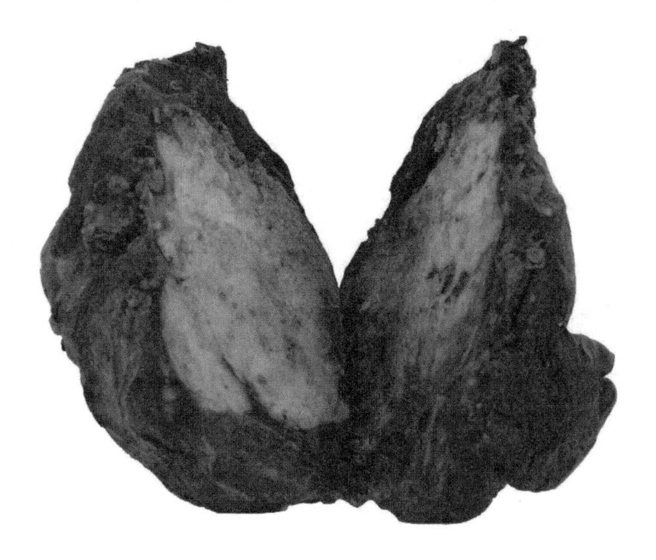

图8-10　周围型肺癌

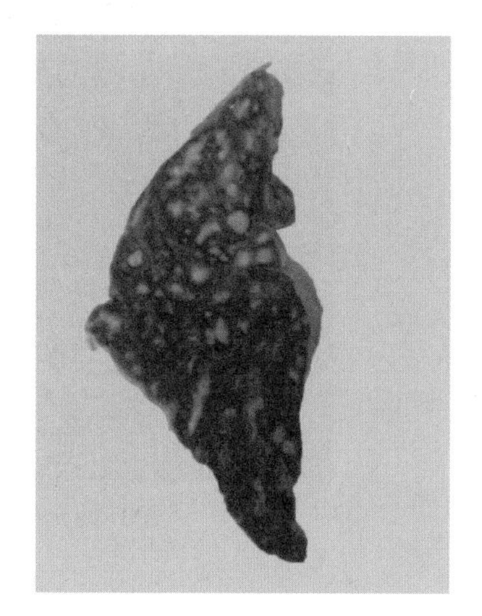

图8-11　弥漫型肺癌

（二）组织切片

1. 大叶性肺炎充血水肿期　低倍镜下可见肺泡隔明显增宽，肺泡腔内不再是透亮的空气，而被粉红色物质取代。

高倍镜下见肺泡隔毛细血管弥漫性扩张充血。肺泡腔内充满大量粉红色浆液性渗出物，其中有少量红细胞、中性白细胞和巨噬细胞（图8-12）。

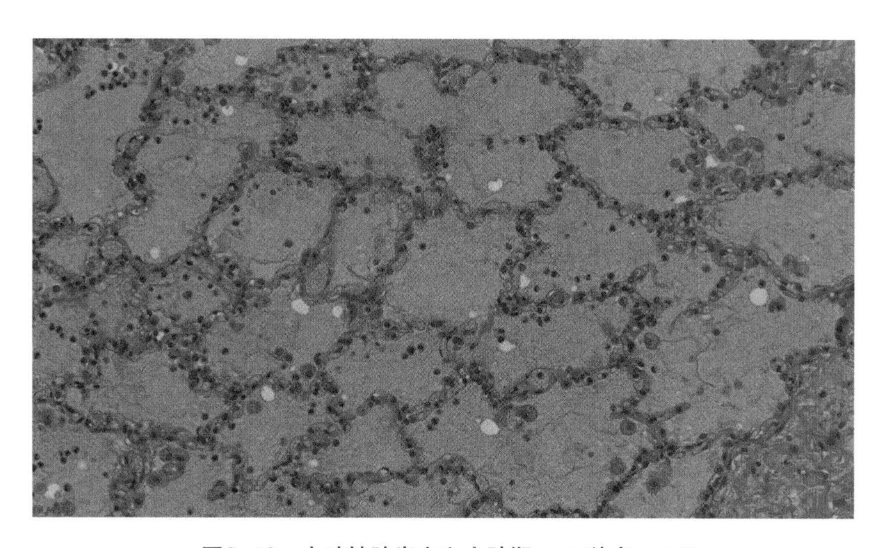

图8-12　大叶性肺炎充血水肿期　HE染色×100

2. 大叶性肺炎红色肝样变期 低倍镜下见肺泡膈显著增宽，肺泡腔内被丝网状物质填充。

高倍镜下可见肺泡壁毛细血管明显扩张充血，肺泡腔内充满纤维素及红细胞，而中性粒细胞相对较少。纤维素交织成网，并借肺泡孔与邻近肺泡内的纤维素相连（图8-13）。

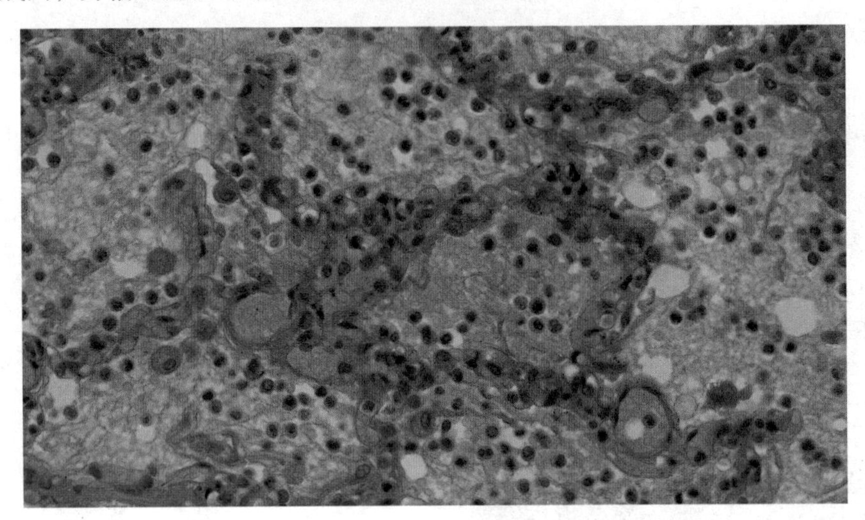

图8-13 大叶性肺炎红色肝样变期 HE染色×400

3. 大叶性肺炎灰色肝样变期 低倍镜下可见肺泡隔相较于红色肝样变期明显变窄，肺泡内丝网状物质达到高峰，肺泡腔变实。

高倍镜下可见肺泡内渗出的纤维素明显增多，达到高峰，肺泡壁毛细血管受压闭合，呈贫血状态，肺泡腔内有大量中性粒细胞，很少见到红细胞（图8-14）。

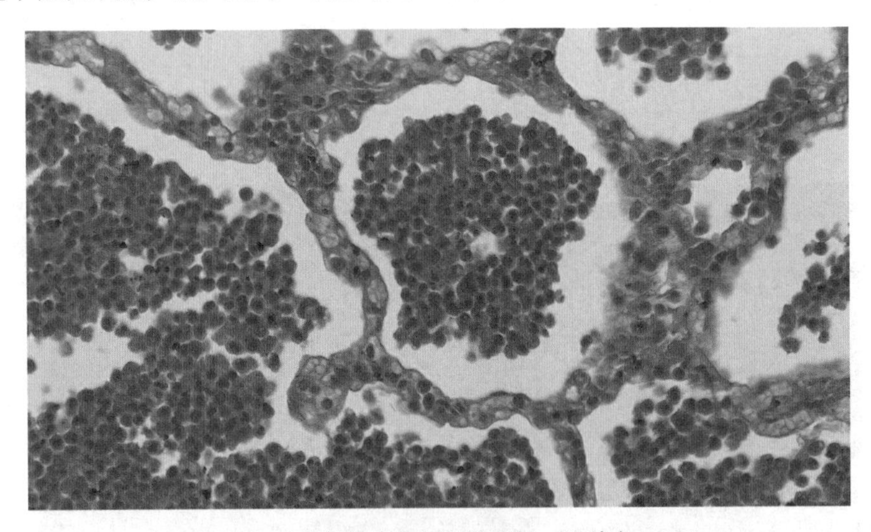

图8-14 大叶性肺炎灰色肝样变期 HE染色×400

4. 大叶性肺炎溶解消散期 低倍镜下可见病变肺组织内肺泡隔恢复到正常状态，肺泡腔内实变消失，逐渐恢复透亮状态。

高倍镜下见肺泡腔内中性粒细胞大部分变性、坏死崩解，渗出的纤维素开始逐渐溶解、消失。肺泡壁毛细血管重新开放（图8-15）。

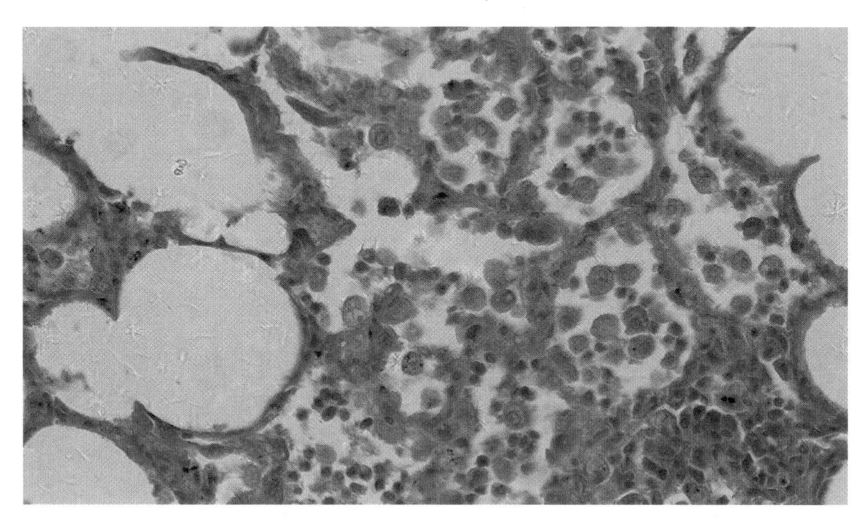

图8-15　大叶性肺炎溶解消散期　HE染色×400

5. 小叶性肺炎　低倍镜下可见灶状实变的肺组织，中央为病变的细支气管，管腔内充满炎性渗出物，周围肺泡可见过度扩张（代偿性肺气肿）。

高倍镜下见细支气管黏膜上皮已被破坏，细支气管及周围肺泡腔内见炎性渗出物，主要是大量中性粒细胞、少量的红细胞和脱落的肺泡上皮细胞（图8-16）。

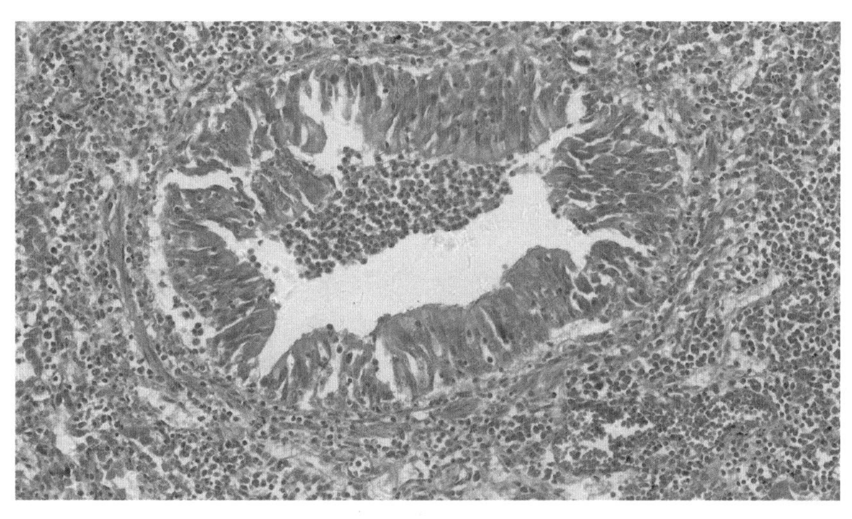

图8-16　小叶性肺炎　HE染色×100

6. 慢性支气管炎　低倍镜下见支气管黏膜上皮受损，黏膜下腺体增生肥大。

高倍镜下可见支气管纤毛柱状上皮变性、坏死脱落，再生的上皮杯状细胞增多，并发生鳞状上皮化生（图8-17A），黏膜下腺体可见浆液性腺体发生黏液腺化生，导致分泌黏液增多。管壁充血水肿，淋巴细胞、浆细胞浸润。管壁平滑肌断裂、萎缩，软骨可变性、萎缩或骨化（图8-17B）。

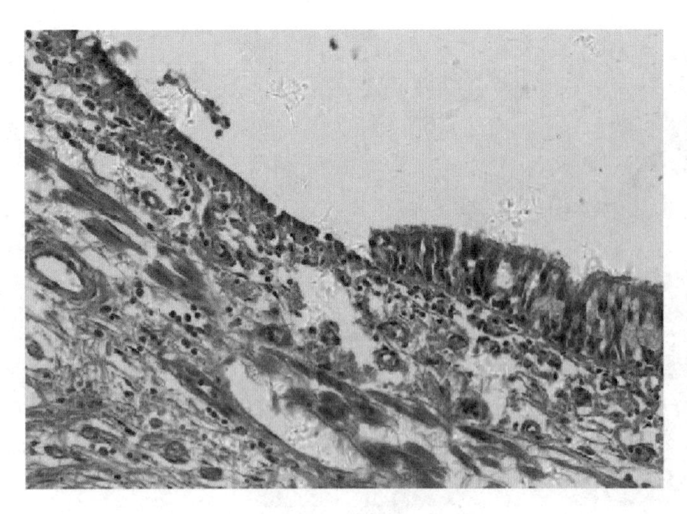

图8-17A　慢性支气管炎　HE染色 × 400

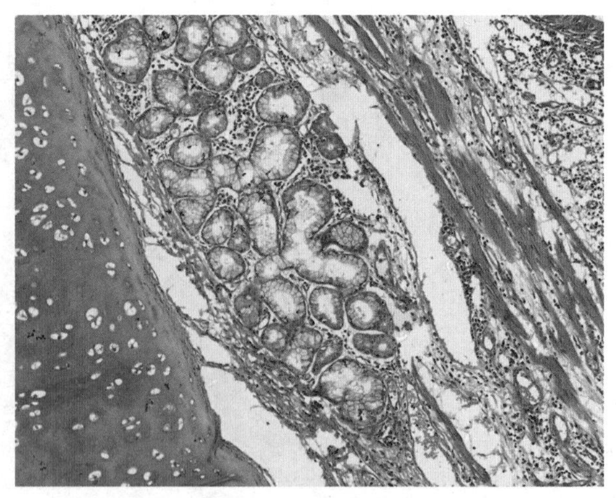

图8-17B　慢性支气管炎　HE染色 × 400

7. 肺气肿　低倍镜下见肺泡显著扩张，肺泡隔变窄并断裂，相邻肺泡融合成较大的囊腔（图8-18）。

高倍镜下可见肺泡隔毛细血管床数量减少，间质内肺小动脉内膜纤维性增厚。小支气管和细支气管可见慢性炎症改变。

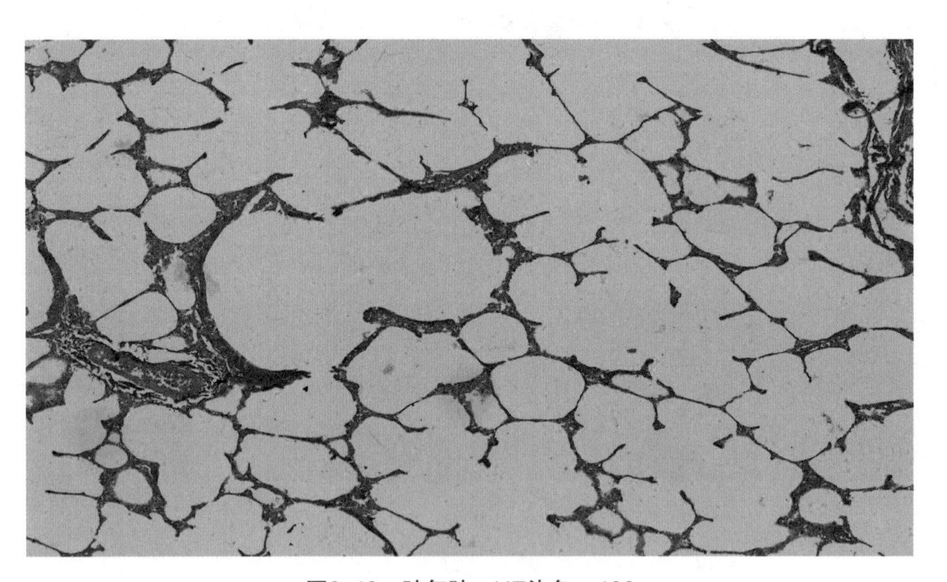

图8-18　肺气肿　HE染色 × 100

8. 硅肺　低倍镜下可见肺组织内有境界清楚的粉红色圆形或椭圆形结节状病灶，病变周围肺组织发生弥漫性纤维化。

高倍镜下可见结节内由玻璃样变性的胶原纤维呈同心圆状或旋涡状排列构成，缺乏细胞成分。周围肺组织可见大量致密的玻璃样变的胶原纤维（图8-19）。

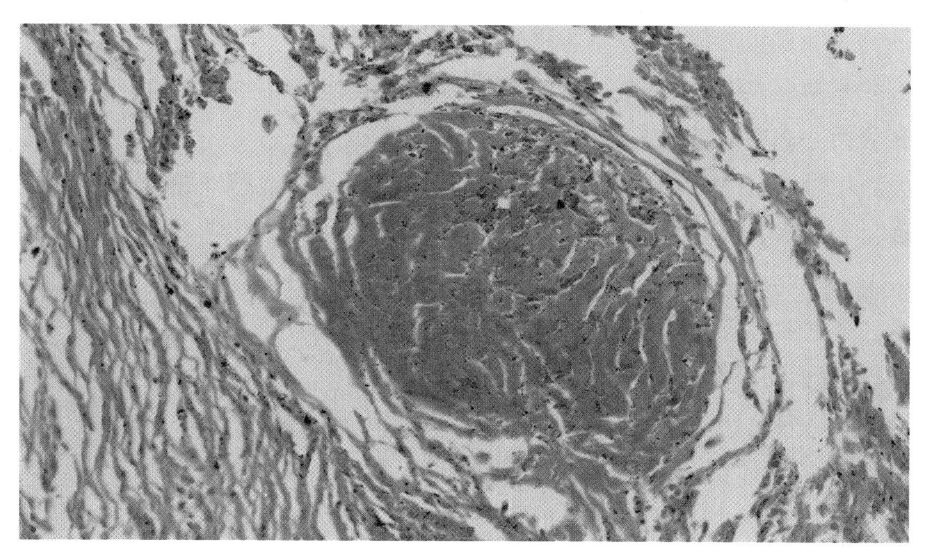

图8-19　硅肺　HE染色×400

知识点归纳与拓展

（一）重要知识点归纳

1. 大叶性肺炎　主要由肺炎球菌引起的肺泡内弥漫性纤维素渗出为主的炎症，多见于青壮年。典型的自然发展过程分为四期：

（1）充血水肿期：肉眼可见病变肺叶肿胀，呈暗红色；镜下见肺泡隔毛细血管扩张充血，肺泡腔内有大量粉红色浆液性渗出液。

（2）红色肝样变期：肉眼可见病变肺叶呈暗红色，质地变实，似肝脏外观；镜下见肺泡隔内毛细血管仍处于扩张充血状态，肺泡腔内充满纤维素及大量红细胞。红细胞被巨噬细胞吞噬、崩解后形成含铁血黄素随痰液咳出，致使痰液呈铁锈色。

（3）灰色肝样变期：病变肺叶充血消退，灰白色、质实如肝；镜下见肺泡腔内渗出的纤维素大量增多，肺泡壁毛细血管受压迫，肺泡腔内几乎很少见到红细胞。

（4）溶解消散期：此时机体的防御功能显著增强，肺泡腔内中性粒细胞变性、坏死，并释放出大量蛋白水解酶将渗出物中的纤维素溶解、咳出。

2. 小叶性肺炎　是以细支气管为中心的肺组织化脓性炎症，多见于儿童、老年人及久病卧床者。肉眼观，病灶灰黄质实，直径多为0.5～1 cm，病灶中央常可见病变细支气管的横断面。镜下，病变的细支气管黏膜充血、水肿，管腔及其周围的肺泡腔内出现较多中性粒细胞及脱落的肺泡上皮细胞。病灶周围肺组织充血，可见代偿性肺气肿。

3. 慢性支气管炎

（1）呼吸道上皮变性、坏死、脱落，并发生鳞状上皮化生。

（2）黏膜下腺体增生肥大，浆液性上皮发生黏液腺化生。

（3）管壁充血水肿，淋巴细胞、浆细胞浸润。

（4）管壁平滑肌断裂、萎缩，软骨可变性、萎缩或骨化。

4. 支气管扩张症 肉眼观，病变支气管呈圆柱状或囊状扩张，使肺呈蜂窝状。扩张的支气管腔内常含有黏液脓性渗出物。周围肺组织常有不同程度的萎陷、纤维化或肺气肿；镜下可见支气管壁明显增厚，黏膜上皮增生伴鳞状上皮化生。管壁腺体、平滑肌、弹力纤维和软骨损伤、萎缩或消失，代之以肉芽组织或纤维组织。

5. 慢性阻塞性肺气肿 肺气肿是末梢肺组织因含气量过多伴肺泡隔破坏，肺组织弹性减弱，导致肺体积膨大、通气功能降低的一种疾病状态。

（1）腺泡中央型：呼吸性细支气管呈囊状扩张，而肺泡管和肺泡囊扩张不明显。

（2）腺泡周围型：呼吸性细支气管基本正常，而肺泡管和肺泡囊扩张。

（3）全腺泡型：呼吸性细支气管、肺泡管、肺泡囊和肺泡均扩张。

6. 硅肺 基本病变是硅结节的形成和肺组织的弥漫性纤维化。硅结节为直径3~5 mm、境界清楚、灰白色圆形或椭圆形结节，早期为细胞性结节，后期形成纤维化结节，镜下主要由玻璃样变的胶原纤维成旋涡状排列构成。

7. 肺癌

（1）大体类型：根据肿瘤的位置分为中央型（靠近肺门）、周围型（靠近胸膜）和弥漫型（散在分布）。

（2）组织学类型：分为鳞状细胞癌（最多见）、腺癌、小细胞癌、大细胞癌、肉瘤样癌。

（二）知识拓展

扫码看思维导图。

扫码看思维导图

临床思维训练课堂讨论、老师指导点评

1. 根据课前导学提供的病例和问题开展课堂讨论，各小组讨论后选代表发言。
2. 老师根据学生讨论和发言情况进行点评总结。

实验作业

绘图：大叶性肺炎灰色肝样变期（10×40）。

课后测试

（一）线下测试

1. 慢性支气管炎上皮容易发生的化生是（　　）

A. 黏液上皮化生

B. 移行上皮化生

C. 鳞状上皮化生

D. 杯状上皮化生

E. 肠型上皮化生

2. 能反映大叶性肺炎的本质的是（　　）

A. 小叶融合性炎症

B. 肺泡的纤维素性炎症

C. 肺的化脓性炎症

D. 肺的肉质变

E. 肺的出血性炎症

3. 小叶性肺炎的典型病变是（　　）

A. 支气管急性卡他性炎

B. 以细支气管为中心的肺组织化脓性炎

C. 肺泡的纤维素性炎

D. 肺泡出血性炎

E. 肺间质非化脓性炎

4. 诊断肺心病的主要形态标准是（　　）

A. 心脏增大

B. 心尖钝圆

C. 右心室扩张

D. 肺动脉圆锥膨隆

E. 肺动脉瓣下2 cm处右心室壁厚超过5 mm

5. 男性，60岁，煤矿工人，近10年来出现憋气、心悸、口唇青紫。X线检查，肺门部可见较密集的结节，多数直径小于1cm。不符合该患者疾病描述的是（　　）

A. 硅结节对本病有诊断意义

B. 大于5 μm的硅粉尘最有致病性

C. 肺间质弥漫性纤维化

D. 为Ⅱ期硅肺

E. 容易合并肺结核

（二）线上测试，扫码答题并查看答案解析

（三）课后思考题

1. 大叶性肺炎的病变分为几期？各期的基本病理变化是什么？
2. 大叶性肺炎可有哪些临床表现？其病理学基础是什么？
3. 试述小叶性肺炎的病因、病变特点及并发症。
4. 试述大叶性肺炎与小叶性肺炎的区别。
5. 慢性支气管炎引起肺气肿的机制是什么？
6. 肺心病的原因有哪些？描述原发部位及心脏的病理变化。

（崔　力）

实验九　消化系统疾病

知识拓展

幽门螺杆菌感染性胃炎向胃癌的多步骤进展

幽门螺杆菌（Hp）感染性胃炎的慢性过程对于日后进展为胃癌具有决定性意义。一般认为，在儿童期即可发生Hp感染，之后将伴随终生，除非感染者进行Hp根治。在Hp感染后数十年可发展为胃癌，其间伴随有特异性的组织学改变和胃黏膜的损伤。

胃部 Hp 感染活化了胃黏膜层的体液免疫和细胞免疫反应，其中包括树突状细胞、巨噬细胞、肥大细胞、T 淋巴细胞、B 淋巴细胞的聚集和扩增及中性粒细胞的参与。尽管引发了持续的炎症反应，Hp 却能逃脱宿主的免疫攻击而继续存留于胃黏膜引起慢性胃炎。

组织学上，Hp感染性慢性胃炎进展为胃癌的特征是黏膜层渐进式改变，历经了慢性胃炎、因胃腺体逐渐损伤而导致胃黏膜萎缩、正常腺体的肠化生、不典型增生和胃癌的形成等过程。

已有的动物模型结果显示，慢性胃炎患者骨髓源性干细胞与Hp相关性肿瘤的进展有潜在的相关性。目前的假设认为，Hp相关性炎症和腺体的萎缩引起了胃黏膜微环境的异常，从而有利于骨髓源性干细胞向炎性胃黏膜上皮的迁移。研究者推测，迁移的骨髓源性干细胞并未遵循正常分化的途径，而是失控性复制，逐渐失去分化潜能并进展为肿瘤。

课前导学

1. 前期知识储备　复习消化系统相关的解剖学、组织学、生理学及病理学等理论知识。自我评价相关知识的储备情况，明确学习目标。

2. 回顾消化系统的解剖和组织学（临床思维相关）　消化系统包括消化管和消化腺。消化管是指从口腔到肛门的管道，可分为口腔、咽、食管、胃、小肠（十二指肠、空肠和回肠）和大肠（盲肠、阑尾、结肠、直肠和肛管）。临床上通常把从口腔到十二指肠的这部分管道称为上消化道，空肠以下的部分称为下消化道。消化腺包括涎腺、肝、胰及消化管的黏膜腺体等。主要发挥消化、吸收、排泄、解毒及内分泌等功能。

（1）消化系统的解剖学：

1）胃是消化管各部中最膨大的部分，上连食管，下续十二指肠。成人胃的容量约1500 mL。胃分前、后壁，大、小弯，入、出口。胃小弯凹向右上方，其最低点弯度明显转折处称角切迹。胃大弯大部分凸向左下方。胃的近端与食管连接处是胃的入口，称贲门。贲门的左侧，食管末端左缘与胃底所形成的锐角称贲门切迹。胃的远端接续十二指肠处是胃的出口，称幽门。通常将胃分为四部：贲门附近的部分称为贲门部；贲门平面以上，向左上方，膨出的部分为胃底，临床有时称胃穹隆；自胃底向下至角切迹处的中间大部分称胃体；胃体下界与幽门之间的部分称幽门部，临床上也称胃窦（图9–1）。

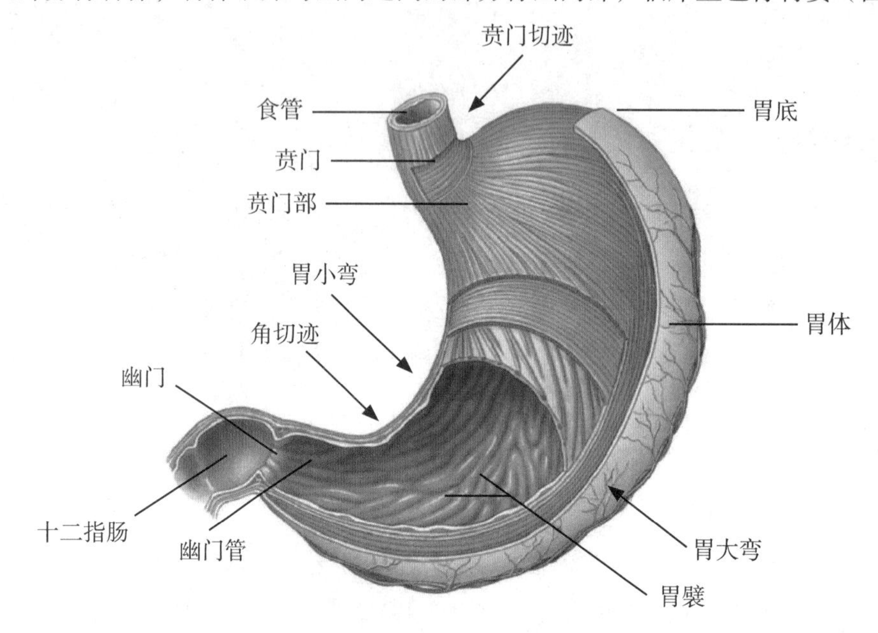

图9–1　胃的形态和分部

2）肝是人体内最大的腺体，也是人体内最大的实质性器官。我国成年人肝的重量男性为1230~1450 g，女性为1100~1300 g。肝的长（左右径）×宽（上下径）×厚（前后径）约为258 mm×152 mm×58 mm。肝呈不规则的楔形，可分为上、下两面，前、后、左、右四缘。肝上面膨隆，与膈相接触，故称膈面。肝膈面上有矢状位的镰状韧带附着，将肝分为左、右两叶。肝左叶小而薄，肝右叶大而厚。肝下面凹凸不平，邻接一些腹腔器官，又称脏面。脏面中部有略呈“H”形的三条沟，其中介于方叶和尾状叶之间的横沟称肝门，位于脏面正中。

3）大肠是消化管的下段，全长1.5 m，全程围绕于空、回肠的周围，可分为盲肠、阑尾、结肠、直肠和肛管五部分。

（2）正常组织学：

1）食管可分为四层结构：①黏膜，上皮为未角化的复层扁平上皮，固有层为细密的结缔组织，并形成乳头突向上皮，黏膜肌层由纵行平滑肌束组成；②黏膜下层，为疏松结缔组织，内含黏液性的食管腺，食管腺周围常有较密集的淋巴细胞及浆细胞，甚至淋巴小结；③肌层，分内环行与外纵行两层；④外膜，为纤维膜（图9–2）。

2）胃可分为四层结构：①黏膜，上皮为单层柱状，主要由表面黏液细胞组成，固有层内有排列紧密的大量管状腺，黏膜肌层由内环行与外纵行两薄层平滑肌组成；②黏膜下层，为较致密的结缔组织，内含较粗的血管、淋巴管和神经，还可见成群的脂肪细胞；③肌层，较厚，一般由内斜行、中环行和外纵

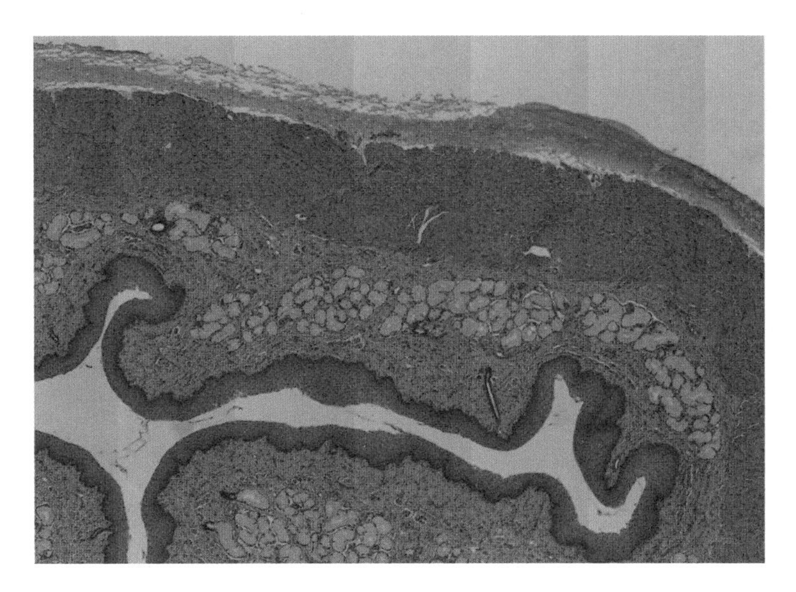

图9-2　食管（横切面）　HE染色×40

行三层平滑肌构成；④外膜（图9-3）。

3）肝是人体最大的消化腺，又是人体新陈代谢最活跃的器官。肝小叶是肝的基本结构单位，呈多面棱柱体，长约2 mm，宽约1 mm，成人肝脏内有50万~100万个肝小叶，肝小叶由中央静脉、肝板、肝血窦、窦间隙和胆小管组成（图9-4）。

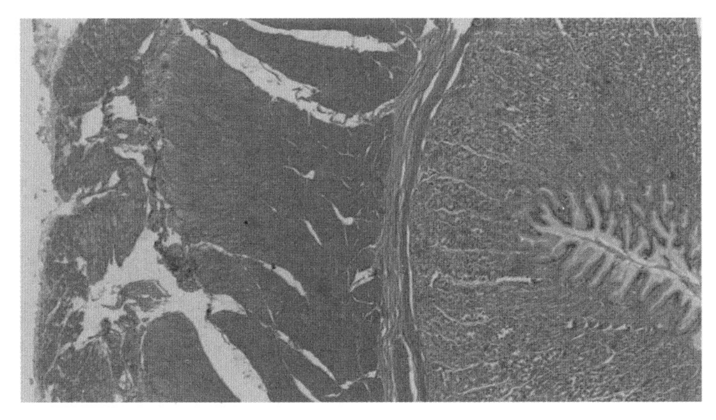

图9-3　胃　HE染色×40

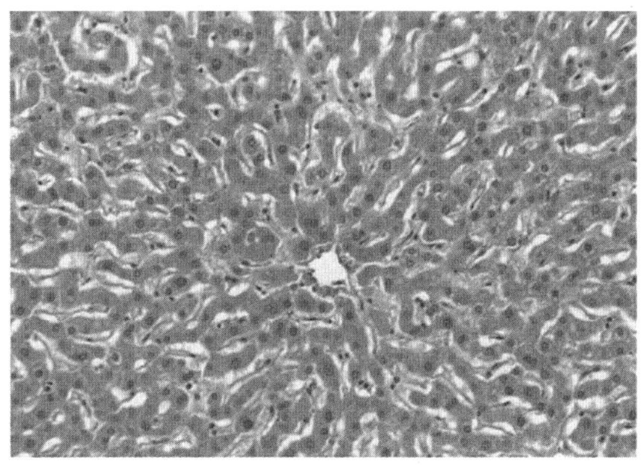

图9-4　肝小叶　HE染色×100

4）大肠可分为盲肠、阑尾、结肠、直肠和肛管。盲肠、结肠与直肠的组织学结构为：①黏膜，上皮为单层柱状，由吸收细胞和大量杯状细胞组成，固有层内有大肠腺，可见孤立淋巴小结，黏膜肌层由内环行和外纵行两薄层平滑肌组成；②黏膜下层，在结缔组织内有小动脉、小静脉和淋巴管、脂肪细胞；③肌层，由内环行和外纵行两层平滑肌组成；④外膜（图9-5）。

3. 学生线上完成

（1）数字资源：观察大体标本、组织切片和视频。

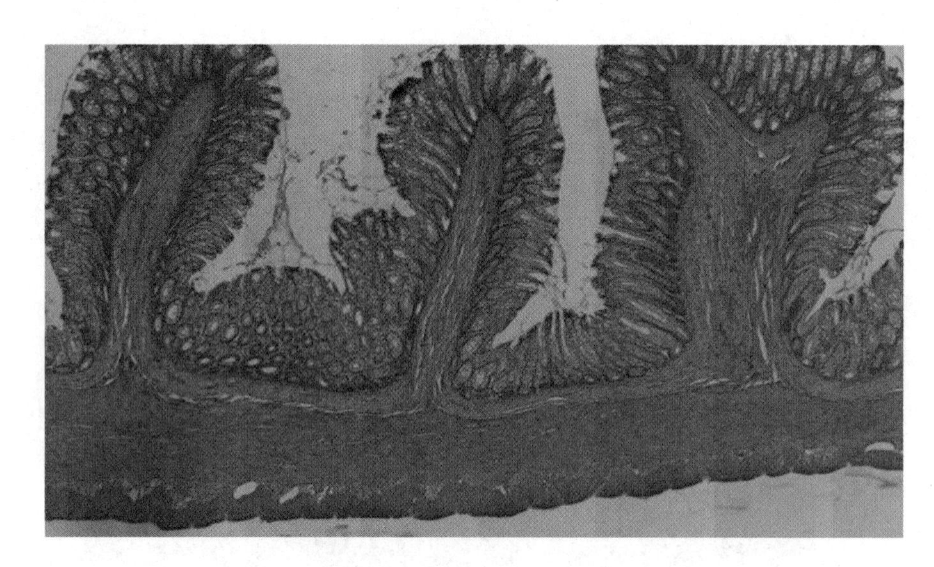

图9-5 结肠 HE染色×40

1）大体标本：慢性胃溃疡、亚急性重型肝炎、小结节性肝硬化、大结节性肝硬化、食管癌、溃疡型胃癌、原发性肝癌（巨块型）、结肠癌。

2）组织切片：慢性胃溃疡、急性普通型肝炎、急性重型肝炎、小结节性肝硬化、原发性肝癌、胃高分化腺癌。

（2）线上发布的预习课件。

（3）线上课前测试。

4. 临床思维训练及讨论

（1）病例：

1）病史摘要：王某某，男，52岁。今晨起吃饼干后感到上腹部不适，呕出暗红色液体数口，随后出现面色苍白、精神异常伴意识不清，在家人陪同下到医院就诊。9年前患者曾多次感到上腹部不适，按胃炎经药物治疗后好转，以后时有发作。近8个月来患者劳累后自觉乏力，食欲减退，有时出现牙龈出血。近4个月来常感到食欲减退、腹胀，逐渐出现腹部隆起，尿量减少，双下肢水肿逐渐加重，服用利尿剂后尿量稍有增加。近2个月来，多次出现少量鼻出血，偶然发现左上腹有一硬块。患者嗜酒，否认其他病史。

入院检查，体温37.4℃，脉搏100次/分，呼吸26次/分，血压70/53 mmHg。慢性病容，贫血貌，面色黝黑，皮肤及巩膜轻度黄染，颈部、胸前见多个蜘蛛痣，双手见肝掌。心率100次/分，律齐，无杂音，肺部未见异常，腹部隆起，腹壁脐周静脉怒张，肝肋下未触及，脾肋下3 cm，腹软，无压痛、反跳痛，移动性浊音（+），双下肢有凹陷性水肿。查体扑翼样震颤（+），肌张力高，腱反射亢进。全身淋巴结无肿大。

血常规：白细胞3.8×10^9/L，分类：中性粒细胞0.65，淋巴细胞0.33；红细胞2.5×10^{12}/L；血红蛋白80 g/L；血小板75×10^9/L。肝功能试验：丙氨酸氨基转移酶（ALT）89 U/L，天冬氨酸氨基转移酶（AST）97 U/L，血清总胆红素（STB）35 μmol/L，血清白蛋白（A）35 g/L，血清球蛋白（G）45 g/L，血氨100 μmol/L。血浆凝血因子测定：凝血酶原时间（PT）24秒。乙型肝炎病毒标志物检测：HBsAg

（+），HBsAb（-），HBeAg（+），HBeAb（-），HBcAb（+）。乙型肝炎病毒DNA测定：HBV-DNA 2×10^5/mL。

入院后嘱患者卧床休息，止血、输血、补液、利尿等对症支持治疗。第3天咳嗽时再次呕血，量约850 mL，患者烦躁不安、面色苍白、脉搏微弱、昏迷，血压测不到，各种反射消失，经抢救无效死亡。

2）尸体解剖：面色黝黑，皮肤及巩膜轻度黄染，口腔和鼻腔内有少量凝血块，颈部、胸前散在蜘蛛痣5个，腹壁脐周静脉怒张，腹腔内有淡黄色澄清液体约2600 mL，双下肢水肿。

食管下段静脉曲张明显，食管下段前壁黏膜静脉见一直径约0.3 cm的破裂口，周边见暗红色凝血块。

肝脏体积明显缩小，重量减轻，约700克，灰褐色，质地变硬。肝被膜增厚，表面呈小结节状，切面见许多圆形或椭圆形岛屿状结节，与表面结节相对应，大小相仿，直径1～2 mm，弥漫于全肝，结节周围绕以灰白色纤维组织条索。光镜下，肝脏正常结构被破坏，由广泛增生的纤维组织将原来的肝小叶和再生的肝细胞结节包绕分隔成大小不等的圆形或类圆形的肝细胞团，形成假小叶。假小叶内中央静脉缺如、偏位或两个以上；假小叶内的肝细胞排列紊乱，可有变性、坏死及再生的肝细胞结节。假小叶周围的纤维组织条索中可见小胆管增生、假胆管形成和少量淋巴细胞浸润。

脾脏体积明显增大，重量增加，约600克，被膜紧张，边缘变钝，色暗红。切面呈暗红色，被膜增厚，可见散在针尖大小的黄褐色小结。光镜下，脾窦高度扩张充血，窦内皮细胞增生、肿大，可见胞质内含棕黄色颗粒的巨噬细胞；脾小体萎缩，红髓内纤维组织增生。

胃黏膜淤血、水肿，胃底静脉曲张，胃腔内充满咖啡色液体。近胃窦部皱襞变浅，光镜下胃黏膜萎缩、变薄，腺体数目减少，固有层淋巴细胞、浆细胞浸润，局灶腺体见肠上皮化生。

肠黏膜淤血、水肿，回肠内见少量深褐色液体。

（2）根据病例思考以下问题，并查阅资料进行分析，列出回答问题的思路，以备课堂讨论。

1）根据本例尸体解剖所见做出病理诊断。

2）根据病史及尸体解剖报告分析本例疾病的发生发展过程。

3）试用主要器官的病理变化解释患者的临床症状和体征。

4）结合病史分析患者的死亡原因。

实验目的

1. 知识目标

（1）观察并描述慢性胃溃疡的大体与组织学病变特征。

（2）阐述食管癌、胃癌、肝癌、大肠癌的病理变化。

（3）能够辨别慢性胃溃疡和溃疡型胃癌的大体病变特征。

2. 能力目标　通过本次实验课的学习，能够把消化系统常见非肿瘤性疾病和常见肿瘤的典型病理变化和临床表现联系起来。

3. 素质目标　通过学习消化系统常见恶性肿瘤，希望各位医学生能够在对待患者时怀有关爱和包容之心。

课程思政

埋藏在肠胃中的诺贝尔奖

1979 年，病理医生罗宾 · 沃伦在慢性胃炎患者的胃窦黏膜组织切片中，观察到一种弯曲状细菌，并且发现这种细菌周围的胃黏膜总是有炎症存在，沃伦意识到，这种细菌可能和慢性胃炎等疾病密切相关。1981 年，沃伦和消化科医生巴里 · 马歇尔合作，他们对 100 例接受胃镜检查及活检的胃病患者进行观察研究，证明这种细菌的存在确实与胃炎相关。经过多次失败后，1982年4月，马歇尔终于从胃黏膜活检样本中成功培养并分离出了这种细菌。为了进一步证实这种细菌是引起胃炎的罪魁祸首，马歇尔喝下了含有这种细菌的培养液，结果大病一场。基于这些结果，巴里 · 马歇尔和罗宾 · 沃伦提出幽门螺杆菌涉及胃炎和消化性溃疡的病因学。2005 年，卡罗林斯卡学院将诺贝尔生理学或医学奖授予马歇尔博士和他的长期合作伙伴罗宾 · 沃伦，以表彰他们“发现了幽门螺旋杆菌以及它们在胃炎和胃溃疡中的作用”。

作为医学生，要学习病理医生罗宾 · 沃伦、消化科医生巴里 · 马歇尔的科研精神，树立坚强的意志和信念、严谨的学术态度，以及奋不顾身、大胆创新的精神。

实验内容

大体标本

慢性胃溃疡	chronic gastric ulcer
亚急性重型肝炎	subacute severe hepatitis
小结节性肝硬化	micronodular cirrhosis
大结节性肝硬化	macronodular cirrhosis
食管癌（四型）	carcinoma of esophagus
溃疡型胃癌	carcinoma of stomach（ulcerative type）
原发性肝癌	primary carcinoma of liver
结肠癌	colon cancer

组织切片

慢性胃溃疡	chronic gastric ulcer
急性普通型肝炎	acute general hepatitis
急性重型肝炎	acute severe hepatitis
小结节性肝硬化	micronodular cirrhosis
原发性肝癌	primary carcinoma of liver
胃高分化腺癌	well differentiated adenocarcinoma of the stomach

（一）大体标本

1. **慢性胃溃疡**　胃大切标本，见胃小弯处有一椭圆形溃疡，直径多在2 cm以内。溃疡边缘整齐、锐利，状如刀切。溃疡较深，已达肌层，溃疡底部清洁、平坦。溃疡周围胃黏膜以溃疡为中心呈放射状排列（图9–6）。

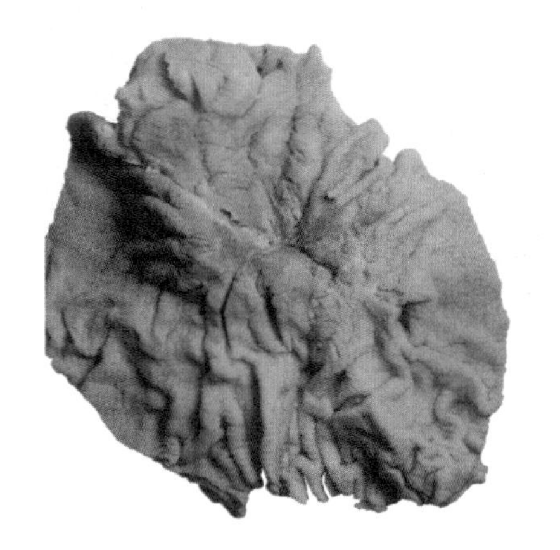

图9–6　慢性胃溃疡

2. **亚急性重型肝炎**　肝冠状切面，肝脏体积缩小，色黄染，质地稍硬。部分肝组织已折卷塌陷，被膜皱缩。表面略显结节状，可见点、片状坏死灶形成，部分区域见灰白色纤维条索形成，并有小岛屿状再生结节（图9–7）。

3. **小结节性肝硬化**　肝冠状切面，晚期肝脏体积明显缩小，重量减轻，约600 g，质地变硬。肝被膜增厚，表面呈颗粒状或小结节状。切面见许多圆形或椭圆形岛屿状结节，结节与表面颗粒相对应，大小相仿，弥漫于全肝，结节周围绕以灰白色纤维组织条索，纤维间隔较窄（图9–8）。

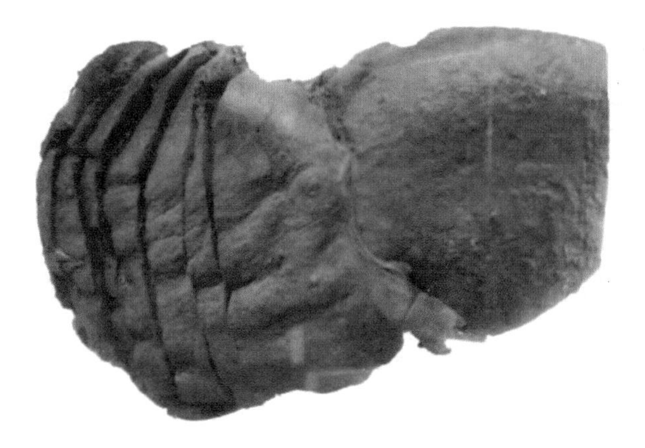

图9–7　亚急性重型肝炎

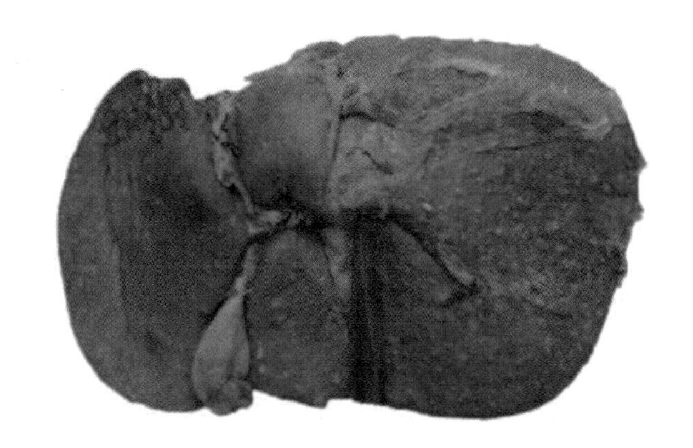

图9–8　小结节性肝硬化

4. **大结节性肝硬化**　肝脏体积缩小，质地变硬，灰绿色，肝脏形态轮廓改变。肝脏表面及切面遍布大小不等的结节。结节周围为增生的灰白色纤维组织包绕，纤维间隔较宽，且宽窄不均（图9–9）。

5. **食管癌（髓质型）**　食管切除标本，管腔已剪开，见灰白色癌组织沿食管壁生长、浸润，管壁均

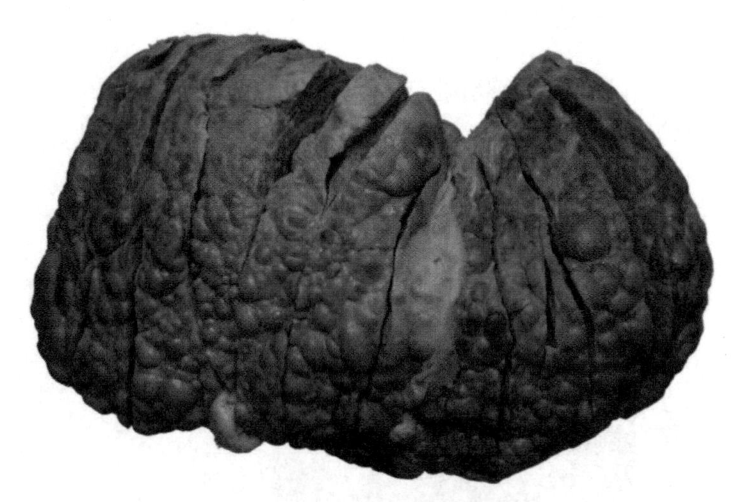

图9-9 大结节性肝硬化

匀增厚，癌组织质地较软，似脑髓，颜色灰白，中心部坏死。癌组织已累及食管周径大部分，使管腔狭窄或阻塞。肌层被浸润，连续性中断（图9-10）。

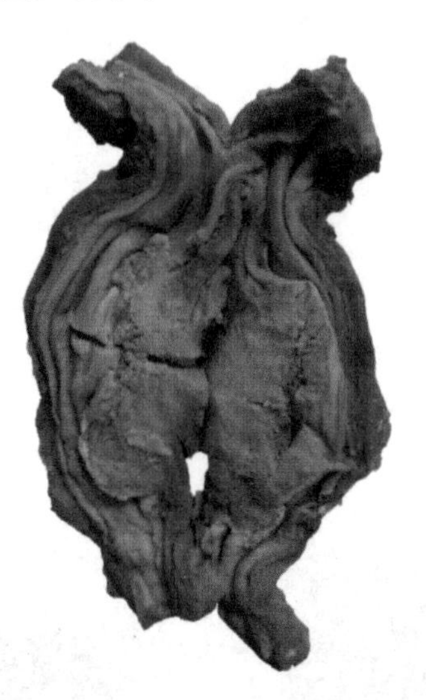

图9-10 食管癌（髓质型）

6. 食管癌（蕈伞型） 癌组织呈扁圆形肿块，蕈伞状向管腔隆起，基底部较小。肿瘤表面缺血坏死，脱落形成溃疡（图9-11）。

7. 食管癌（溃疡型） 食管黏膜面有一沿食管长轴生长的巨大溃疡型肿物。溃疡边缘隆起形似火山口样，底部凹凸不平，坏死组织已脱落，癌组织浸润深达肌层（图9-12）。

8. 食管癌（缩窄型） 癌组织沿食管周径浸润生长，边界不清楚，累及食管全周（图9-13）。

质硬，向管腔内呈向心性收缩，形成明显环形狭窄，癌组织上端食管明显扩张，下端食管黏膜呈放射状。

9. 溃疡型胃癌 胃癌切除标本可见巨大溃疡型肿物，直径大于2 cm。溃疡边缘隆起如火山口状，溃疡底部凹凸不平，中央区癌组织可见出血及坏死，与周围组织界线不清。溃疡周围黏膜破坏中断（图9-14）。

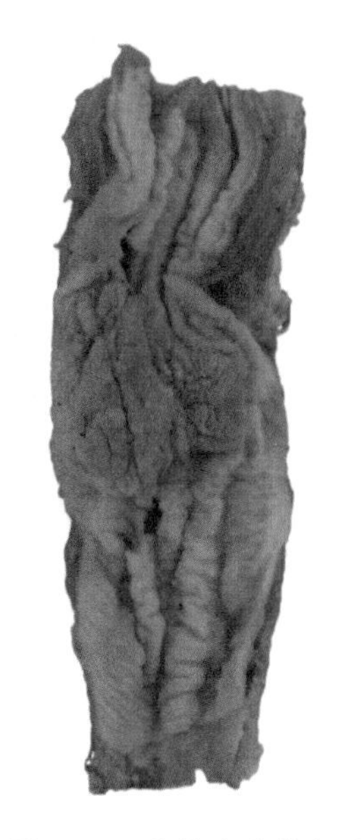

图9-11　食管癌（蕈伞型）

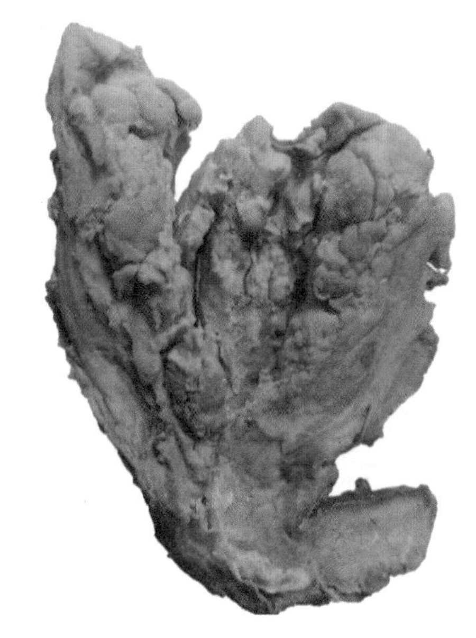

图9-12　食管癌（溃疡型）

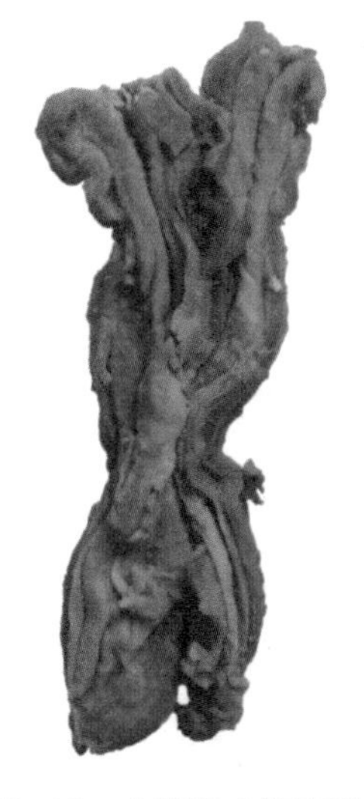

图9-13　食管癌（缩窄型）

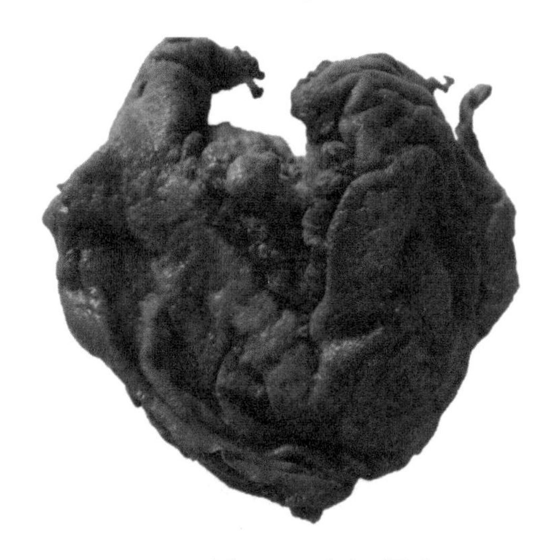

图9-14　溃疡型胃癌

10. 原发性肝癌（巨块型）　肝脏体积明显增大，变形，局部隆起。切面可见巨大肿物，形状不规则，边界不清，中央部已坏死。瘤体周围常散在大小不一的卫星状结节。切面其他部位肝组织可见肝硬化的岛屿状结节（图9-15）。

11. 结肠癌　切除肠管一段，部分肠壁变厚，浆膜呈不规则结节状。黏膜面见癌组织侵犯结肠壁全周。黏膜破坏，癌组织中央坏死脱落形成溃疡。溃疡巨大，边缘隆起如火山口状，底部凹凸不平，癌侵及肠壁全层（图9-16）。

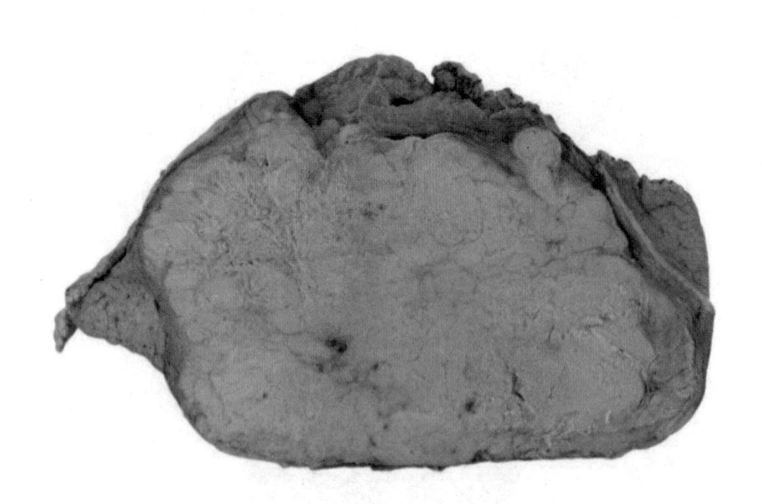

图9-15 原发性肝癌（巨块型）

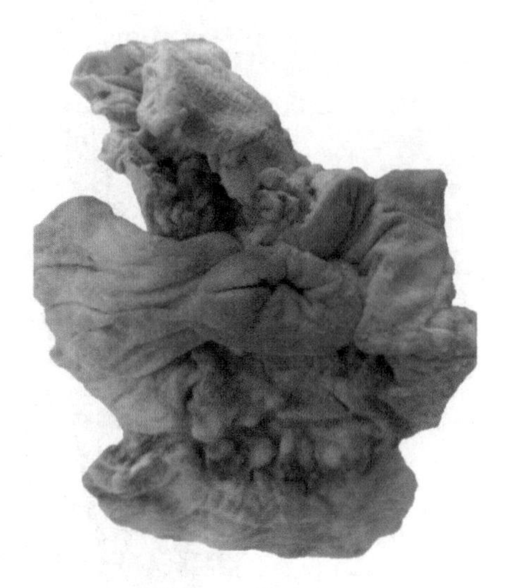

图9-16 结肠癌

（二）组织切片

1. 慢性胃溃疡 低倍镜下，可见溃疡底深达肌层，胃壁黏膜层、黏膜下层和肌层连续性中断。溃疡底部由内向外大致可分为四层：炎性渗出层、坏死组织层、肉芽组织层、瘢痕层。

高倍镜下，炎性渗出层可见少许红染纤维素细丝交织成网状，其间网以白细胞；坏死组织层在HE染色切片上为紫蓝色淡染区，结构模糊；肉芽组织层由新生毛细血管和成纤维细胞组成；瘢痕层由纤维结缔组织组成。溃疡边缘及底部瘢痕层内可见小动脉壁增厚，管腔狭窄（图9-17）。

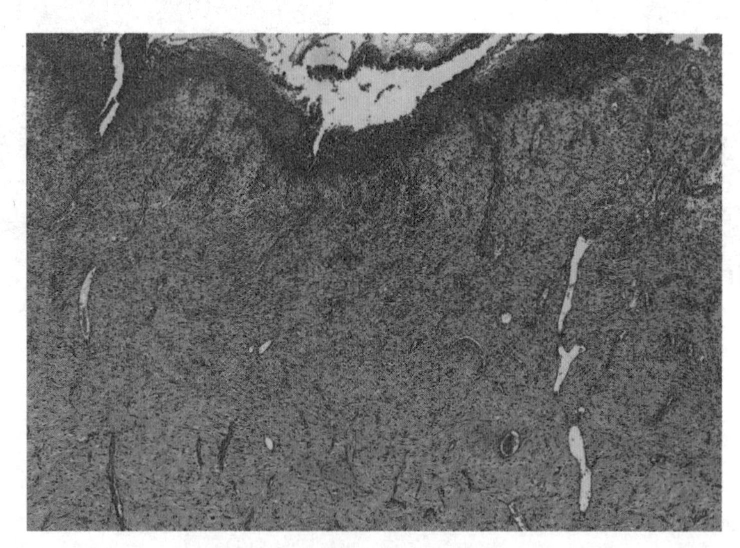

图9-17 慢性胃溃疡 HE染色×40

2. 急性普通型肝炎 肝小叶结构存在，肝细胞大小不等，肝索紊乱。

高倍镜下，肝细胞体积增大，胞质疏松，呈透明气球样变。部分肝细胞呈嗜酸性变。少数肝小叶内，可见肝细胞呈点状坏死，坏死灶周围有炎细胞浸润。汇管区及小叶内均可见淋巴细胞、单核细胞及中性粒细胞浸润（图9-18）。

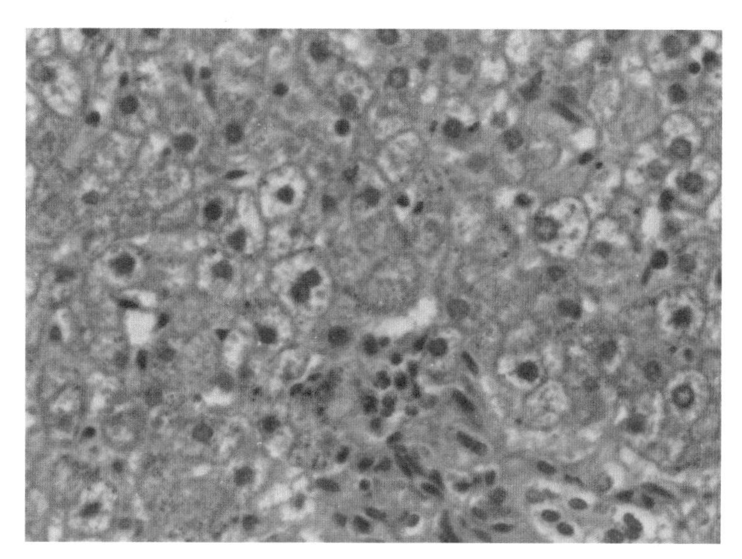

图9-18　急性普通型肝炎　HE染色×400

3. 急性重型肝炎　肝小叶内肝细胞自小叶中央向周围发展形成弥漫性大片状坏死，肝小叶支架塌陷。肝小叶周边部残留少许变性的肝细胞。肝小叶内肝细胞再生现象不明显。肝小叶内和汇管区有大量炎细胞浸润（图9-19）。

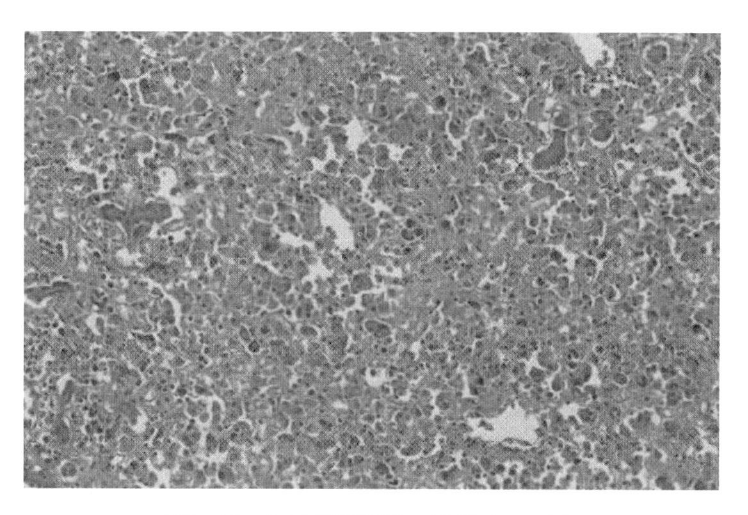

图9-19　急性重型肝炎　HE染色×100

4. 小结节性肝硬化　低倍镜下见肝小叶正常结构破坏，出现大小不等的假小叶。假小叶特点，假小叶内中央静脉缺如、偏位或有两个以上中央静脉；假小叶内肝细胞排列紊乱；假小叶内肝细胞见不同程度的变性及再生肝细胞。在假小叶周围的纤维组织条索中可见汇管区和小胆管增生，纤维间隔内有少量淋巴细胞和单核细胞浸润（图9-20）。

5. 原发性肝癌　低倍镜下见肝脏内出现大小不等、形状不规则的癌细胞团块，癌细胞排列不规则，有的呈条索状，有的呈团块状，常连接成网状，癌细胞索间可见血窦。

高倍镜下见癌细胞呈多角形或不规则形，大小不一，胞质嗜碱性，核大、深染，单核、

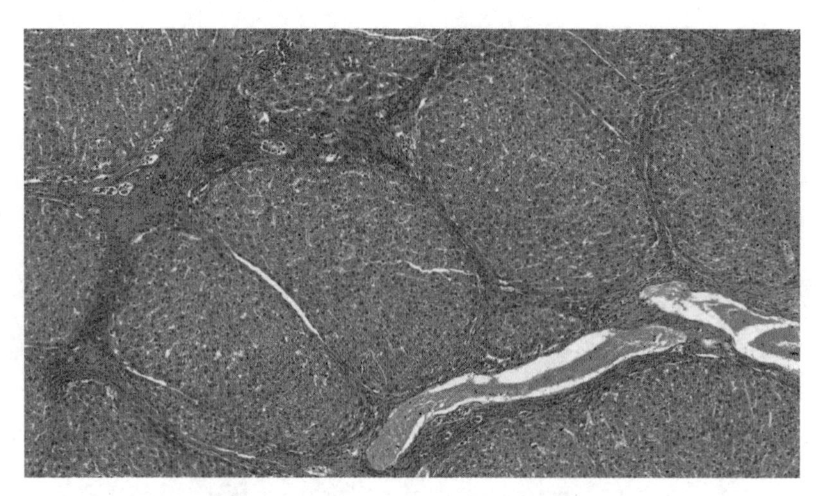

图9-20　小结节性肝硬化　HE染色 × 40

双核或多核，核分裂象常见，有时可见瘤巨细胞。有的癌组织大片坏死（图9-21）。

6. 胃高分化腺癌　胃黏膜破坏，可见大小不一、排列不规则的癌巢，癌细胞大多呈柱状，排列成大小不规则的腺管状结构，有的癌细胞排列成多层，细胞异型性大，可见核分裂象。癌巢周围纤维结缔组织增生及炎细胞浸润（图9-22）。

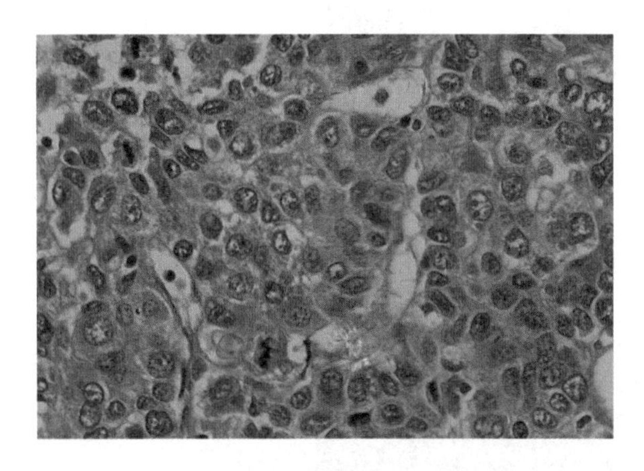

图9-21　原发性肝癌　HE染色 × 400

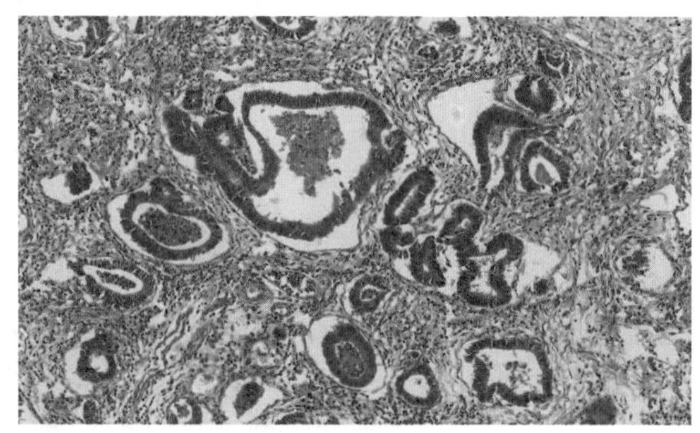

图9-22　胃高分化腺癌　HE染色 × 400

知识点归纳与拓展

（一）重要知识点归纳

消化系统是人体内容易发生疾病的部位，溃疡病、肝炎、肝硬化等是临床上最常见的疾病。危害我国人群最严重的十大恶性肿瘤中，消化系统疾病占据四种：食管癌、胃癌、肝癌和大肠癌。

1. 消化性溃疡

（1）好发部位：胃溃疡多位于胃小弯侧，近幽门处多见，十二指肠溃疡多位于球部的前壁或后壁。

（2）大体特点：溃疡外形呈圆形或椭圆形，边缘整齐，较深，底部平坦。

（3）组织学特点：溃疡底部由内向外依次为炎性渗出层、坏死组织层、肉芽组织层及瘢痕层。

（4）并发症：上消化道出血、穿孔、幽门狭窄和癌变。

2. 病毒性肝炎

（1）基本病变可分为：①肝细胞变性和坏死，以肝细胞胞质疏松化和气球样变为主，嗜酸性变较少，坏死可见溶解坏死及嗜酸性坏死；②炎细胞浸润，主要为淋巴细胞和单核细胞浸润；③增生，可见肝细胞再生，库普弗细胞增生，间叶细胞和成纤维细胞增生。

（2）临床分型及特点：①急性（普通型）肝炎，以肝细胞广泛变性为主，坏死较轻微。②慢性肝炎，又可分为轻度慢性肝炎，肝细胞以点状坏死为主，偶见轻度碎片状坏死，汇管区慢性炎细胞浸润明显，小叶结构完整；中度慢性肝炎，肝细胞变性、坏死较明显，中度碎片状坏死，出现特征性桥接坏死，小叶结构大部分保存；重度慢性肝炎，重度碎片状坏死与大范围的桥接坏死，肝细胞不规则再生，纤维间隔分割肝小叶结构。③重型肝炎，又分为急性重型肝炎，大片肝细胞溶解坏死，无肝细胞再生；亚急性重型肝炎，既有大片肝细胞溶解坏死，又见肝细胞结节状再生。

3. 肝硬化　由多种原因引起的肝细胞变性、坏死、纤维组织增生和肝细胞结节状再生，三者交替反复进行，使正常小叶结构和血液循环逐渐被破坏和改建，肝体积变小，质地变硬，称为肝硬化。

（1）肝硬化典型病变特点：肉眼观肝体积缩小，重量减轻，质地变硬。表面和切面呈弥漫全肝的结节。组织学见假小叶形成，肝小叶结构被破坏，间质纤维组织增生、炎细胞浸润及小胆管增生和肝细胞结节状再生。

（2）根据大体形态学的特点，肝硬化被分为三型：①小结节性肝硬化，结节大小相仿，直径一般在3 mm以下，纤维间隔较细；②大结节性肝硬化，结节粗大且大小不均，多数结节的直径大于3 mm，纤维间隔较宽，且宽窄不一；③混合结节性肝硬化，3 mm以下和3 mm以上的结节约各占一半，为上述两型的混合型。

（3）临床病理联系：①肝门静脉高压症：表现为慢性淤血性脾大、腹水、侧支循环形成以及胃肠淤血、水肿。②肝功能障碍：表现为血浆蛋白改变（白蛋白减少、球蛋白增高）、出血倾向、黄疸、对雌激素灭活作用减弱及肝性脑病。

4. 食管癌　食管癌好发于食管的三个生理狭窄处，以中段最多见。

（1）大体可分为四种类型：①髓质型，最多见，癌组织弥漫浸润食管壁全层；②蕈伞型，癌组织突向食管腔内生长，有蒂与食管壁相连，形似蘑菇；③溃疡型，肿物溃破形成巨大溃疡，边缘隆起，底部不平；④缩窄型，癌组织沿食管周径浸润形成明显狭窄环。

（2）组织学类型可分为：鳞状细胞癌和腺癌。①高分化鳞癌可见细胞间桥及角化珠；低分化鳞癌异型性大、无角化珠及细胞间桥。②腺癌分化高者，癌细胞排列成腺管样；低分化者癌细胞呈实团、条索状，无腺腔结构。

5. 胃癌　胃癌好发于胃窦部小弯侧。

（1）大体可分为三种类型：①息肉型，指癌组织向黏膜表面生长，呈息肉样突入胃腔；②溃疡型，癌组织坏死脱落形成溃疡；③浸润型，癌组织向胃壁内弥漫性浸润，使胃缩小、质硬、状如皮革，有“革囊胃”之称。

（2）组织学类型：主要为腺癌，常见类型有管状腺癌与黏液腺癌。

（3）良、恶性溃疡鉴别：恶性溃疡大，缘不整齐，形似火山口状，底部污浊不平整，坏死、出血明显，溃疡周围黏膜皱襞中断，结节状肥厚；良性溃疡小，边缘整齐似刀割，底部清洁，黏膜皱襞向溃疡集中。

6. 大肠癌　大肠癌好发部位以直肠最多见。

（1）大体形态可分以下四型：①隆起型，肿瘤呈息肉状或盘状向肠腔突出；②溃疡型，本型较多见，肿瘤表面形成较深溃疡或呈火山口状；③浸润型，癌组织向肠壁深层弥漫浸润，常累及肠管全周；④胶样型，肿瘤表面及切面均呈半透明、胶冻状，此型肿瘤预后较差。左半结肠癌浸润型多见，易引起肠壁狭窄，早期出现梗阻症状。右半结肠癌隆起息肉型多见。

（2）镜下组织学类型：以管状腺癌为主，以及黏液腺癌、印戒细胞癌。鳞状细胞癌常发生于直肠肛门附近。

7. 原发性肝癌　原发性肝癌根据肉眼形态一般可分为四种类型：①小肝癌型，多呈球形，界清，切面均匀一致，出血及坏死少见，大多数病例属于早期肝癌。②（多）结节型，最常见，通常合并有肝硬化。癌结节可为单个或多个，散在分布，呈圆形或椭圆形，大小不等。③弥漫型，癌组织弥散于肝内，结节不明显，此型较少见。④巨块型，肿瘤体积巨大，直径多大于10 cm，圆形，以肝右叶多见，癌组织切面中心部常有出血、坏死，瘤体周围常有多少不等的卫星状癌结节。

（二）知识拓展

扫码看思维导图。

扫码看思维导图

临床思维训练课堂讨论、老师指导点评

1. 根据课前导学提供的病例和问题开展课堂讨论，各小组讨论后选代表发言。
2. 老师根据学生讨论和发言情况进行点评总结。

实验作业

绘图：小结节性肝硬化（10×10）。

课后测试

（一）线下测试

1. 按发病率递减的顺序，食管癌最常见的部位依次是（　　）

A. 食管上段、中段、下段　　B. 食管中段、下段、上段

C. 食管上段、下段、中段　　D. 食管中段、上段、下段

E. 各段分布相等

2. 胃癌最好发的部位是（　　）

A. 幽门管　　B. 胃窦大弯侧　　C. 胃体大弯侧

D. 胃窦小弯侧　　E. 贲门小弯侧

3. 早期胃癌是指癌组织（　　）

A. 尚未侵犯黏膜下层　　B. 突破基底膜　　C. 未侵犯到浆膜层

D. 浸润到黏膜肌层　　E. 未浸润到肌层

4. 消化性溃疡最常见的并发症是（　　）

A. 幽门狭窄　　B. 出血　　C. 穿孔

D. 癌变　　E. 粘连

5. 病毒性肝炎的基本病变中，肝细胞最常见的变性是（　　）

A. 细胞水肿　　B. 嗜酸性变　　C. 胆色素沉积

D. 脂肪变性　　E. 玻璃样变性

（二）线上测试，扫码答题并查看答案解析

（三）课后思考题

（1）慢性胃溃疡与溃疡型胃癌的区别有哪些？

（2）叙述肝炎、肝硬化、肝癌三者之间的关系。

（杨　迪）

实验十　泌尿系统疾病

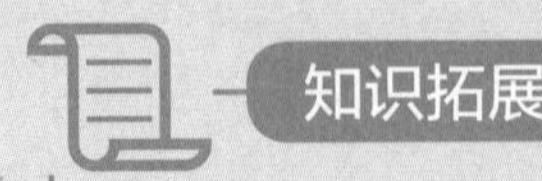

肾疾病的病理诊断

近60余年来，逐步开展了经皮肾穿刺活体组织检查，肾穿刺的应用密切了病理和临床的关系，很多肾疾病的病理诊断构成了肾疾病诊断必不可少的组成部分。肾疾病中，以肾小球疾病的病理变化较复杂。一方面要注意主要受累的肾小球的组成成分，如内皮细胞、系膜细胞、基底膜及上皮细胞等。另一方面要注意病变的分布特点，包括局灶性病变，即病变肾小球不足全部的50%；弥漫性病变，即病变肾小球超过全部的50%；节段性病变，即一个肾小球中受累的毛细血管袢不足50%；球性病变，即一个肾小球中受累的毛细血管袢超过50%。

课前导学

1. 前期知识储备　复习泌尿系统相关的解剖学、组织学、生理学及病理学等相关理论知识。自我评价相关知识的储备情况，明确学习目标。

2. 回顾泌尿系统的解剖和组织学（临床思维相关）　泌尿系统由肾脏、输尿管、尿道和膀胱组成。其主要功能是排出机体的代谢废物和多余的水，保持机体内环境的平衡和稳定。肾脏生成尿液，输尿管输送尿液至膀胱，膀胱储存尿液，尿液最终经尿道排出体外。肾脏结构和功能的基本单位是肾单位。人体双侧肾脏共有约200万个肾单位。肾单位（nephron）由肾小球（glomerulus）和肾小管两部分构成。肾小球毛细血管壁为滤过膜，由毛细血管内皮细胞、肾小球基膜和脏层上皮细胞构成。肾球囊又称鲍曼囊（Bowman capsule），内层为脏层上皮细胞，外层为壁层上皮细胞，脏壁两层细胞之间的狭窄腔隙为肾小囊腔。

（1）肾脏的解剖学（详见实验三课前导学）：肾是实质性器官，左右各一，位于腹后壁，形似蚕豆（图3-1）。肾脏长约10 cm，宽约6 cm，厚约4 cm，重量为134~148g。肾实质主要分为肾皮质和肾髓质。肾皮质主要位于肾实质的浅层，厚1~1.5cm，富含血管，新鲜标本为红褐色；肾髓质位于肾实质的深部，约占肾实质厚度的2/3，由15~20个呈圆锥形的肾锥体构成。肾锥体的尖端合并成肾乳头，突入肾小盏，肾乳头顶端有许多小孔称乳头孔，终尿经乳头孔流入肾小盏内。

（2）正常组织学：肾单位是肾脏结构和功能的基本单位，由肾小球和与之相连的肾小管组成，每侧肾脏大约有100万个肾单位。肾小球直径150~250 μm，由血管球和肾球囊组成。肾小管为单层上皮性小管，分为近端小管、细段和远端小管（图3-2）。肾间质为结缔组织、血管和神经等。

3. 学生线上完成

（1）数字资源：观察大体标本、组织切片和视频。

1）大体标本：急性肾小球肾炎、慢性肾小球肾炎、慢性肾盂肾炎、肾细胞癌、膀胱癌。

2）组织切片：急性肾小球肾炎、急进性肾小球肾炎、慢性肾小球肾炎、慢性肾盂肾炎、肾透明细胞癌、膀胱癌。

（2）线上发布的预习课件。

（3）线上课前测试。

4. 临床思维训练及讨论

（1）病例：患者，女，25岁，工人。因尿少伴频繁恶心、呕吐5天入院。8 年前患者曾出现水肿，最初为晨起眼睑水肿，后逐渐加重并遍及颜面、四肢及全身，尿中带血色，经治疗好转。4年前无明显诱因出现多尿，夜间排尿次数增多，每晚7 ~ 8次，尿量中等，伴腰部不适，无尿急、尿频、尿痛等表现。其间曾做尿常规检查，尿蛋白（+），红细胞（+），休息后好转。1年前开始出现劳累后乏力，食欲减退，时常感到头晕、胸闷，有时阵发性加剧，查血压165/120 mmHg，抗高血压治疗后症状减轻。此后上述症状反复发作。幼年时患者常患感冒。患者无高血压病及传染病史。

入院后进行体格检查，体温37.2℃，脉搏112次/分，呼吸20次/分，血压160/110 mmHg。皮肤苍白，神志清醒，精神差，慢性病容，呼吸深缓。全身轻度水肿，皮肤、巩膜无黄染，浅表淋巴结未触及，颈静脉无怒张，双肺呼吸音稍低，未闻及明显干、湿啰音。心浊音界向左扩大，心率110次/分，律齐。腹软，无压痛及反跳痛，移动性浊音（–）。肝、脾肋下未触及，双肾区无叩击痛，双下肢中度水肿。

实验室检查，血常规：红细胞2.3×10^{12}/L，血红蛋白85 g/L，白细胞12×10^{9}/L，血小板100×10^{9}/L，分类：中性粒细胞0.75，淋巴细胞0.23。尿常规：尿比重1.010，蛋白质（++），红细胞（++），白细胞（–），可见透明管型。血生化：白蛋白25 g/L，血肌酐350 μmol/L，血尿素氮25 mmol/L。

入院后嘱其卧床休息，给予降压、强心、利尿等药物对症支持治疗，病情未见好转，近3天来症状加重，精神萎靡、嗜睡、呕吐、呼吸困难、尿少甚至无尿，继而昏迷，经积极抢救无效死亡。

尸体解剖：

一般检查：皮肤苍白，全身轻度水肿，腹腔、心包腔内有少量淡黄色液体。

脏器检查：脑回增宽，脑沟变浅，细动脉壁玻璃样变，管壁增厚，管腔狭窄。

肺尖部与胸膜纤维性粘连。镜下见胸膜纤维素渗出，局部肺泡壁毛细血管扩张、充血，间质内有少量淋巴细胞、浆细胞浸润。

心脏明显扩大，重430克，心尖圆钝，切面见左心室壁肥大，左心室壁厚约1.35 cm，肉柱、乳头肌增粗，心腔轻度扩张。主动脉及其大分支内膜见淡黄色条纹及微隆起的淡黄色斑块。镜下见左心室心肌细胞增粗、肥大，间质轻度水肿，伴少量淋巴细胞浸润。

双肾体积缩小，重量减轻，左肾重约85克，右肾重约80克，被膜不易剥离，表面呈弥漫性细颗粒状，切面皮质变薄，皮髓质界线不清，皮髓质交界处可见哆开的弓形动脉断面。光镜下，见大部分肾小球体积缩小，出现明显纤维化、玻璃样变，所属相应的肾小管萎缩；部分肾小球代偿性肥大，所属肾小管代偿性扩张，管内可见蛋白管型。部分肾小球囊纤维组织增生与球丛粘连，少数球囊壁有新月体形成。间质纤维组织明显增生，伴较多淋巴细胞、浆细胞浸润。间质纤维化使肾小球相互靠拢，少数入球细动脉管壁玻璃样变，管壁增厚，管腔狭窄。

胃和结肠黏膜表面见少量纤维素渗出，黏膜下水肿，伴少量淋巴细胞、浆细胞及中性粒细胞浸润。

（2）根据病例思考以下问题，并查阅资料进行分析，列出回答问题的思路，以备课堂讨论。

1）根据本例尸体解剖所见做出病理诊断。

2）根据病史及尸体解剖所见分析本例疾病的发生发展过程。

3）试用主要器官的病理变化解释患者的临床症状和体征。

4）结合病史分析患者的死亡原因。

实验目的

1. 知识目标

（1）观察并能够描述各型肾小球肾炎的大体与组织学病变特征。

（2）辨别慢性肾小球肾炎和慢性肾盂肾炎的大体与组织学病变特征。

（3）能够阐述肾癌和膀胱癌的形态特征。

2. 能力目标 通过本次实验课的学习，能够把各种类型肾炎的典型病理变化和临床表现联系起来。

3. 素质目标 学习过程中，引导学生主动学习、认真观察，树立良好的职业道德，在临床工作珍爱生命，关爱患者，将维护人民群众的生命健康作为自己的职业责任。

课程思政

妈妈给了我第二次生命

2022年，范女士查出患有硬化性肾小球肾炎，且已经为尿毒症期。这一消息无异于晴天霹雳，击垮了一个原本幸福的小家庭。当时范女士的儿子只有两岁，为了活下去，范女士开始了透析生活。然而，由于范女士属于过敏体质，透析过程异常艰难。她对滤器过敏严重，每次透析都会出现皮疹、喉头水肿、腹痛、腰痛等症状。这时，她的父母提出要为女儿寻求肾移植手术帮助，后经大连医科大学第二附属医院肾移植中心检测，范女士的母亲李女士符合肾脏捐献条件，成功为范女士实施了肾移植手术。范女士术后动情地说：“手术那天是我33周岁生日，是妈妈给了我新生，特别感谢我的妈妈！”

尊老爱幼是中华传统美德，更是做人之基本准则。胸怀感恩之心，饮水思源，进而知恩尽孝不忘本。尽孝不仅是人之美德，也是中国人品德形成的基础，更是当今政治文明、经济文明、精神文明建设不可忽视的精神支柱和精神力量。

实验内容

大体标本

急性肾小球肾炎	acute glomerulonephritis
慢性肾小球肾炎	chronic glomerulonephritis
慢性肾盂肾炎	chronic pyelonephritis
肾细胞癌	renal cell carcinoma
膀胱癌	carcinoma of the bladder

组织切片

急性肾小球肾炎	acute glomerulonephritis
急进性肾小球肾炎	rapidly progressive glomerulonephritis，RPGN
慢性肾小球肾炎	chronic glomerulonephritis
慢性肾盂肾炎	chronic pyelonephritis
肾透明细胞癌	renal clear cell carcinoma
膀胱癌	carcinoma of the bladder

（一）大体标本

1. 急性肾小球肾炎　双侧肾脏肿大，被膜紧张，颜色红，较正常肾脏深（经固定后呈灰褐色），故称为大红肾（图10–1）。部分病例肾脏表面充血，可见散在出血点，又称为蚤咬肾。切面可见皮质增宽，皮质、髓质分界清楚。

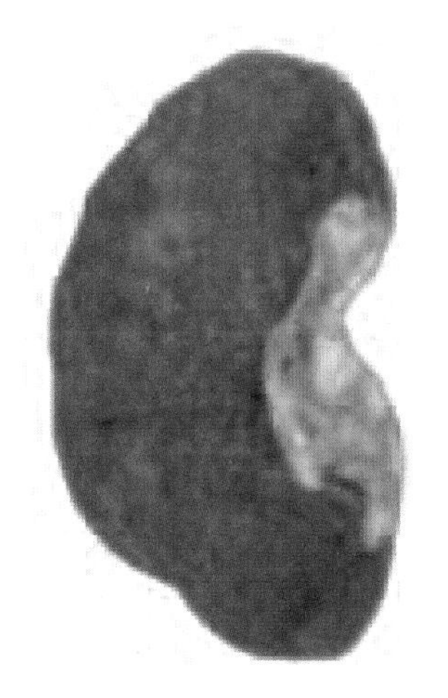
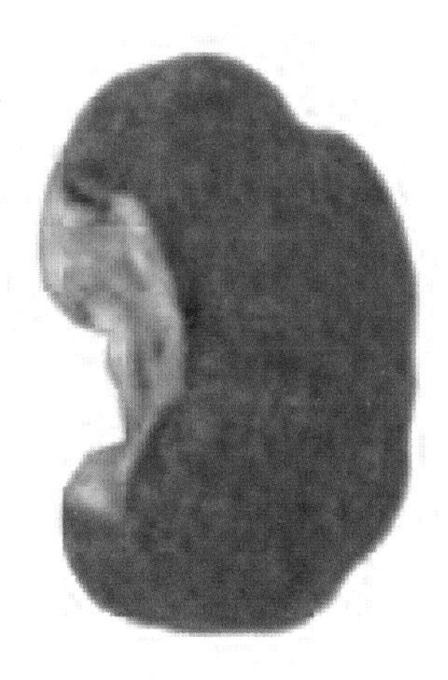

图10–1　急性肾小球肾炎

2. 慢性肾小球肾炎　双侧肾脏体积显著缩小，重量减轻，颜色苍白，质地变硬，表面布满大小较均一的细小颗粒（图10–2），因此称为继发性颗粒性固缩肾。

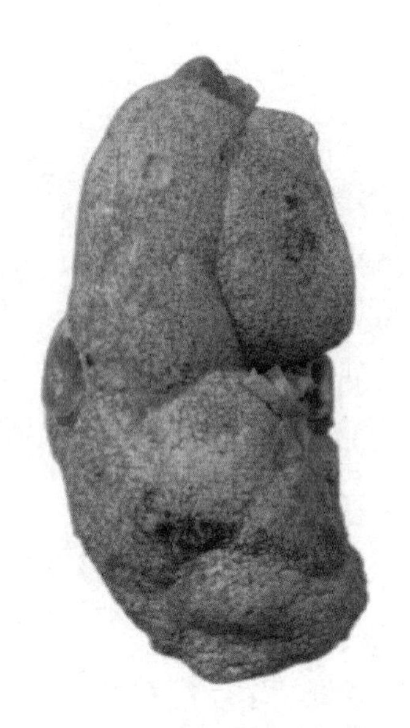

图10-2 慢性肾小球肾炎

切面可见皮质明显变薄，皮质、髓质分界不清。

3. 慢性肾盂肾炎 一侧或双侧肾脏体积缩小，灰白色，质硬，表面可见大小不等的凹陷性瘢痕。切面可见肾脏皮质、髓质分界不清，肾盂、肾盏变形。肾盂黏膜明显增厚、粗糙（图10–3）。

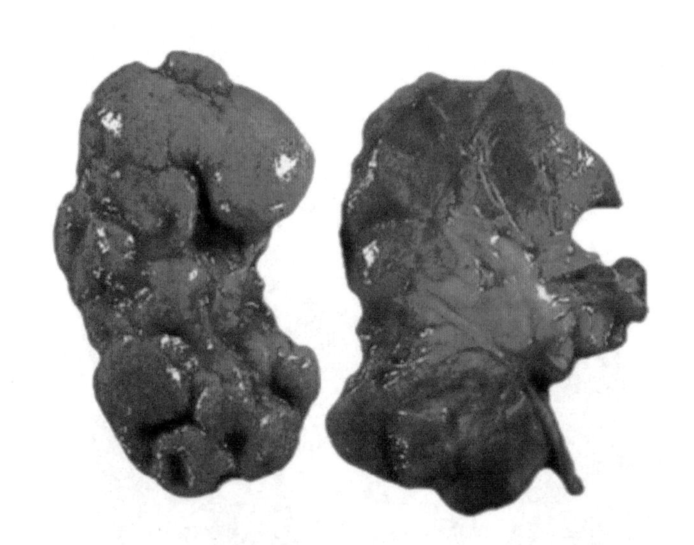

图10-3 慢性肾盂肾炎

4. 肾细胞癌 肿物多位于肾脏的上极或下极，呈单个圆形，与正常肾组织分界较清，有假包膜形成（图10–4）。

切面可见肿瘤呈灰白色、灰黄色和棕褐色，多种颜色交错的多彩的特征。

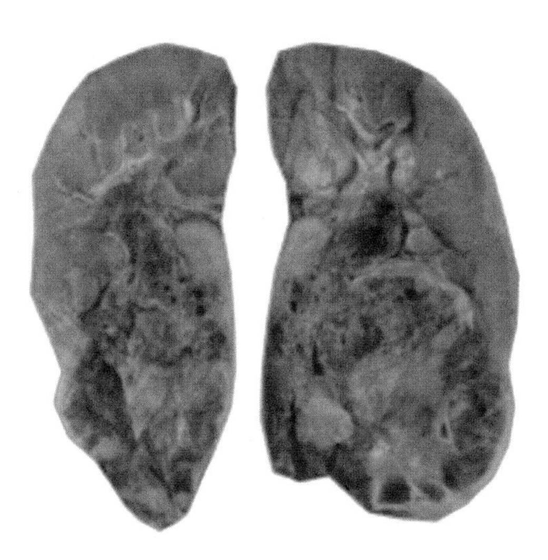

图10-4　肾细胞癌

5. 膀胱癌　膀胱内可见明显凸起于膀胱壁的肿物，好发于膀胱侧壁和膀胱三角区近输尿管开口处。肿物呈灰白色，乳头状（图10-5），乳头基底部有蒂与正常组织相连。切面可出现坏死。

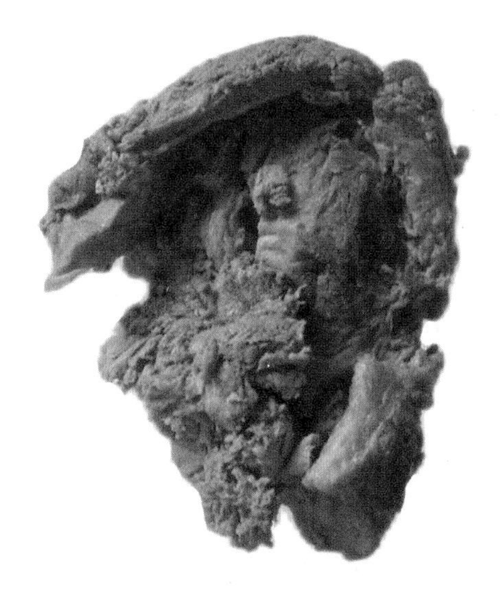

图10-5　膀胱癌

（二）组织切片

1. 急性肾小球肾炎　低倍镜见大多数肾小球体积增大，肾小管管腔变窄（图10-6）。

高倍镜见肾小球内皮细胞和系膜细胞肿胀、增生，肾小囊腔变窄，肾小球内可见中性粒细胞和单核细胞浸润。近曲小管上皮细胞内可见大量细小的粉染颗粒。肾小管管腔内出现管型。

2. 急进性肾小球肾炎　又称新月体性肾小球肾炎，低倍镜下可见大多数肾小球内有新月体形成，新月体使肾小球球囊腔变窄或闭塞，并压迫毛细血管丛。

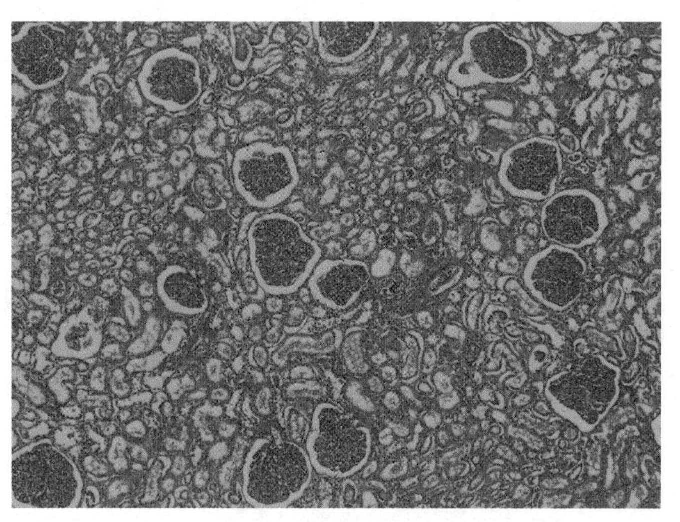

图10-6　急性肾小球肾炎　HE染色 × 40

高倍镜下，新月体主要由肾球囊的壁层上皮细胞和渗出的单核细胞构成，此为细胞性新月体。部分新月体内可见大量纤维成分，甚至发生玻璃样变，即为纤维性新月体（图10-7）。

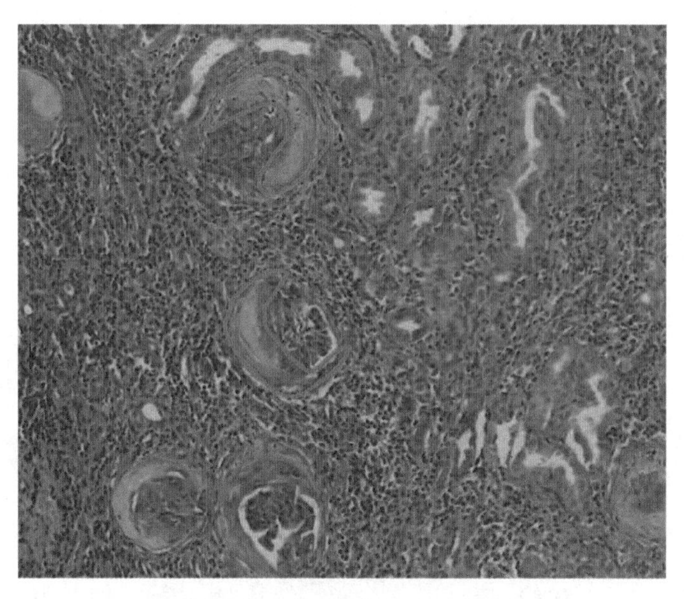

图10-7　新月体性肾小球肾炎　HE染色 × 400

3. 慢性肾小球肾炎　镜下可见大多数肾小球发生纤维化、玻璃样变，其所属肾小管萎缩或消失，间质纤维化，伴慢性炎细胞浸润。同时周边有少量肾小球代偿性肥大，其所属的肾小管扩张，腔内可见均质粉染物质。间质小动脉管壁增厚，管腔变窄（图10-8）。

4. 慢性肾盂肾炎　镜下间质发生纤维化，局灶性淋巴细胞和浆细胞浸润。肾小管大多萎缩消失，部分区域肾小管扩张，腔内有均质红染的管型，形似甲状腺滤泡。早期肾小球很少受累，肾球囊周围可发生纤维化，后期部分肾小球发生玻璃样变和纤维化（图10-9）。

5. 肾透明细胞癌　低倍镜下，癌组织呈条索状或巢状排列，肿瘤间质成分较少，血管丰富。

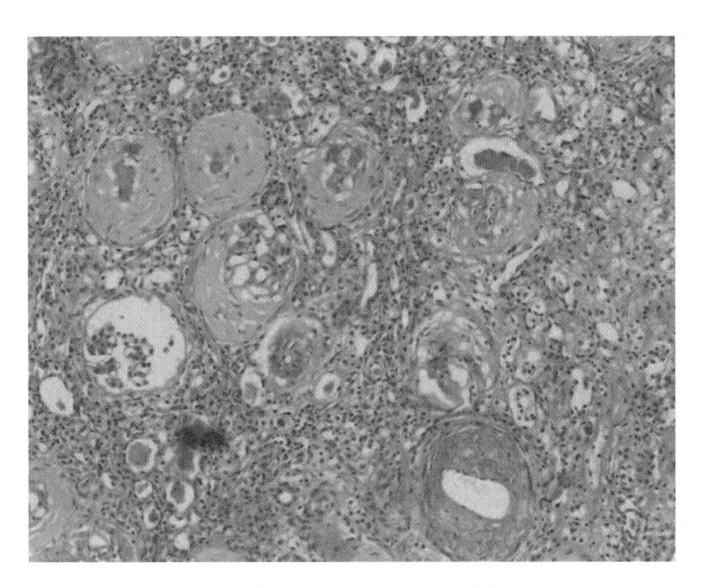

图10-8　慢性肾小球肾炎　HE染色×100

高倍镜下，肿瘤细胞体积较大，细胞呈卵圆形或多角形，胞质丰富、透明，细胞核居中（图10-10）。

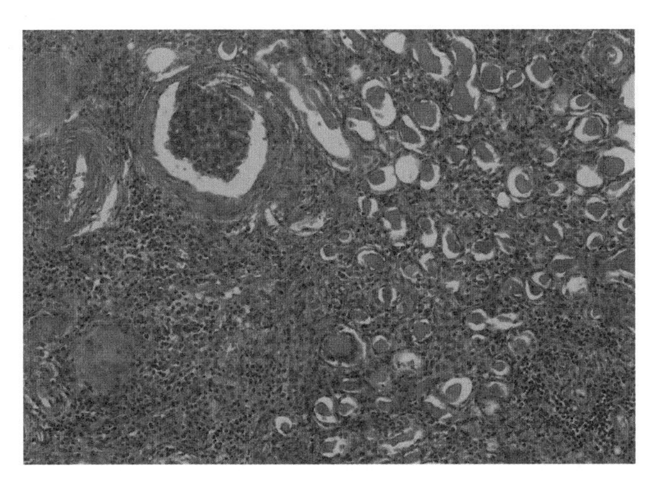

图10-9　慢性肾盂肾炎　HE染色×400

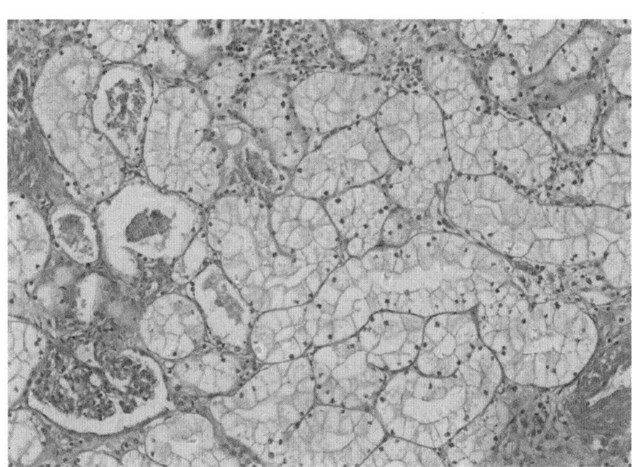

图10-10　肾透明细胞癌　HE染色×400

6.膀胱癌　低倍镜下见肿瘤组织由大量乳头状结构组成，乳头表面被覆上皮与移行上皮类似，细胞层次多，细胞排列紊乱，极性消失，异型性明显，乳头间质有少量纤维结缔组织和丰富的薄壁毛细血管（图10-11）。

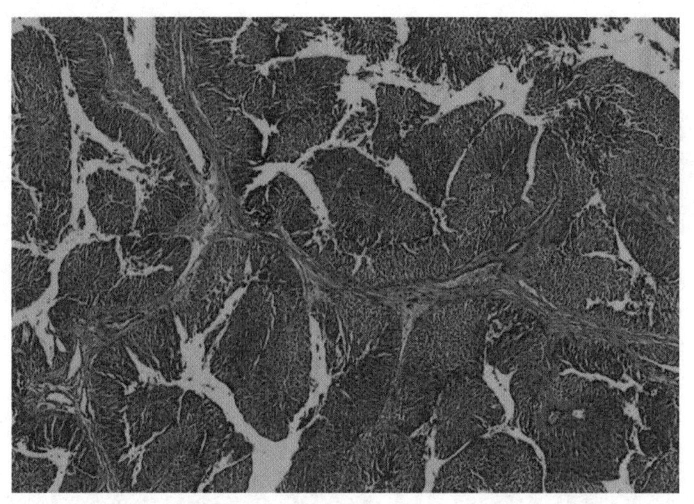

图10-11 膀胱乳头状尿路上皮癌 HE染色×100

知识点归纳与拓展

（一）重要知识点归纳

泌尿系统疾病包括肾脏和尿路相关疾病。常见的病变类型包括炎症、肿瘤和尿路梗阻等。肾脏作为泌尿系统最重要的器官，一旦发生病变对机体影响严重，本次实验项目主要介绍肾小球肾炎、肾盂肾炎以及肾和膀胱常见肿瘤。

1. 肾小球肾炎 肾小球肾炎是以肾小球损伤和改变为主的一组疾病。临床上常见的肾小球疾病有以下几种。

（1）急性肾小球肾炎：大体病变特征为大红肾或蚤咬肾；组织学特征是双侧肾脏肾小球内皮细胞和系膜细胞增生，可见炎细胞浸润，近曲小管上皮细胞变性。其临床表现为急性肾炎综合征（血尿、蛋白尿、水肿和高血压）。

（2）急进性肾小球肾炎：又称新月体性肾小球肾炎，大体病变特征为双侧肾脏体积增大，颜色苍白；组织学特征是肾小球壁层上皮增厚形成新月体。新月体使肾小球球囊狭窄或闭塞，可引起肾小球发生病变甚至坏死。其临床表现为急进性肾炎综合征（由水肿、血尿和蛋白尿迅速进展为少尿或无尿、氮质血症和尿毒症）。

（3）肾病综合征相关类型肾小球肾炎：膜性肾小球病、微小病变性肾小球病、局灶性节段性肾小球硬化、膜增生性肾小球肾炎和系膜增生性肾小球肾炎等。这些类型的肾小球病变临床表现均为肾病综合征（大量蛋白尿、低蛋白血症、高度水肿和高脂血症）。

（4）慢性肾小球肾炎：大体病变特征为继发性颗粒性固缩肾。组织学特征是大部分肾小球发生玻璃样变和硬化，其肾小管萎缩或消失，部分病变较轻的肾小球代偿性增大，其肾小管扩张，腔内可见管型。间质小动脉管壁增厚，管腔变小。其临床表现为慢性肾炎综合征（多尿、夜尿、低比重尿、高血压、贫血、氮质血症和尿毒症）。

2. 肾盂肾炎　肾盂肾炎是发生于肾盂、肾间质和肾小管的炎症性疾病。

（1）急性肾盂肾炎：大体病变特征是单侧或双侧肾脏体积增大，切面有散在的小脓肿，肾盂黏膜充血水肿，表面有脓性渗出物，严重时出现积脓。组织学病变特征为肾盂、肾盏、肾间质的灶状化脓性炎。临床表现主要有发热、白细胞增多等感染症状，以及膀胱刺激征，伴腰痛、脓尿、菌尿和血尿。

（2）慢性肾盂肾炎：大体病变特征为单侧或双侧肾脏不对称性缩小、变硬，出现不规则瘢痕。组织学特征为肾间质的慢性非特异性炎症，可见肾间质纤维化和局灶性淋巴细胞、浆细胞浸润。肾小球早期很少受累，后期部分肾小球可发生玻璃样变和纤维化。其临床表现可为急性肾盂肾炎反复发作，可以缓慢起病。

3. 肾癌　肾癌好发于肾脏上、下两极，表面有假包膜，切面呈多彩状。组织学类型有以下几种。

（1）肾透明细胞癌：最常见，细胞体积较大，呈圆形或多边形，胞质透明或呈颗粒状，间质毛细血管和血窦丰富，早期可发生血道转移。

（2）乳头状肾细胞癌：占肾细胞癌的10%～15%，癌细胞多为立方形或矮柱状，乳头状排列，乳头中轴间质内可见砂粒体和泡沫细胞。

（3）嫌色性肾细胞癌：约占肾细胞癌的5%，肿瘤细胞大小不一，胞质淡染或略嗜酸性，核周常见空晕。

4. 尿路与膀胱上皮肿瘤　尿路上皮肿瘤可发生于肾盂、输尿管、膀胱和尿道，但以膀胱最为常见。膀胱癌好发于膀胱侧壁和膀胱三角区近输尿管开口处，肿瘤可为单个，也可多发，可呈乳头状或扁平状。临床上最常见的症状为无痛性血尿，部分病例可出现膀胱刺激征、肾盂积水，甚至积脓。

（二）知识拓展

扫码看思维导图。

扫码看思维导图

临床思维训练课堂讨论、老师指导点评

1. 根据课前导学提供的病例和问题开展课堂讨论，各小组讨论后选代表发言。
2. 老师根据学生讨论和发言情况进行点评总结。

实验作业

绘图：急进性肾小球肾炎（10×40）。

课后测试

（一）线下测试

1. 弥漫性毛细血管内增生性肾小球肾炎最主要的病变是（　　）

A. 肾小球毛细血管扩张充血及血栓形成

B. 毛细血管内血栓形成及基底膜增厚

C. 嗜中性粒细胞浸润及肾球囊上皮细胞增生

D. 毛细血管壁纤维素样坏死

E. 毛细血管内皮细胞及系膜细胞增生

2. 下列哪种是新月体性肾小球肾炎的主要病变（　　）

A. 肾小管上皮细胞内有脂质沉积

B. 大量中性粒细胞渗出

C. 肾球囊壁层上皮细胞增生

D. 足细胞足突融合消失

E. 毛细血管基底膜增厚

3. 成年男尸，双肾明显缩小，表面呈细颗粒状，质硬，切面皮质明显变薄。病理诊断最大可能是（　　）

A. 慢性肾盂肾炎　　B. 膜性肾炎　　C. 膜性增生性肾炎

D. 慢性硬化性肾小球肾炎　　E. IgA肾病

4. 患者，男，12岁，面部及下肢水肿，尿蛋白，血压：150/100 mmHg，肾穿刺活检：肾小球体积增大，电镜见脏层上皮与基底膜之间有驼峰样致密沉积物。本例肾炎属于（　　）

A. 膜性肾炎　　B. 膜性增生性肾炎　　C. 毛细血管内增生性肾炎

D. 轻微病变型肾炎　　E. IgA肾病

5. 膀胱癌最好发的部位是（　　）

A. 膀胱底　　B. 膀胱三角区　　C. 膀胱颈

D. 膀胱体　　E. 尿道口

（二）线上测试，扫码答题并查看答案解析

（三）课后思考题

1. 简述急性肾小球肾炎的大体和镜下形态特征，并解释其临床病理联系。

2. 辨别急性肾小球肾炎和急进性肾盂肾炎大体和镜下形态有何不同。

3. 简述慢性肾小球肾炎的大体和镜下形态特征，并解释其临床病理联系。

4. 辨别慢性肾小球肾炎和慢性肾盂肾炎大体和镜下形态有何不同。

（郭　珺）

实验十一 生殖系统和乳腺疾病

知识拓展

子宫颈癌

子宫颈癌是女性生殖系统常见的恶性肿瘤，发病率仅次于乳腺癌。每年世界约有50万女性被诊断为子宫颈癌，其中25万多人死亡。子宫颈癌的分子学显示，人乳头瘤病毒（HPV）在子宫颈癌的发生中起着关键性的作用，因为有大于90%的子宫颈癌活体组织检查发现有高风险型HPV的DNA序列，在这些活体组织中的每一个细胞及该肿瘤的转移灶中都含有病毒DNA。

随着子宫颈癌筛查技术和接种HPV疫苗的普及，越来越多的子宫颈癌和癌前病变得以早期发现和及时治疗。

课前导学

1. 前期知识储备 复习乳腺、子宫、卵巢等相关的解剖学、组织学、生理学及病理学等相关理论知识。自我评价相关知识的储备情况，明确学习目标。

2. 回顾生殖系统和乳腺的解剖学与组织学 生殖系统以及乳腺在繁衍后代和形成并保持第二性征上起到很重要的作用。在日常生活中，男、女性生殖系统和乳腺疾病也是常见的疾病。子宫颈癌、乳腺癌是女性常见的恶性肿瘤，是本章学习的重点。除肿瘤、炎症性疾病外，内分泌的紊乱常可引起子宫、前列腺、乳腺发生疾病。

（1）生殖系统和乳腺解剖学：

1）生殖系统包括内生殖器和外生殖器两部分。女性内生殖器，包括生殖腺（卵巢）、输送管道（输卵管、子宫和阴道）和附属腺（前庭大腺）。女性外生殖器官即外阴，包括阴阜、大阴唇、小阴唇、阴蒂、阴道前庭（图11–1A）。男性内生殖器由生殖腺（睾丸）、输精管道（附睾、输精管、男性尿道）和附属腺（精囊、前列腺、尿道球腺）组成。男性外生殖器为阴茎和阴囊（图11–1B）。

2）乳房是皮肤特殊分化的器官，由皮肤、脂肪组织、纤维组织和乳腺构成。乳腺被结缔组织分隔成15 ~ 25个乳腺叶，每个乳腺叶又分为若干个乳腺小叶。由于乳腺是分泌乳汁、哺育婴儿的器官，其腺组织的形态结构变化与女性激素水平密切相关，故将乳腺疾病与生殖系统疾病一起介绍。

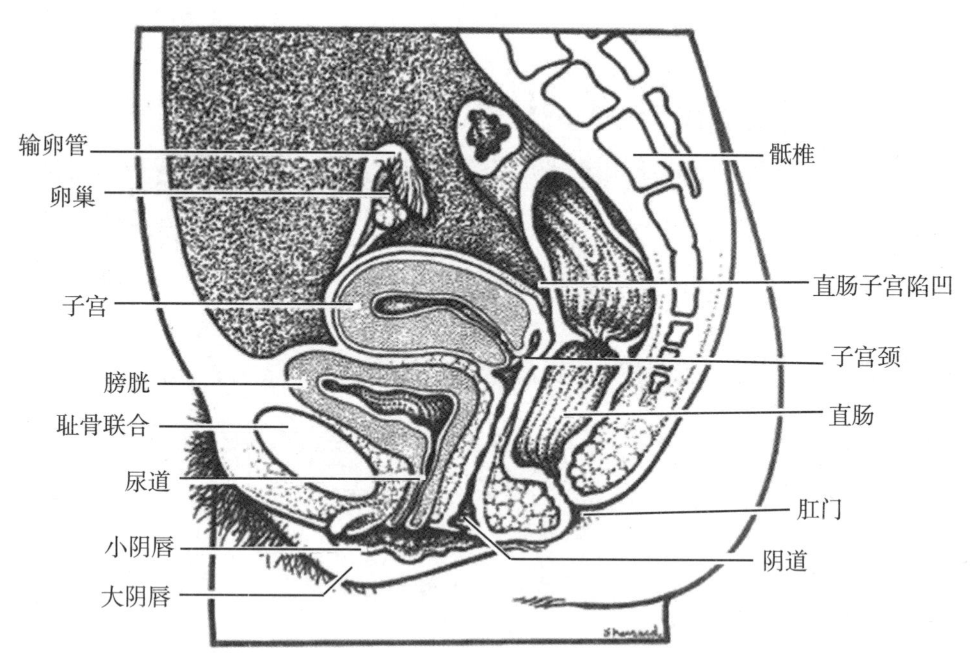

图11-1A　女性生殖系统

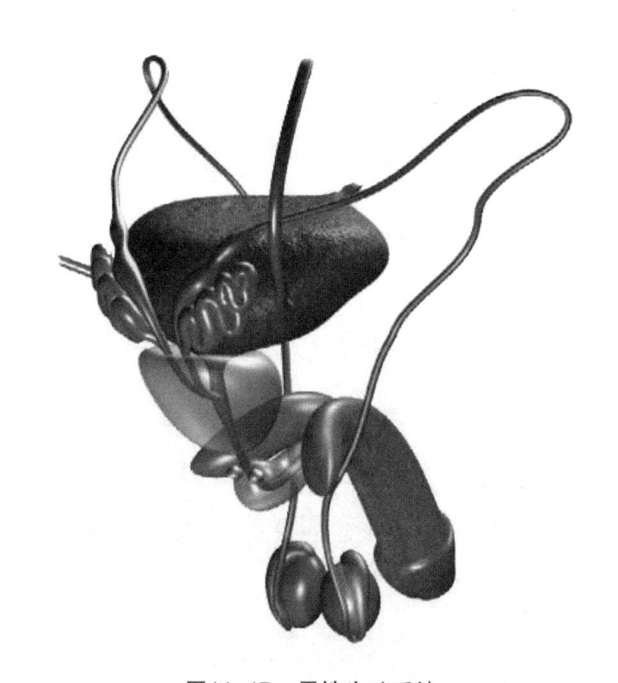

图11-1B　男性生殖系统

（2）正常组织学：

1）子宫壁的组织结构：子宫壁由三层结构组成，由内向外分别为：内膜、肌层、外膜（图11–2）。内膜由单层柱状上皮和固有层组成。根据功能和结构的不同分为功能层和基底层。功能层较厚，位于内膜浅层，自青春期开始在卵巢激素的作用下发生周期性剥脱、出血，形成月经。基底层较薄，靠近肌层，该层不脱落，有较强的增生和修复的功能。

2）乳腺组织学：成年女性的乳腺由一系列的导管、小管、小叶腺泡和纤维脂肪组织构成，分为活动期乳腺和静止期乳腺，静止期成年乳腺以间质成分为主（图11-3），纤维与脂肪组织所占比例存在年龄和个体差异。

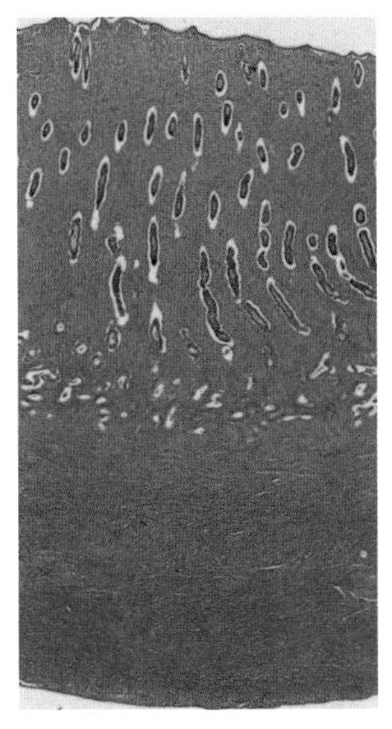
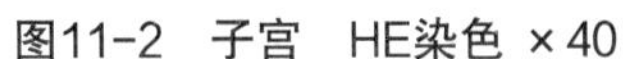

图11-2　子宫　HE染色 ×40

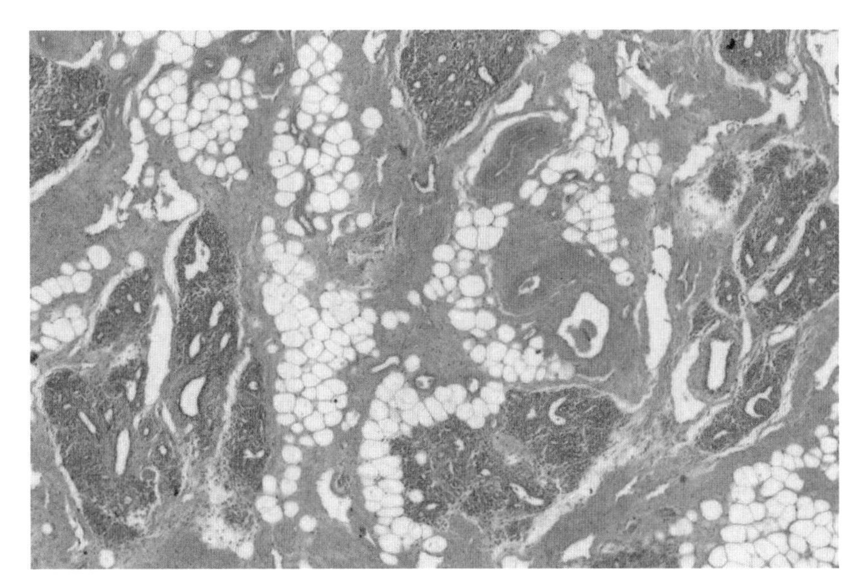

图11-3　静止期乳腺　HE染色 ×100

3. 学生线上完成

（1）数字资源：观察大体标本、组织切片和视频。

1）大体标本：子宫颈癌、子宫内膜癌、葡萄胎、侵蚀性葡萄胎、绒毛膜癌、卵巢黏液性囊腺瘤、乳腺癌。

2）组织切片：慢性子宫颈炎、子宫颈鳞状细胞癌、子宫内膜增生症、子宫内膜腺癌、葡萄胎、前列腺增生症、乳腺浸润性导管癌。

（2）线上发布的预习课件。

（3）线上课前测试。

4. 临床思维训练及讨论

（1）病例：患者，女，35岁。因消瘦、咯血3个月入院。曾在外院X线检查发现双肺弥漫性灶状阴影，行抗结核治疗效果不佳。患者入院后行妇科检查，子宫略增大，血及尿中hCG明显升高，宫腔刮出物中未见绒毛结构。患者半年前妊娠后阴道出血，有葡萄胎手术史。

（2）根据病例思考以下问题，并查阅资料进行分析，列出回答问题的思路，以备课堂讨论。

1）结合病史及各项检查，该患者最可能的病理诊断是什么？

2）本例患者肿瘤转移的主要途径是什么？

3）该病变与葡萄胎的病理变化不同之处是什么？

实验目的

1. 知识目标

（1）归纳子宫、乳腺常见肿瘤的发生部位、形态学特点及生物学特性，滋养层细胞疾病的类型、各类型的大体和组织学结构特征及疾病之间的鉴别点。

（2）描述慢性子宫颈炎、子宫内膜增生症、卵巢肿瘤的类型及病变特点。

（3）归纳前列腺增生症和前列腺癌的病变特点。

2. 能力目标　通过本次实验课的学习，能够将生殖系统和乳腺肿瘤的典型病理变化和临床表现联系起来。

3. 素质目标

（1）养成严谨、勤奋的学习风气和务实创新的工作作风。

（2）结合职业道德教育，培养学生的健康品格和人文素质。

课程思政

2019年年底，厦门大学夏宁邵团队携手万泰生物，历经16年、上万次实验自主研发的二价子宫颈癌疫苗（HPV疫苗）——馨可宁，成为首个获批上市的国产子宫颈癌疫苗。

在我国，子宫颈癌是第二大女性恶性肿瘤，每年新发病例约11万例。然而，子宫颈癌疫苗向来只能依靠进口，葛兰素史克二价疫苗三次接种要花1740元，曾因量少价高，成为女性口中的“奢侈品”。馨可宁上市后，覆盖9~45岁女性，每针329元。9~14岁打两针，全程658元；超过14岁打三针，全程也只需987元。夏宁邵团队的成功，为我国适龄女性接种子宫颈癌疫苗提供了新的选择，也使我国继美国、英国之后，成为世界上第三个具备子宫颈癌疫苗自主供应能力的国家。

实验内容

大体标本

子宫颈癌	carcinoma of the cervix
子宫内膜癌	endometrial carcinoma
葡萄胎	hydatidiform mole
侵蚀性葡萄胎	invasive mole
绒毛膜癌	choriocarcinoma
卵巢黏液性囊腺瘤	mucinous cystadenoma of ovary
乳腺癌	carcinoma of breast

组织切片

慢性子宫颈炎	chronic cervicitis
子宫颈鳞状细胞癌	squamous cell carcinoma of the cervix
子宫内膜增生症	endometrial hyperplasia
子宫内膜腺癌	endometrial adenocarcinoma
葡萄胎	hydatidiform mole
前列腺增生症	hyperplasia of prostate
乳腺浸润性导管癌	invasive ductal carcinoma of breast

（一）大体标本

1. 子宫颈癌　子宫颈癌肉眼观可分为4型。

（1）糜烂型：病变处黏膜潮红、呈颗粒状，质脆，触之易出血。

（2）外生菜花型：肿物呈外生性向子宫颈表面生长，形成灰白色或淡红色乳头状或菜花状突起，常见出血、坏死和浅表溃疡（图11-4A）。

（3）内生浸润型：癌组织向子宫颈管壁呈内生浸润性生长，子宫颈前后唇变硬，表面常较光滑（图11-4B）。

（4）溃疡型：癌组织除向深部浸润外，表面同时有大块坏死脱落，形成溃疡，似火山口状（图11-4C）。

切面见子宫颈由灰白色癌组织取代，无包膜，癌组织已侵及宫体，与周围组织界线不清。

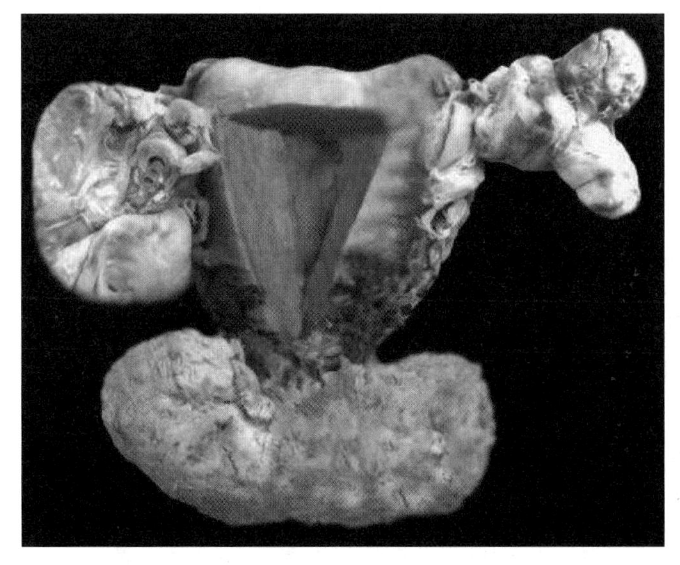

图11-4A　外生菜花型

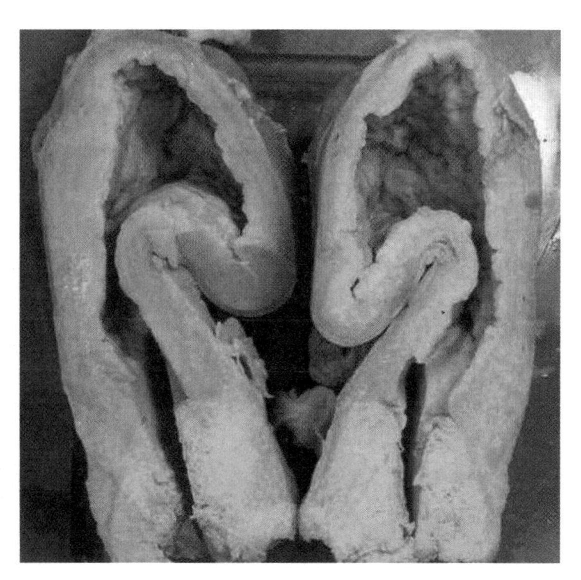

图11-4B　内生浸润型

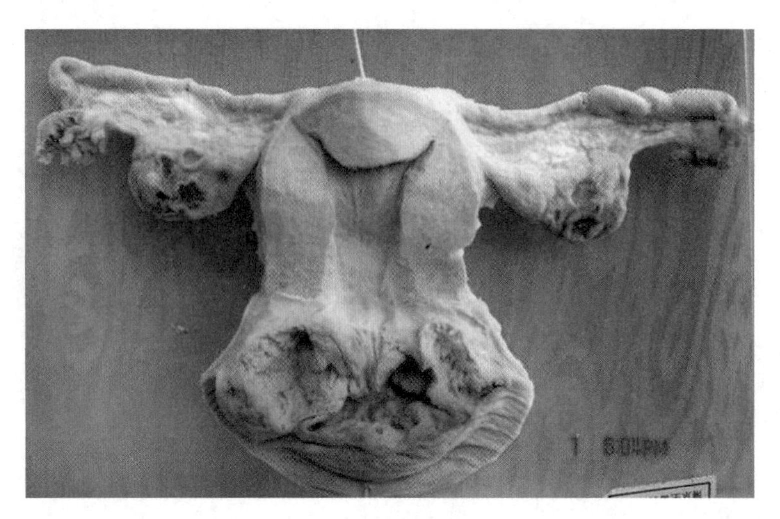

图11-4C 溃疡型

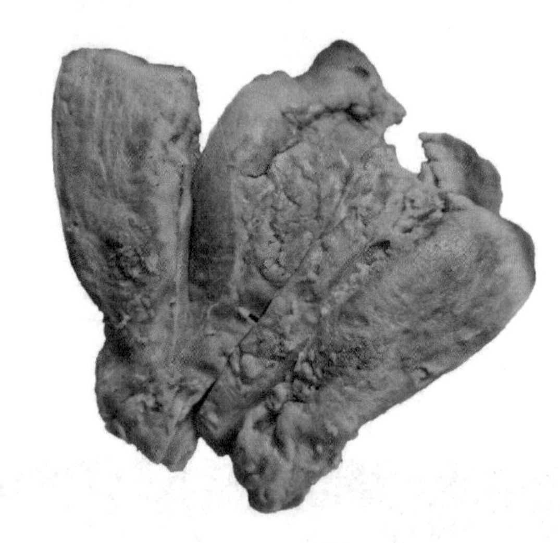

图11-5 子宫内膜癌

2. 子宫内膜癌 子宫体增大，子宫腔由灰白色癌组织充填。切面可见子宫内膜弥漫性增厚，略呈不规则乳头状突起，灰白边、质脆，常有出血、坏死或溃疡形成，并浸润子宫肌层（图11-5）。

3. 葡萄胎 子宫体显著增大，子宫腔内见绒毛高度水肿形成大量大小不等的透明或半透明水泡状物（图11-6A），其间有细蒂相连，状似葡萄。

宫腔刮除的透明或半透明、薄壁的水泡状物（图11-6B），直径0.1～1 cm不等，内含清亮液体，水泡状物之间有细蒂相连。

4. 侵蚀性葡萄胎 子宫体明显增大，宫腔内可见大小不等的半透明葡萄状物，部分水泡状绒毛侵入子宫肌

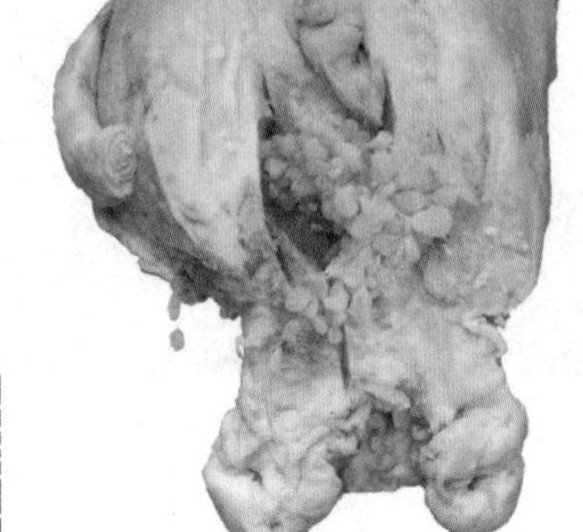

图11-6A 葡萄胎

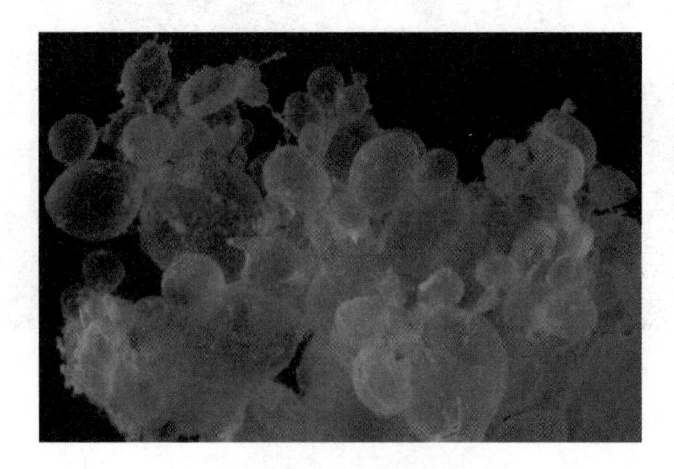

图11-6B 宫腔内容物

层，可见子宫肌层局部组织发生出血、坏死，呈暗红色（图11–7）。

5. 绒毛膜癌　子宫腔内可见散在的大小不等的暗红色出血结节，单个或多个，暗红色，质软脆。

切面见癌结节可突入宫腔或向子宫肌层浸润，并常穿透子宫壁达浆膜外，形成暗红色肿块（图11–8）。

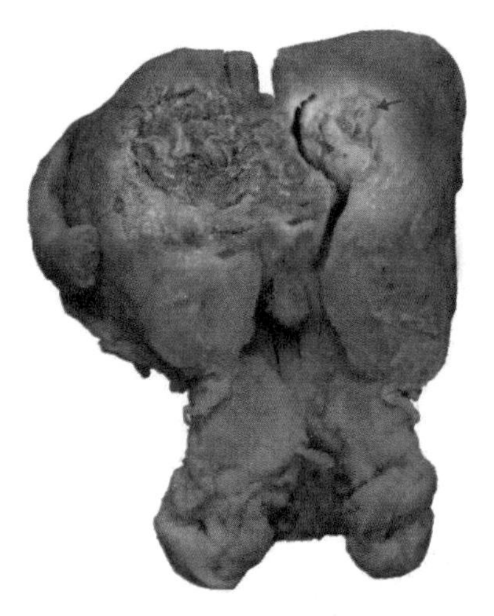

图11–7　侵蚀性葡萄胎

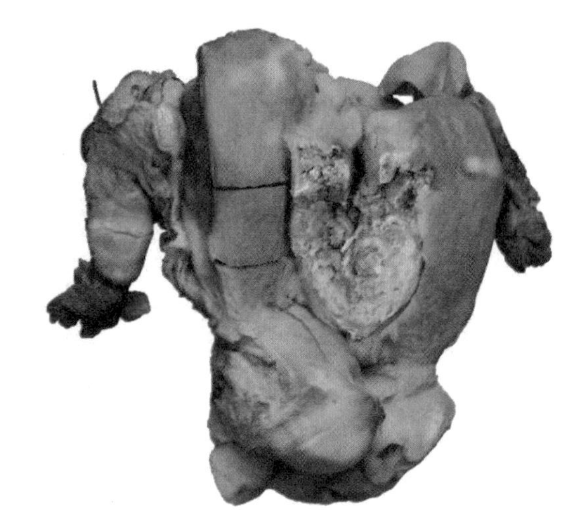

图11–8　绒毛膜癌

6. 卵巢黏液性囊腺瘤　肿瘤呈椭圆形，囊性，质软，包膜完整。

切面见肿瘤呈多房性，囊壁厚薄不一，囊壁内表面光滑，局灶粗糙；囊腔内常含有半透明、淡黄色或胶冻样物质（图11–9）。

7. 乳腺癌　肿块多位于乳腺外上象限皮下，也可隆起于乳腺表面，形成单个或多个癌结节，灰白色，质硬，与周围组织分界不清。皮肤可呈橘皮样改变。

切面可见癌组织灰白色，无包膜，呈树根状或放射状侵入邻近的纤维脂肪组织内（图11–10），并与表面皮肤粘连。如癌组织邻近乳头常致乳头下陷。

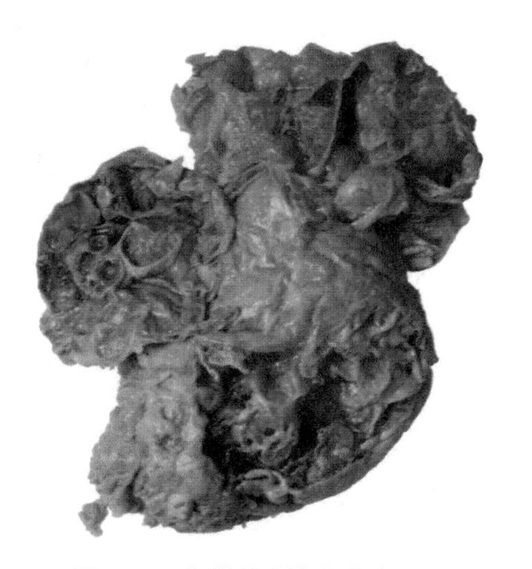

图11–9　卵巢黏液性囊腺瘤

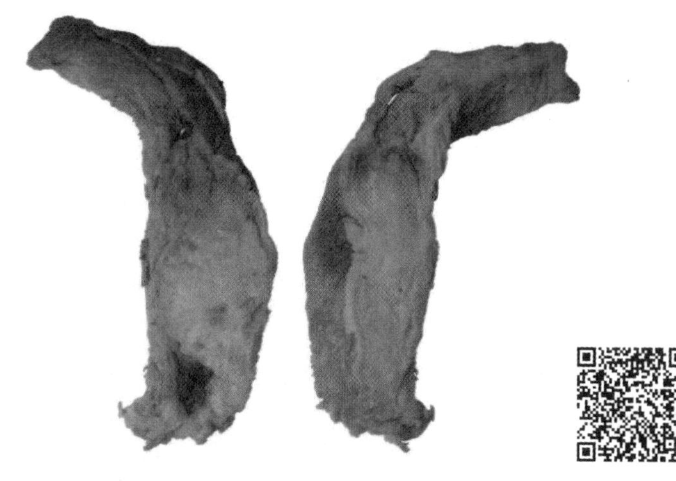

图11–10　乳腺癌

（二）组织切片

1. 慢性子宫颈炎 子宫颈黏膜部分鳞状上皮脱落，由柱状上皮取代（图11-11），其下固有层充血和水肿，部分区域见腺体增生、扩张成囊状。子宫颈腺上皮可伴有增生及鳞状上皮化生。

高倍镜下，黏膜固有层毛细血管扩张、充血，间质内有淋巴细胞、浆细胞等慢性炎细胞浸润。

2. 子宫颈鳞状细胞癌 癌组织呈浸润性生长，肿瘤实质与间质分界清楚，癌细胞呈团块状、条索状或不规则形态排列形成癌巢（图11-12），间质内纤维组织增生，少量淋巴细胞、浆细胞浸润。低分化鳞状细胞癌无角化珠形成，细胞间桥少或无。

高倍镜下，癌细胞排列紊乱，异型性明显，易见病理性核分裂象。癌巢中央见少数细胞角化。

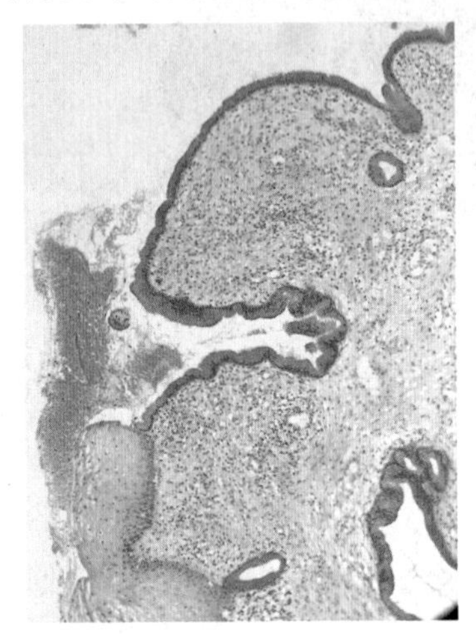

图11-11 慢性子宫颈炎 HE染色×100

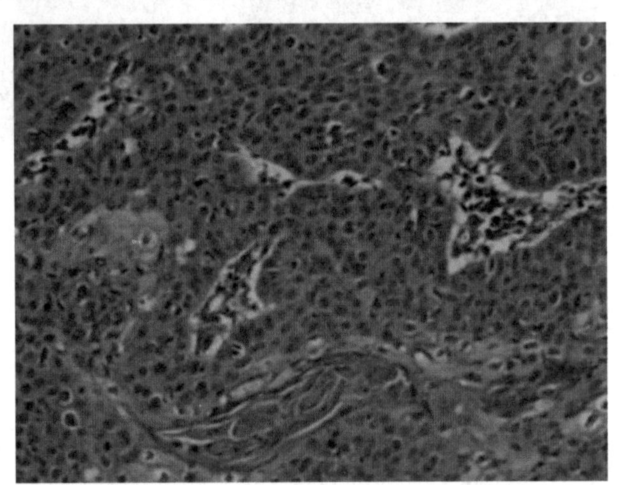

图11-12 子宫颈鳞状细胞癌 HE染色×200

3. 子宫内膜增生症 子宫内膜的腺体或间质增生，按照细胞形态和腺体结构增生和分化程度的不同分为：单纯性增生（腺体数量增多，大小不一，分布不均，部分腺体明显扩张成小囊，间质细胞明显增生、致密，如图11-13A所示）、复杂性增生（腺体明显增生拥挤，结构复杂且不规则，内膜间质明显减少，无细胞异型性，如图11-13B所示）和异型增生（腺体显著拥挤，出现背靠背现象，伴有上皮细胞的异型性）。

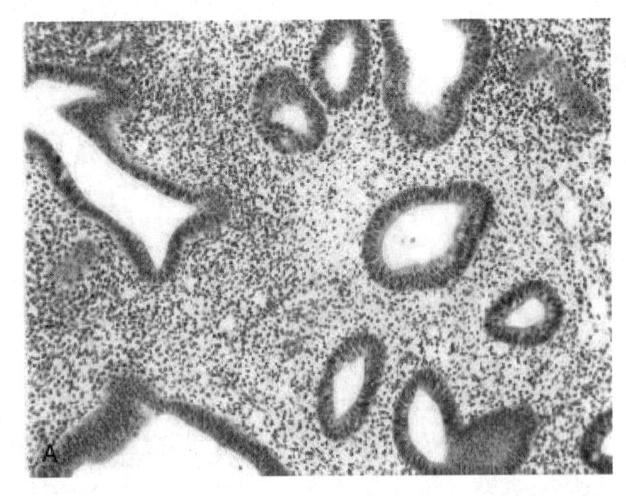

图11-13A 子宫内膜增生症（单纯性增生） HE染色×100

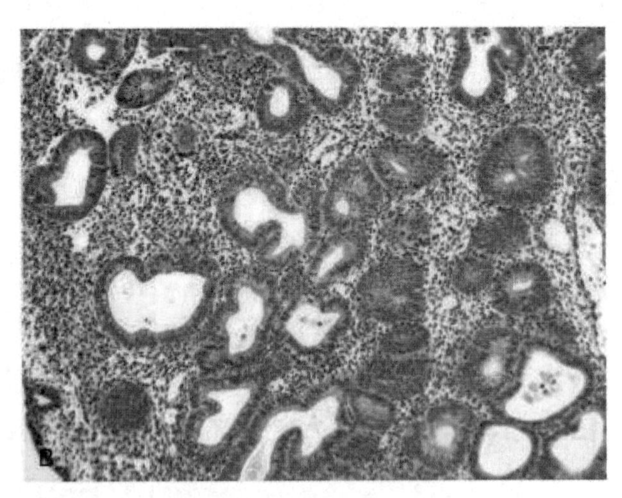

图11-13B 子宫内膜增生症（复杂性增生） HE染色×100

4. 子宫内膜腺癌　癌细胞排列呈腺管状结构，腺体大小不一，形状不规则，排列拥挤、紊乱，癌细胞多呈柱状，单层或复层排列。高倍镜下，癌细胞有异型性，大小不一，核大，核质比增大，核染色质粗，核仁增大，核分裂象易见（图11–14）。

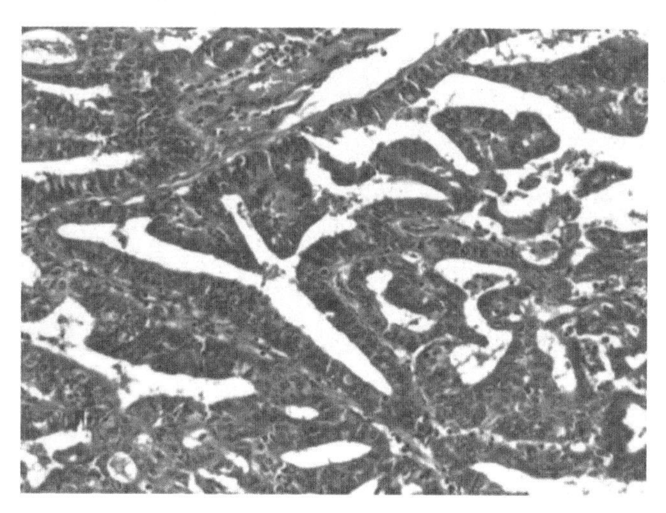

图11–14　子宫内膜腺癌　HE染色 × 100

5. 葡萄胎　绒毛大小不等，绒毛间质高度水肿。绒毛间质内血管消失，或见少量无功能的毛细血管，内无红细胞。绒毛表面的滋养层细胞有不同程度的增生，部分区域形成团块（图11–15A）。高倍镜下，增生的滋养层细胞包括合体滋养层细胞（细胞体积大而不规则，胞质丰富，嗜酸性，呈深红色，多核，核深染，细胞界线不清）和细胞滋养层细胞（细胞立方或多边形，胞质淡染，核圆居中，细胞界线清），并有轻度异型性（图11–15B）。

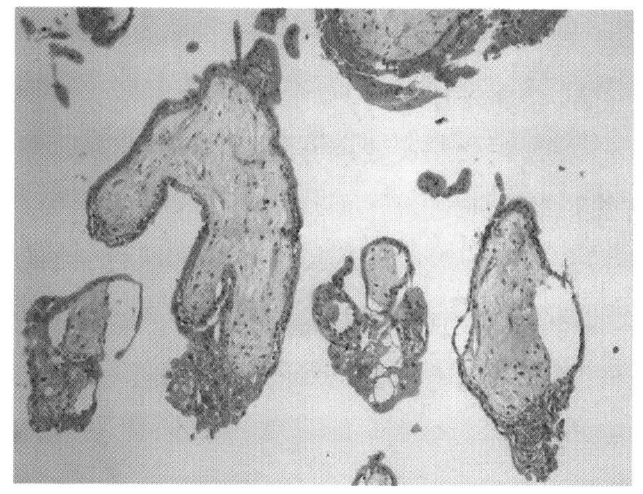

图11–15A　葡萄胎　HE染色 × 100

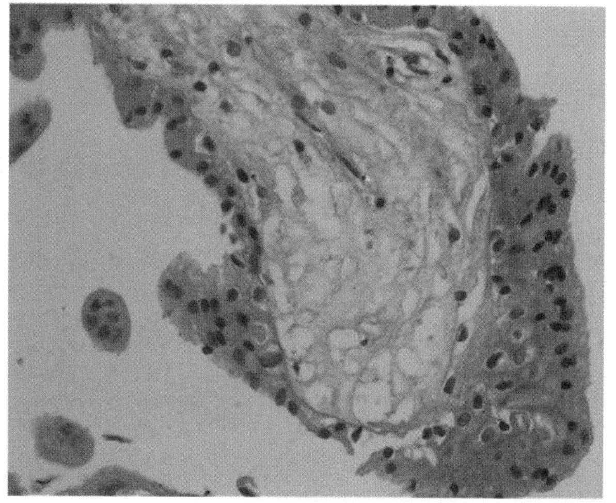

图11–15B　葡萄胎　HE染色 × 400

6. 前列腺增生症　前列腺增生的成分主要由纤维、平滑肌和腺体构成。腺体数目增加，腺腔扩张，上皮细胞双层排列，局部可向腔内形成乳头状突起，腔内常含有淀粉小体。

高倍镜下，腺体的上皮由两层细胞构成，内层细胞呈柱状，外层细胞呈立方或扁平形，周围有完整的基膜包绕（图11–16）。

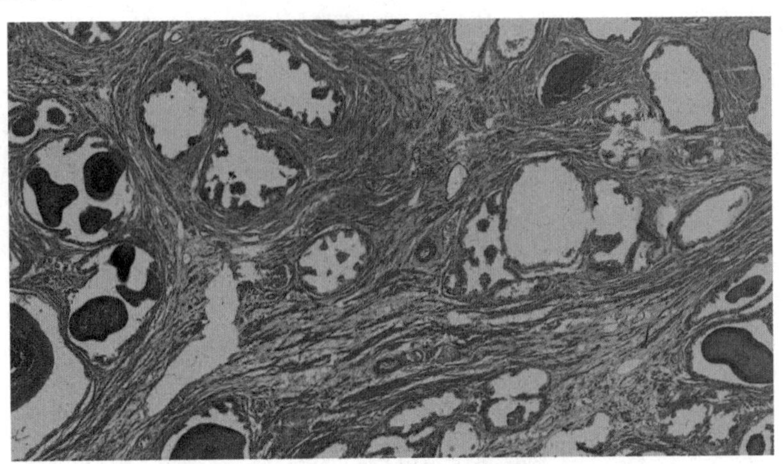

图11–16　前列腺增生症　HE染色×100

7. 乳腺浸润性导管癌

癌细胞排列成大小不等、外形不规则的巢状、团索状或伴有腺样结构，间质致密的纤维组织增生，与癌巢分界清楚，间质内常有数量不等的淋巴细胞浸润。局部区域见导管内原位癌改变（导管明显扩张，癌细胞局限于扩张的导管内，可呈实性、乳头状、筛状等多种方式排列，导管基底膜完整，如图11–17所示）。

高倍镜下，癌细胞在间质内浸润生长，癌细胞大小、形态各异，核大，染色深浅不一，核分裂象多见。

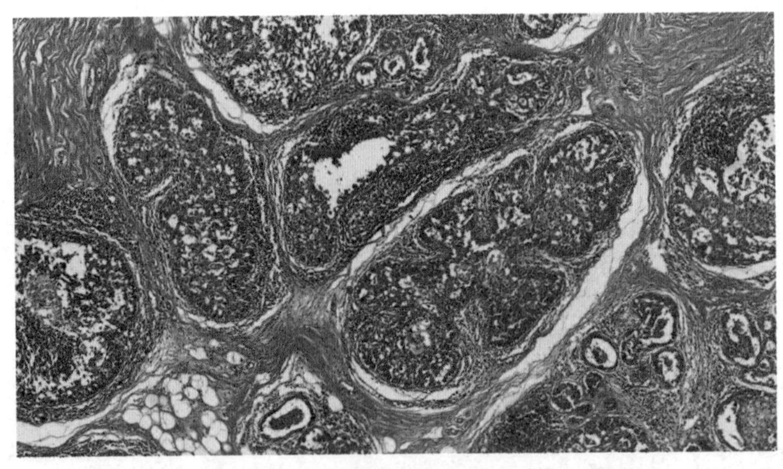

图11–17　乳腺浸润性导管癌　HE染色×100

知识点归纳与拓展

（一）重要知识点归纳

1. 子宫颈疾病　常见的子宫颈疾病有以下几种。

（1）慢性子宫颈炎：育龄期妇女最常见的妇科疾病，基本病变为子宫颈黏膜上皮、腺体增生和鳞状上皮化生，黏膜充血水肿，黏膜和黏膜下间质有淋巴细胞、浆细胞浸润，常表现为子宫颈糜烂、子宫颈息肉、子宫颈腺体囊肿等形式。

（2）子宫颈癌，女性生殖系统中最常见的恶性肿瘤之一，大体形态分为四型，即糜烂型、外生菜花型、内生浸润型、溃疡型。

按组织学类型分为以下几种。

1）鳞状细胞癌：占子宫颈癌的80%～90%，按癌细胞浸润的深度不同又分为原位癌（癌变限于被覆鳞状上皮内，其基底膜完整）、早期浸润癌（癌细胞突破基底膜向固有膜间质内浸润，浸润深度不超过基底膜下5 mm且浸润宽度不超过7 mm者）和浸润癌（癌组织向间质内浸润性生长，浸润深度超过基底膜下5 mm或浸润宽度超过7 mm者）。

2）腺癌：较少见，好发于子宫颈外口和子宫颈管内，外观上与鳞癌无明显区别。

2. 子宫体疾病　子宫体常见疾病有以下几种。

（1）子宫内膜增生症：由于雌激素增高引起的子宫内膜腺体或间质增生，子宫内膜可呈弥漫性或局灶性增生。根据细胞形态和腺体结构增生及分化程度分为单纯性增生、复杂性增生和异型增生（不典型增生）三种类型，临床上常表现为功能性子宫出血。

（2）子宫内膜腺癌：来源于子宫内膜上皮细胞的恶性肿瘤，肉眼类型有弥漫型（癌组织遍及内膜大部分或全部，使内膜呈不规则增厚或呈息肉状突起）和局限型（少见，癌组织局限于内膜的一个区域）。镜下分为高分化、中分化和低分化腺癌。

3. 滋养层细胞疾病　常见的滋养层细胞疾病包括以下几种。

（1）葡萄胎：又称水泡状胎块，以绒毛间质高度水肿、间质内血管减少或消失、滋养层细胞不同程度的增生为特征，形成许多水泡，内含清亮液体，有蒂相连，形似葡萄。

（2）侵蚀性葡萄胎：介于葡萄胎和绒毛膜上皮癌之间的交界性肿瘤，其基本病变是水泡状绒毛侵入子宫肌层，引起子宫肌层出血、坏死，甚至向子宫外侵袭累及韧带，或经血管形成栓塞。滋养层细胞增生程度和异型性更显著。

（3）绒毛膜癌：源自妊娠绒毛滋养层上皮的高度侵袭性恶性肿瘤，少数可发生于性腺或其他组织的多潜能细胞。病变特点在子宫不同部位出现单个或多个暗红色出血结节，常侵入深肌层，甚至穿透子宫壁达浆膜外；镜下绒毛结构消失，无间质血管，癌组织由分化不良的似合体细胞滋养层和似细胞滋养层两种瘤细胞组成，细胞异型性明显，核分裂象易见。

4. 卵巢肿瘤　卵巢肿瘤按照其组织发生分为以下几种。

（1）上皮性肿瘤：最常见，包括浆液性肿瘤、黏液性肿瘤、子宫内膜样肿瘤，可分为良性、恶性和交界性。

（2）生殖细胞肿瘤：包括畸胎瘤、无性细胞瘤、胚胎性癌、卵黄囊瘤和绒毛膜癌。

（3）性索间质肿瘤：包括颗粒细胞瘤、卵泡膜细胞瘤、支持–间质细胞瘤等。

5. 前列腺疾病　常见的前列腺疾病有以下几种。

（1）前列腺增生症：基本病变表现为前列腺结节状增大，组织学见前列腺腺体、间质平滑肌和纤维组织不同程度的增生，可伴有腺体囊性扩张或腺上皮增生呈乳头状突入腺腔内，腺腔内可见淀粉样小体或钙化的小结。

（2）前列腺癌：多发生于前列腺的周围区，表现为单个或多个灰白色质硬或质韧结节，组织学类型主要为腺癌，腺体由单层细胞构成，外层的基底细胞缺如及核仁增大是高分化腺癌的主要诊断依据；低分化癌中癌细胞排列成条索、巢状或片状。

6. 乳腺疾病 常见乳腺疾病有以下几种。

（1）乳腺纤维腺瘤，乳腺最常见的良性肿瘤，主要由增生的纤维间质和腺体组成，腺体呈圆形、卵圆形或被挤压呈裂隙状，间质常较疏松，可发生玻璃样变或钙化。

（2）乳腺癌，是女性常见恶性肿瘤之一，多发生在乳腺外上象限，可分为非浸润性癌、浸润性癌和特殊类型癌。其中以浸润性导管癌最常见，肉眼特征为灰白、质硬、分界不清的肿块、皮肤橘皮样变和乳头下陷，切面有沙砾感，无包膜，常可见癌组织呈树根状侵入邻近组织内浸润性生长；组织学形态多种多样，癌细胞排列成巢状、团索状或伴有少量腺样结构，癌细胞有明显异型性，在纤维间质内浸润生长。

（二）知识拓展

扫码看思维导图。

扫码看思维导图

临床思维训练课堂讨论、老师指导点评

1. 根据课前导学提供的病例和问题开展课堂讨论，各小组讨论后选代表发言。
2. 老师根据学生讨论和发言情况进行点评总结。

实验作业

绘图：葡萄胎（10×10）。

课后测试

（一）线下测试

1. 子宫颈癌的始发部位通常是（　　）

A. 子宫颈组织学内口区　　B. 子宫颈管柱状上皮区

C. 子宫颈移行带区　　D. 子宫颈解剖学内口区

E. 子宫颈鳞状上皮区

2. 女，45岁。体检发现右乳肿块，直径2 cm，活动度差，边界不清。术后病理可见乳腺间质中有串珠样单行癌细胞排列。最可能的诊断是（　　）

A. 导管原位癌　　B. 小叶原位癌
C. 小叶浸润癌　　D. 髓样癌
E. 导管浸润癌

3. 侵蚀性葡萄胎与葡萄胎病理的主要区别点是（　　）
A. 细胞滋养层细胞增生　　B. 合体滋养层细胞增生
C. 子宫深肌层见水泡状绒毛　　D. 绒毛间质血管消失
E. 绒毛水肿呈水泡状

4. 下列乳腺癌类型中常表现为粉刺样坏死的是（　　）
A. 浸润性小叶癌　　B. 浸润性导管癌
C. 导管内原位癌　　D. 小叶原位癌
E. 髓样癌

5. 女，52岁，阴道不规则出血，阴道镜检查见子宫有菜花样肿物，表面出血坏死，最可能的诊断是（　　）
A. 子宫颈炎症　　B. 子宫颈息肉
C. 子宫颈癌　　D. 子宫颈囊肿
E. 子宫颈肥大

（二）线上测试，扫码答题并查看答案解析

（三）课后思考题

1. 子宫颈上皮内瘤变、子宫颈原位癌、原位癌累及腺体的光镜下形态学特点分别是什么？它们是否一定会发展为浸润癌？
2. 简述子宫内膜增生症的肉眼特点及镜下组织学分型。
3. 简述葡萄胎、侵蚀性葡萄胎和绒毛膜癌的病变特点及其联系与区别。
4. 子宫腔刮除术的标本可以诊断侵蚀性葡萄胎吗？为什么？
5. 临床上患者出现阴道不规则出血可见于哪些疾病？如何鉴别？
6. 简述卵巢囊腺瘤的主要类型及其病变特点。
7. 简述前列腺增生症的组织学特点。
8. 临床上患者发现乳腺肿块时，应考虑哪些疾病？简述其病变特点。

（周丹雅　袁苗苗）

实验十二　内分泌系统疾病

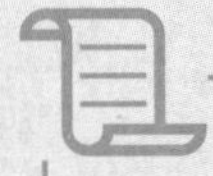

知识拓展

内分泌系统疾病学科前沿

甲状腺乳头状癌（PTC）是最常见的甲状腺恶性肿瘤，同时也是发病率增长最快的恶性肿瘤之一。PTC在女性有较高的发病率。早期影像学检查对临床治疗具有指导意义。

研究发现：甲状腺的良性肿瘤与癌在DNA甲基化水平上存在显著差异；参与恶性肿瘤相关的信号通路包括T细胞受体的信号通路、Jak-STAT 信号通路与细胞因子-细胞因子受体相互作用信号通路等炎症相关信号通路。该研究提示炎症的相关生物信息学通路与甲状腺肿瘤的发生发展密切相关，为甲状腺恶性肿瘤发生发展机制的阐明与潜在药物靶点的选择提供了新的思路与方向。

课前导学

1. 前期知识储备　复习内分泌系统相关的解剖学、组织学、生理学及病理学等理论知识。自我评价相关知识的储备情况，明确学习目标。

2. 回顾内分泌系统的解剖学和组织学（临床思维相关）　内分泌系统是机体的重要调节系统，它与神经系统相辅相成，共同调节机体的生长发育和各种代谢，维持内环境的稳定，并影响行为和控制生殖等。内分泌系统包括内分泌腺、内分泌组织（如胰岛）和散在于各系统或组织内的内分泌细胞（图12-1）。

（1）甲状腺解剖：甲状腺是人体最大的内分泌腺，呈棕红色，分左右两叶，中间以峡部相连，呈“H”形，重20～30克（图12-2）。甲状腺位于喉下部气管上部的前侧，正常人在吞咽时甲状腺随喉上下移动。甲状腺的前面仅有少数肌肉和筋膜覆盖，故稍肿大时可在体表摸到。

（2）甲状腺正常组织结构：甲状腺由许多大小不等的滤泡组成。滤泡壁为单层立方上皮细胞，它们是腺体的分泌细胞，是甲状腺激素合成和释放的部位。中心为滤泡腔，腔内充满均匀的胶性物质，是甲状腺激素复合物，也是甲状腺激素的储存库（图12-3）。滤泡形态学的改变可反映腺体功能状态：腺体活动减弱时，腺上皮细胞呈扁平状，滤泡腔内储存物增加；如果活动亢进，腺泡上皮呈柱状，滤泡腔内储存物减少。

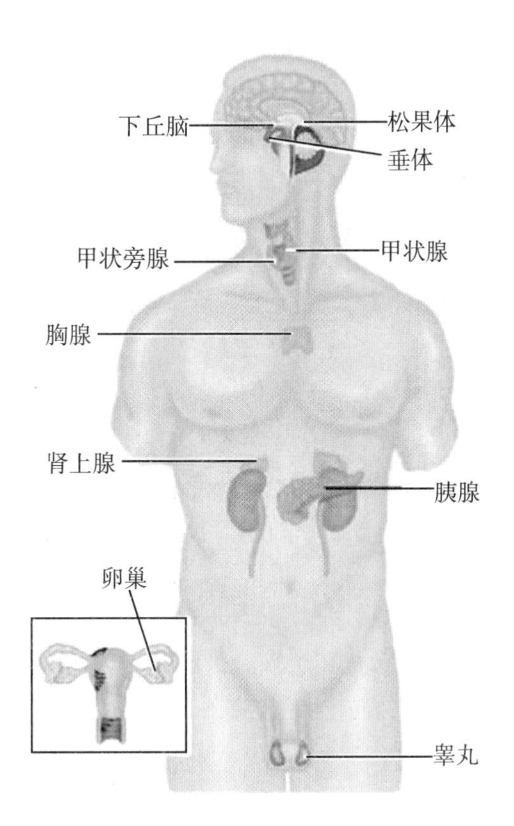

图12-1 内分泌系统

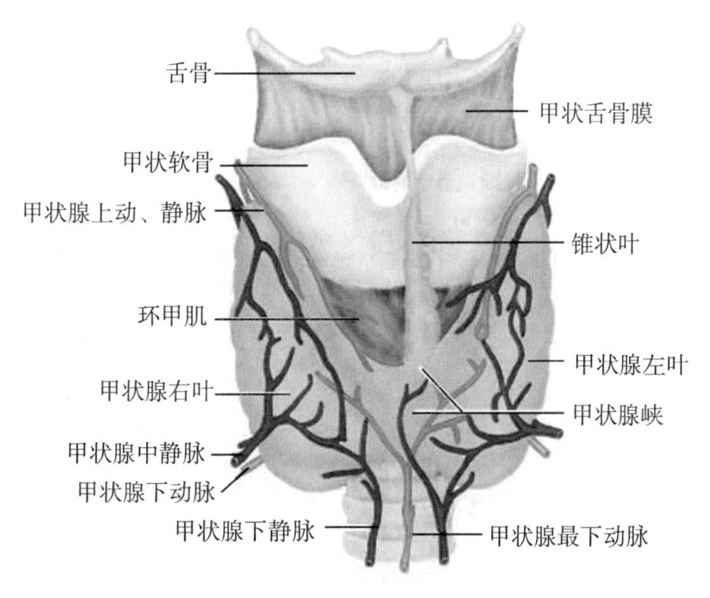

图12-2　甲状腺

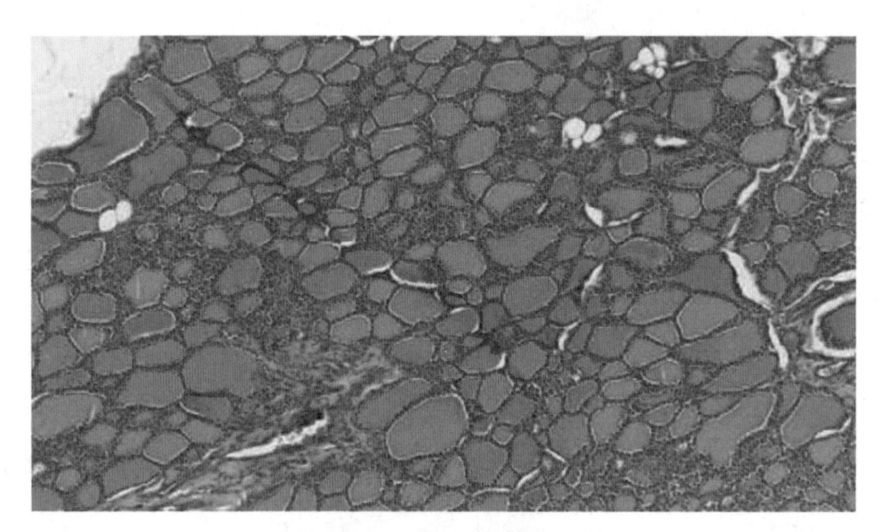

图12-3　甲状腺　HE染色×40

3. 学生线上完成

（1）数字资源：观察大体标本、组织切片和视频。

1）大体标本：弥漫性胶样甲状腺肿、结节性甲状腺肿、弥漫性毒性甲状腺肿、甲状腺腺瘤、甲状腺癌。

2）组织切片：弥漫性胶样甲状腺肿、结节性甲状腺肿、弥漫性毒性甲状腺肿、甲状腺乳头状癌、甲状腺滤泡癌、甲状腺髓样癌。

（2）线上发布的预习课件。

（3）线上课前测试。

4. 临床思维训练及讨论

（1）病例：患者，女性，76岁。发现左甲状腺结节10余年。病检：甲状腺组织一块，大小8 cm×7 cm×4.5 cm，切面多结节状，直径0.5~4.5 cm，灰红、质软，最大者中央囊性变。镜下显示：甲状腺滤泡增生，大小不一，间质纤维增生，分隔滤泡结节状。局部出血、囊性变。如图12-4所示。

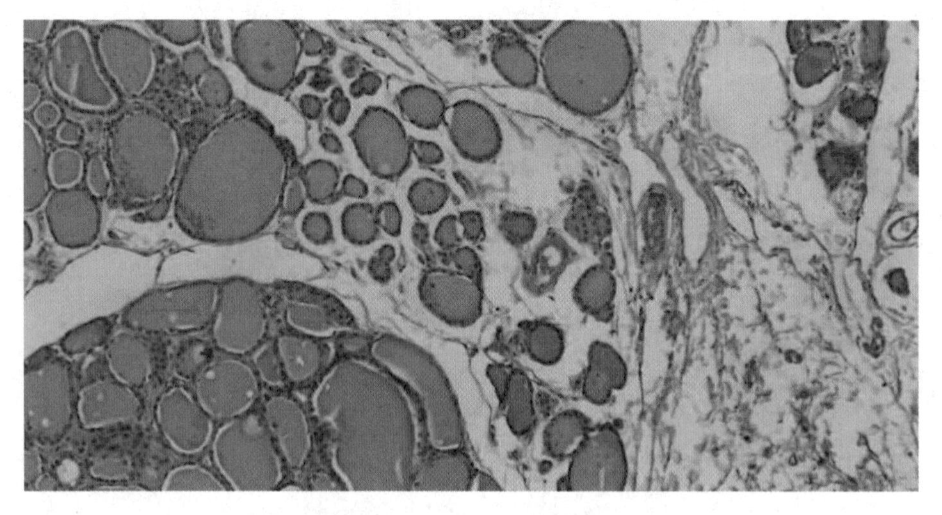

图12-4　甲状腺组织　HE染色×100

（2）根据病例思考以下问题，并查阅资料进行分析，列出回答问题的思路，以备课堂讨论。

1）根据病史及辅助检查所见做出病理诊断。

2）根据病史及辅助检查详述本病诊断依据。

实验目的

1. 知识目标

（1）描述并归纳非毒性甲状腺肿、毒性甲状腺肿的大体及镜下病理变化。

（2）辨认甲状腺腺瘤、腺癌的分型及各型的形态特点。

（3）阐述甲状腺炎症性疾病的病变特点。

2. 能力目标　通过本次实验课的学习，能够把各种甲状腺疾病的病理变化和相应疾病的临床表现联系起来。

3. 素质目标　学习过程中，引导学生主动学习、认真观察、合理分析，为将来进入临床工作打下坚实基础，可以利用所学知识治病救人。

课程思政

笃行执着专注，至臻至善炼匠术

天津市人民医院院长高明同志，我国甲状腺及头颈肿瘤学科带头人。他精益求精，专注认真，不断在学术上追求务实求真。作为我国甲状腺及头颈肿瘤学科带头人，高明始终以爱岗敬业、甘于奉献的劳模精神以及一丝不苟、精益求精的工匠精神，为规范和发展我国甲状腺癌诊疗水平发挥了示范引领作用。首建国内甲状腺肿瘤专科，创建甲状腺癌生物样本库。

他长期致力于甲状腺肿瘤临床和基础研究。擅长各型甲状腺癌根治性手术和综合诊疗。尤以精准根治性择区和多功能保留颈清术、晚期甲状腺癌根治及功能重建、微创性根治术、AI辅助甲状腺癌超声诊断及分子预后评估等国际先进诊疗模式为特色。主持制定《分化型甲状腺癌诊治指南》《卫生部甲状腺癌临床诊治路径》《中国甲状腺结节和分化型甲状腺癌诊治指南》及中国《甲状腺微小乳头状癌诊断与治疗专家共识》等十余部指南路径，主编《头颈肿瘤学》第三版、《甲状腺肿瘤学》等数十部著作，有效规范相应诊疗体系。高明作为主要研究者参与中国大多数晚期甲状腺癌靶向药物及甲状腺癌检测相关临床研究，并参与完成两类甲状腺癌国内全部五种获批靶向药物的相应临床试验，结束了国内晚期甲状腺癌患者“无药可医”的历史。他始终坚守精业济世初心，用工匠精神服务社会。

（来源于微信公众号 津工E家）

实验内容

大体标本

弥漫性胶样甲状腺肿	diffuse colloid goiter
结节性甲状腺肿	nodular goiter
弥漫性毒性甲状腺肿	diffuse toxic goiter
甲状腺腺瘤	thyroid adenoma
甲状腺癌	thyroid carcinoma

组织切片

弥漫性胶样甲状腺肿	diffuse colloid goiter
结节性甲状腺肿	nodular goiter
弥漫性毒性甲状腺肿	diffuse toxic goiter
甲状腺乳头状癌	papillary carcinoma of thyroid
甲状腺滤泡癌	follicular cacinoma of thyroid
甲状腺髓样癌	medullary cacinoma of thyroid

（一）大体标本

1. 弥漫性胶样甲状腺肿　甲状腺弥漫性对称性显著肿大，表面光滑，无结节形成（图12-5）。切面呈淡褐色，半透明胶冻状。

2. 结节性甲状腺肿　甲状腺双侧不对称性肿大，表面凹凸不平，呈结节状。结节大小不一，有的结节边界清楚，但无完整包膜。结节内常发生出血、坏死、囊性变和钙化，以致广泛性纤维化（图12-6）。

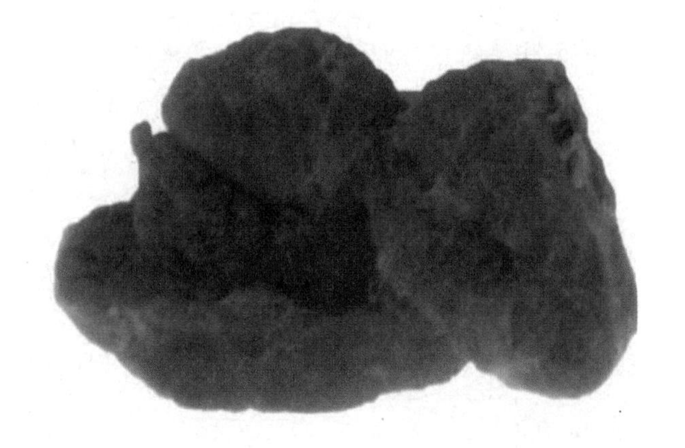

图12-5　弥漫性胶样甲状腺肿

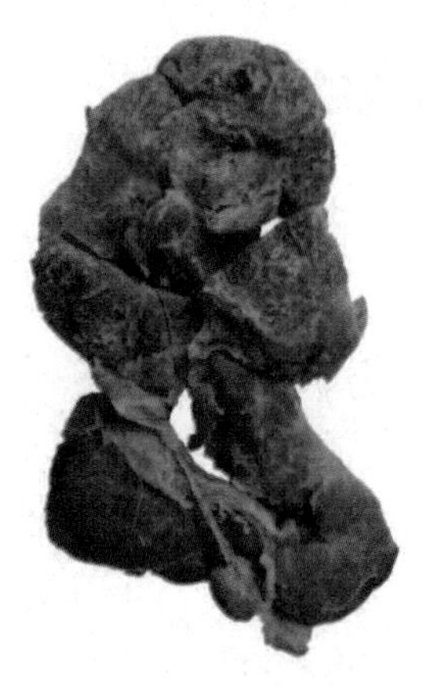

图12-6　结节性甲状腺肿

3. 弥漫性毒性甲状腺肿 甲状腺双侧弥漫性对称性肿大，为正常的2～4倍（60～100 g），表面光滑，血管充血，无结节形成（图12-7）。

切面棕红色，如牛肉色泽，质实如肌肉，胶质含量少。

4. 甲状腺腺瘤 肿瘤多为单发，圆形或椭圆形，包膜完整，与周围组织分界清楚，表面光滑，常压迫周围甲状腺组织（图12-8）。

切面肿瘤呈半透明暗红色或棕黄色实体状，常并发出血、坏死、囊性变、钙化及纤维化。

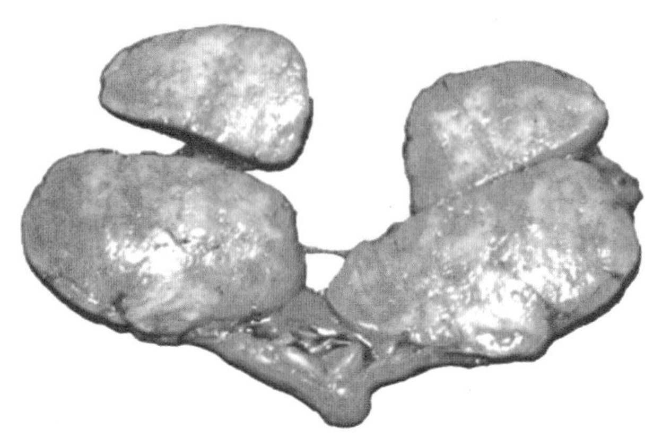

图12-7 弥漫性毒性甲状腺肿

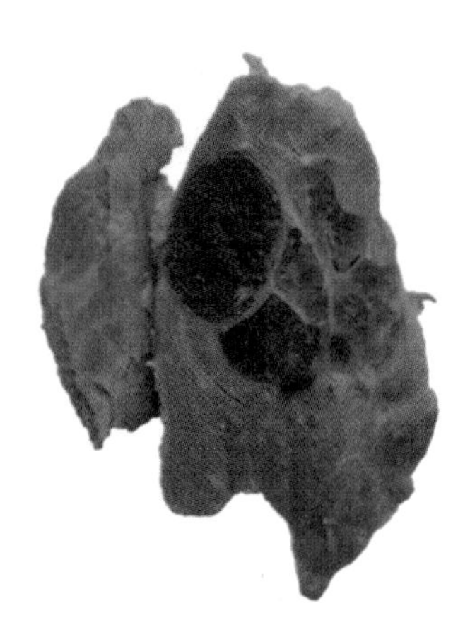

图12-8 甲状腺腺瘤

5. 甲状腺癌 肿瘤多为圆形，直径2～3 cm，质地较硬，无包膜或包膜不完整。与周围组织分界不清，呈浸润性生长。

切面多呈灰白或粉红色，含胶质较少，常伴有出血坏死、纤维化或钙化。部分病例可产生囊性变，囊腔内粗糙不光滑，可见乳头形成，这种称为乳头状囊腺癌（图12-9）。

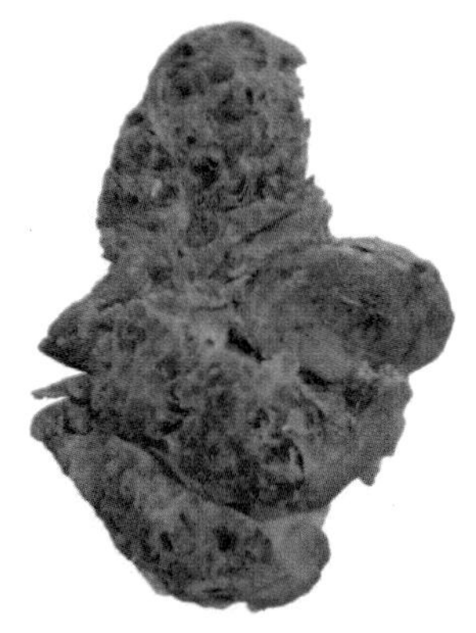

图12-9 甲状腺癌 ×40

（二）组织切片

1. 弥漫性胶样甲状腺肿 低倍镜下可见甲状腺滤泡呈不同程度的扩大，滤泡腔内充满粉红色物质（图12-10）。

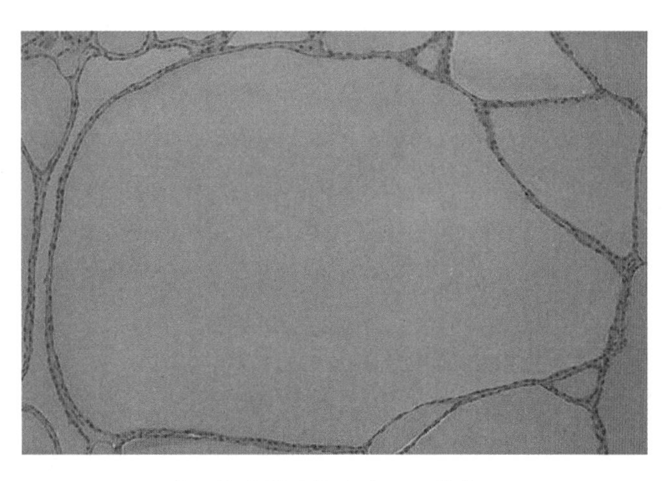

图12-10 弥漫性胶样甲状腺肿 HE染色 ×40

高倍镜下可见大部分滤泡上皮由立方上皮变成扁平上皮，滤泡腔增大。滤泡内胶质大量贮积，浓厚。

2. 结节性甲状腺肿 低倍镜下可见甲状腺内有大小不一的结节状病灶。

高倍镜下可见部分甲状腺滤泡扩张，滤泡上皮复旧或萎缩；部分滤泡上皮呈乳头状或柱状增生，小滤泡形成。间质纤维组织增生分隔滤泡形成大小不一的结节状病灶（图12–11）。

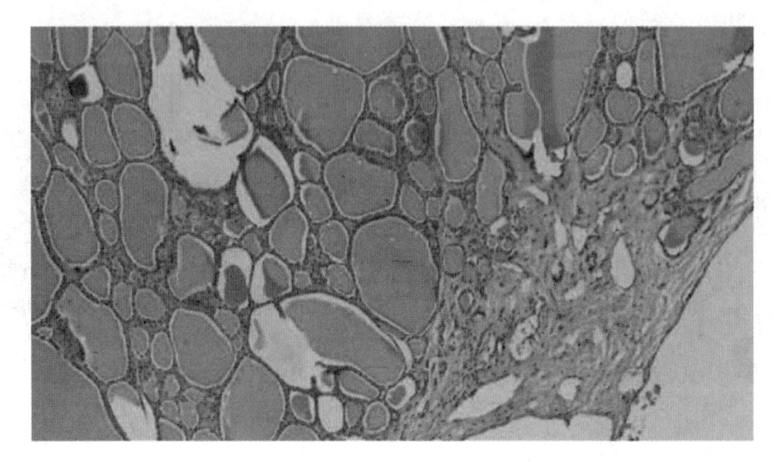

图12–11 结节性甲状腺肿 HE染色×40

3. 弥漫性毒性甲状腺肿 甲状腺滤泡上皮弥漫性增生，滤泡上皮呈高柱状或乳头状。滤泡腔内充满胶质，质地稀薄，上皮细胞与胶质之间可见排列成行的许多大小不一的吸收空泡。滤泡间质血管充血，有大量淋巴细胞浸润，常伴淋巴滤泡形成（图12–12）。

4. 甲状腺乳头状癌 低倍镜下可见癌细胞排列构成许多大小不一、形态不同的滤泡腔样结构，腔内有较多乳头状突起（图12–13）。

高倍镜下可见乳头分支多，乳头中心为纤维血管间质。乳头上皮可呈单层或多层，癌细胞大小不一，形态各异，核染色质少，常呈透明状或毛玻璃状，可有核沟，核仁不明显。间质内常见呈同心圆状的钙化小体，即砂粒体，有助于诊断。

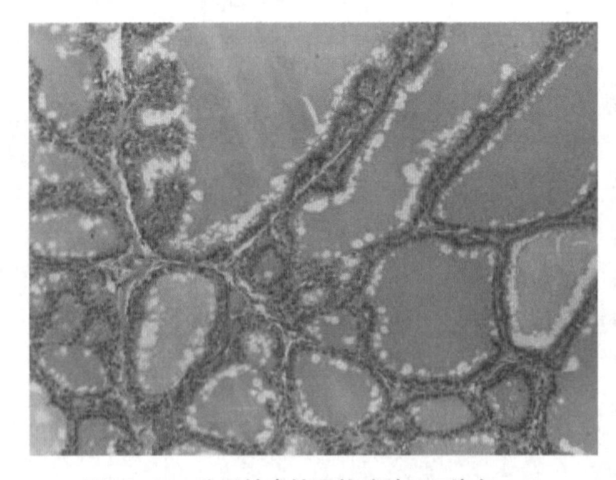

图12–12 弥漫性毒性甲状腺肿 HE染色×40

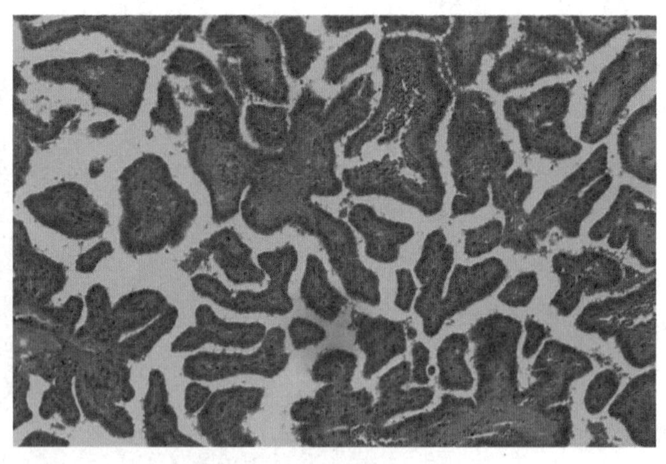

图12–13 甲状腺乳头状癌 HE染色×40

5. 甲状腺滤泡癌　低倍镜下可见癌组织由不同分化程度的滤泡构成，部分滤泡腔内可见胶质。

高倍镜下可见分化好的滤泡癌细胞呈立方状或柱状，异型性较小，与腺瘤相似；分化差的癌细胞呈实性巢片状，异型性明显，滤泡少而不完整（图12–14）。

6. 甲状腺髓样癌　低倍镜下可见癌细胞呈实体片巢状排列，间质内常有粉红色淀粉样物质沉着（图12–15）。

高倍镜下可见癌细胞呈圆形、多角形或梭形，核呈圆形或卵圆形，核仁不明显。

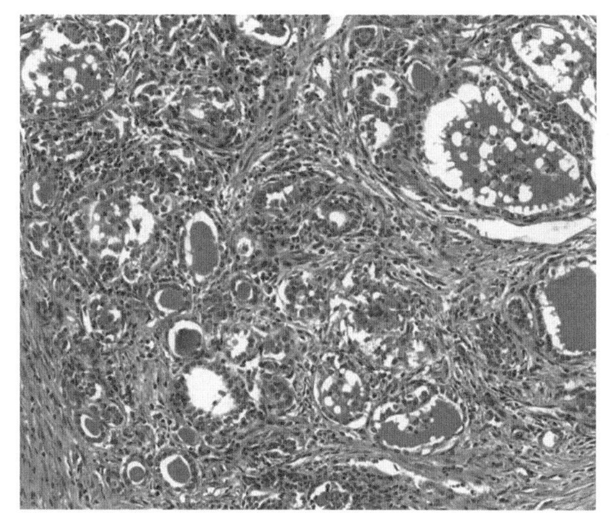

图12–14　甲状腺滤泡癌　HE染色 × 40

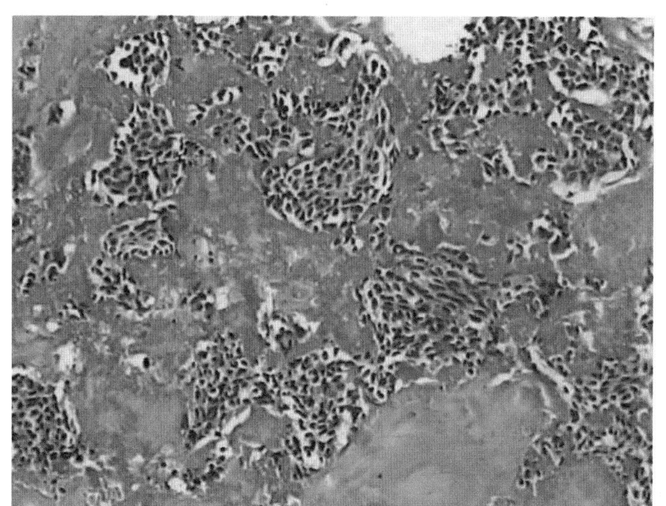

图12–15　甲状腺髓样癌　HE染色 × 40

知识点归纳与拓展

（一）重要知识点归纳

内分泌系统的组织或细胞增生、肿瘤、炎症、血液循环障碍、遗传及其他病变均可引起激素分泌增多或减少，导致功能的亢进或减退，使相应靶组织或器官增生、肥大或萎缩。内分泌系统疾病很多，本章主要介绍甲状腺疾病。甲状腺疾病包括甲状腺肿、甲状腺肿瘤和甲状腺炎症性疾病，均较常见。

1. 弥漫性非毒性甲状腺肿　弥漫性非毒性甲状腺肿亦称单纯性甲状腺肿，是由于缺碘使甲状腺激素分泌不足，促甲状腺激素（TSH）分泌增多，甲状腺滤泡上皮增生，滤泡腔内胶质堆积而使甲状腺肿大，一般不伴甲状腺功能亢进。本型甲状腺肿常常是地方性分布，又称地方性甲状腺肿。根据非毒性甲状腺肿的发生、发展过程和病变特点，可分为三个时期：①增生期，又称弥漫性增生性甲状腺肿。②胶质贮积期，又称弥漫性胶样甲状腺肿。③结节期，又称结节性甲状腺肿，甲状腺呈不对称性结节状增大，结节大小不一，有的结节境界清楚（但无完整包膜）。

2. 弥漫性毒性甲状腺肿　弥漫性毒性甲状腺肿是指血中甲状腺激素过多，作用于全身各组织所引起的临床综合征，临床上统称为甲状腺功能亢进症，简称“甲亢”。临床主要表现为甲状腺肿大，基础代谢率和神经兴奋性升高，如心悸、多汗、烦热、潮汗、脉搏快、手震颤、多食、消瘦、乏力和突眼等。

病理变化主要是：甲状腺弥漫性对称性增大，滤泡上皮增生，呈高柱状，滤泡腔内胶质稀薄，滤泡周边胶质出现许多大小不一的上皮细胞的吸收空泡。

3. 甲状腺腺瘤 甲状腺腺瘤是甲状腺最常见的良性肿瘤。多为单发，有完整的包膜，直径一般为3～5 cm，切面多为实性，色灰白或棕黄，可并发出血、囊性变、钙化和纤维化。根据组织形态学特点可分为：单纯型腺瘤、胶样型腺瘤、胎儿型腺瘤、胚胎型腺瘤、嗜酸细胞型腺瘤和非典型腺瘤。

4. 甲状腺癌 甲状腺癌是较常见的恶性肿瘤，其主要组织学类型包括以下几种。

（1）乳头状癌：是最常见类型。

（2）滤泡癌：光镜下可见不同分化程度的滤泡，有时分化好的滤泡癌很难与腺瘤区别，须根据是否有包膜和血管侵犯加以鉴别。

（3）髓样癌：瘤细胞呈实体片巢状、乳头状或滤泡状排列，间质内常有淀粉样物质沉着。

（4）未分化癌：较少见，早期即可发生浸润和转移，预后差。

5. 甲状腺炎 甲状腺炎一般分为急性、亚急性和慢性三种。

（1）急性甲状腺炎：多为化脓性炎症，较少见。

（2）亚急性甲状腺炎：又称肉芽肿性甲状腺炎、巨细胞性甲状腺炎。

（3）慢性甲状腺炎：分为慢性淋巴细胞性甲状腺炎和慢性纤维性甲状腺炎。前者病变仅局限于甲状腺内，形成淋巴滤泡；后者病变可向滤泡周围蔓延、侵犯，并有显著的纤维化及玻璃样变。

（二）知识拓展

扫码看思维导图。

扫码看思维导图

临床思维训练课堂讨论、老师指导点评

1. 根据课前导学提供的病例和问题开展课堂讨论，各小组讨论后选代表发言。
2. 老师根据学生讨论和发言情况进行点评总结。

实验作业

绘图：弥漫性毒性甲状腺肿（10×40）。

课后测试

（一）线下测试

1. 一例甲状腺肿瘤，呈浸润性生长。镜下见癌细胞呈滤泡状排列，细胞核呈毛玻璃状，核重叠，核沟明显。应诊断为（　　）

A. 鳞癌　　　　B. 滤泡状癌　　　　C. 未分化癌

D. 乳头状癌　　　　　　　　　　E. 髓样癌

2. 患者女，35岁。颈部肿块4年余，随吞咽上下移动。近3个月肿块增大明显。手术切除后病理诊断为甲状腺滤泡腺癌。其最主要的病理诊断依据是（　　）

A. 甲状腺滤泡上皮细胞明显异型性

B. 甲状腺间质中出现大量淀粉样物质

C. 甲状腺滤泡上皮细胞侵犯包膜

D. 甲状腺滤泡上皮细胞核呈毛玻璃样改变

E. 甲状腺组织内出现乳头结构

3. 结节性甲状腺肿的病理特点是（　　）

A. 滤泡上皮高柱状　　　　　　B. 滤泡上皮增生与复旧不一致

C. 结节边界清楚、包膜完整　　D. 滤泡小而一致

E. 周围甲状腺有压迫现象

4. 患者，女，30岁，甲状腺右叶包块3年，无不适症状，包块增加缓慢，B型超声见包块内有点状钙化，行甲状腺右叶和峡部全切除术。根据术后病理报告判断为预后良好的一种恶性肿瘤，但需终身服用甲状腺激素片治疗。病理诊断的主要依据是（　　）

A. 有复杂分支乳头样结构　　　B. 可见印戒细胞

C. 腺腔高度扩张呈囊状　　　　D. 含大量黏液

E. 癌巢少，间质纤维组织多

5. 下列哪项与甲状腺滤泡腺癌有关（　　）

A. 有无滤泡形成　　　　　　　B. 包膜或血管有无肿瘤细胞浸润

C. 有无完整包膜　　　　　　　D. 多发生于青少年

E. 以上均不是

（二）线上测试，扫码答题并查看答案解析

（三）课后思考题

1. 简述非毒性、毒性甲状腺肿的大体与镜下形态特征，并解释其临床病理联系。

2. 辨别甲状腺腺瘤、甲状腺癌的分型及各型的形态特征。

（周丹雅　宋晓贇）

实验十三 传染病和寄生虫病

知识拓展

结核分枝杆菌与结核性肉芽肿致病的分子基础

结核分枝杆菌又叫抗酸杆菌（AFB），是引起世界范围内发病和早产儿死亡的最重要的原因之一。分枝杆菌经空气传播途径，带菌飞沫所含有的微生物进入肺泡后将遇到第一道防御屏障——肺泡巨噬细胞。巨噬细胞对分枝杆菌的处理是从摄取即开始的，吞噬细胞的不同受体启动不同的态势程序。细胞介导免疫反应可以引起巨噬细胞活化，这一过程最初是由$CD4^+$细胞介导的，至少会有部分保护性作用。活化的巨噬细胞能够杀死摄入的分枝杆菌。对肺结核分枝杆菌的有效免疫应答所引起的病变是肉芽肿形成。肉芽肿结构可以限制分枝杆菌但不能将其根除。持续存在的结核分枝杆菌可在宿主终生保持活性，或存在于肉芽肿坏死中心，或在病变炎症区域内保持动态平衡，抑或同时存在于以上两处。各种因子间存在着利于结核分枝杆菌的相当精确的平衡机制，以保持结核分枝杆菌在宿主内长期存活并等待时机传播给其他宿主。

课前导学

1. 前期知识储备 复习与本次实验课程相关的解剖学、组织学、生理学及病理学等理论课知识。自我诊断相关知识的储备情况，明确学习目标。

2. 回顾肺、肾、肠的解剖和组织学（临床思维相关）

（1）解剖学：

1）肺是呼吸系统中最重要的器官，位于胸腔内，坐落于膈肌的上方，肺的表面覆盖脏胸膜，透过胸膜可见许多呈多角形的小区，称肺小叶。生活状态下的正常肺呈浅红色，质柔软呈海绵状，富有弹性。成人的肺重量约等于本人重量的1/50，男性平均为1000~1300 g，女性平均为800~1000 g。

2）肾是实质性器官，左、右各一，位于腹后壁，形似蚕豆。肾长约10 cm（8~14 cm）、宽约6 cm（5~7 cm）、厚约4 cm（3~5 cm），重量134~148 g。右肾低于左肾1~2 cm。肾实质分为肾皮质和肾髓质（图13–1）。

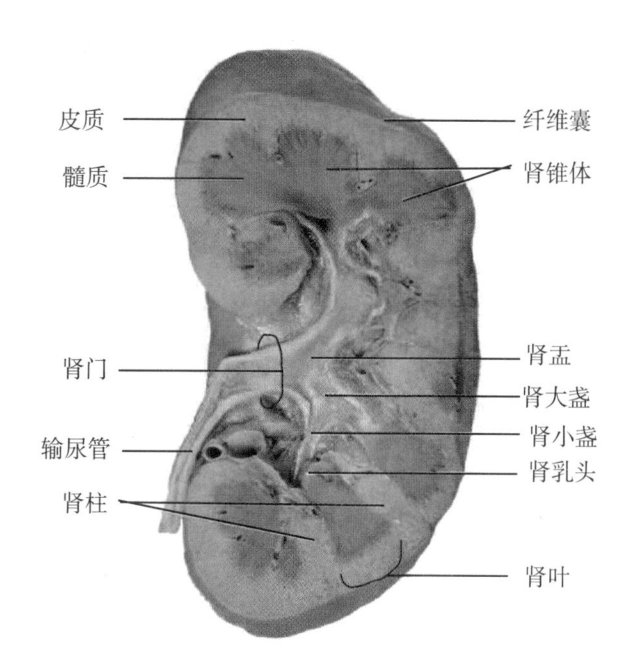

图13-1　肾的结构

3）脑位于颅腔内，由胚胎时期神经管的前部分化发育而成，是中枢神经系统的最高级部分。成人脑的平均重量约为1400 g。一般将脑分为6部分：端脑、间脑、小脑、中脑、脑桥和延髓（图13-2）。

（2）正常组织学：

1）肺表面被覆浆膜（胸膜脏层），肺组织分间质和实质两部分，间质包括结缔组织及血管、淋巴管、神经等，实质即肺内支气管的各级分支及其终末的大量肺泡。肺的血液供应来自肺动脉和支气管动脉。肺动脉是肺功能血管，管径较粗，为弹性动脉。支气管动脉是肺营养血管，管径细，为肌性动脉。

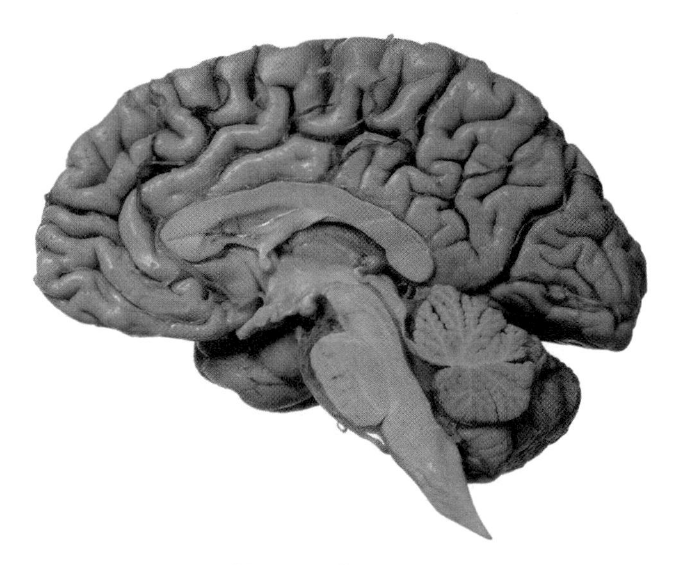
图13-2　脑（矢状面）

2）大肠可分为盲肠、阑尾、结肠、直肠和肛管。盲肠、结肠与直肠的组织学结构如下。①黏膜：上皮为单层柱状，由吸收细胞和大量杯状细胞组成，固有层内有稠密的大肠腺，可见孤立淋巴小结，黏膜肌层由内环行和外纵行两薄层平滑肌组成；②黏膜下层：在结缔组织内有小动脉、小静脉和淋巴管、脂肪细胞；③肌层：由内环行和外纵行两层平滑肌组成；④外膜（图13-3）。

3）神经组织由神经细胞和神经胶质细胞组成，是神经系统中最主要的组织成分。神经细胞也称神经元，约有10^{12}个。神经元的形态不一，但都可分为胞体、树突和轴突三部分。神经胶质细胞的数量为神经元的10～50倍，对神经元不仅起支持、保护、营养和绝缘等作用，对神经组织的生理和病理等方面都有重要的影响（图13-4）。

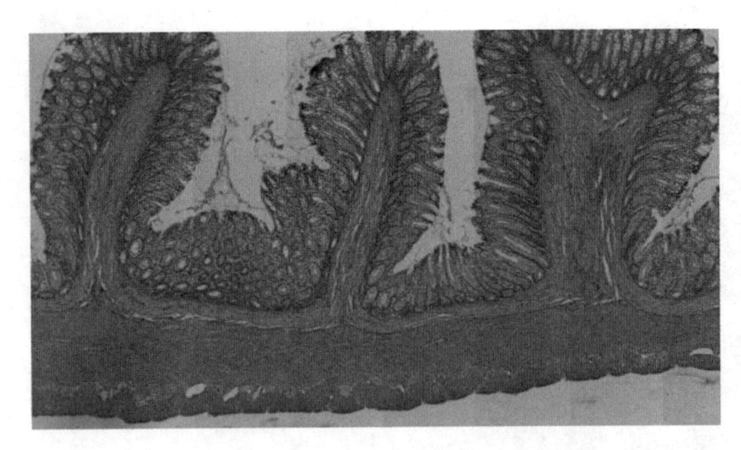

图13-3 结肠 HE染色×40

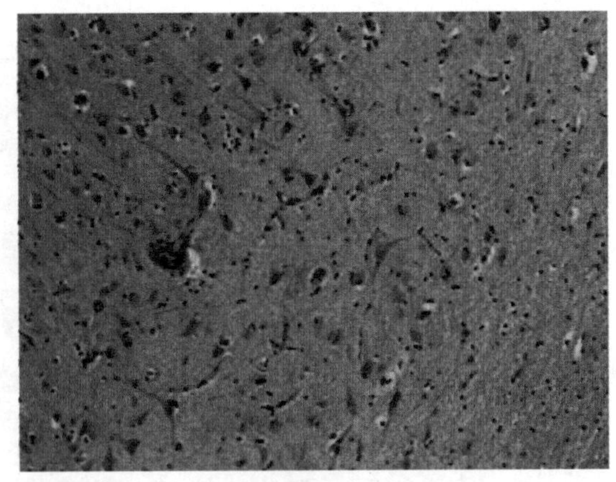

图13-4 神经胶质细胞 镀银染色×200

3. 学生线上完成

（1）数字资源：观察大体标本、组织切片和视频。

1）大体标本：肺原发综合征、慢性纤维空洞性肺结核、干酪性肺炎、结核球、急性肺粟粒性结核病、慢性肺粟粒性结核病、溃疡型肠结核病、肾结核病、肠伤寒、细菌性痢疾、流行性脑脊髓膜炎、尖锐湿疣、肠阿米巴病。

2）组织切片：肺粟粒性结核病、肠伤寒、细菌性痢疾、流行性脑脊髓膜炎、流行性乙型脑炎、尖锐湿疣、肠阿米巴病、血吸虫病。

（2）线上发布的预习课件。

（3）线上课前测试。

4. 临床思维训练及讨论

（1）病例：王某，男，38岁，工人。咳嗽，消瘦1年多，加重1个月入院。1年前患者出现咳嗽，多痰，数月后咳嗽加剧，并伴有大咯血约数百毫升，咯血后症状日渐加重。反复出现畏寒、低热及胸痛，至3个月前痰量明显增多，精神萎靡，体质明显减弱，并出现腹痛和间歇交替性腹泻和便秘。10年前其父因结核性脑膜炎死亡，患病期间同其父密切接触。入院检查，体温38.5 ℃，呈慢性病容，消瘦苍白，两肺布满湿啰音，腹软，腹部触之柔韧。胸片可见肺部有大小不等的透亮区及结节状阴影，痰液检出抗酸杆菌。入院后经积极抗结核治疗无效而死亡。尸体解剖可见全身苍白，消瘦，肺与胸壁广泛粘连，胸腔、腹腔内均可见大量积液，喉头黏膜及声带粗糙。两肺胸膜增厚，右上肺一厚壁空洞，直径3.5cm，两肺各叶均见散在大小不一灰黄色干酪样坏死灶。镜下见结核结节及干酪样坏死区，并以细支气管为中心的化脓性炎。回肠下段见多处带状溃疡，镜下有结核病变。

（2）根据病例思考以下问题，并查阅资料进行分析，列出回答问题的思路，以备课堂讨论。

1）根据临床及尸检结果，请为该患者做出诊断并说明诊断依据。

2）用病理知识，解释相应临床症状。

3）请说明各种病变的关系。

4）结合实际，请提出对这类疾病的防治方案。

实验目的

1. 知识目标

（1）观察并能够描述肺结核病的大体与组织学病变特征。

（2）辨别各种肠疾病的大体病变和组织学特征。

（3）能够阐述性病的形态特征。

2. 能力目标　通过本次实验课的学习，能够把各类型肺结核病的典型病理变化和临床表现联系起来。

3. 素质目标　学习过程中，引导学生主动学习、认真观察，树立良好的职业道德，在临床工作珍爱生命，关爱患者，将维护人民群众的生命健康作为自己的职业责任。

课程思政

瘟疫的克星

1905年，伟大的德国医学家、大名鼎鼎的罗伯特·科赫以举世瞩目的开拓性成绩，问心无愧地摘走了诺贝尔生理学或医学奖。

1876年他分离出炭疽杆菌，这是人类第一次证明一种特定的细菌是引起一种特定的传染病的病因。1880年他分离出伤寒杆菌，1881年他发现了霍乱弧菌，1882年3月24日他又分离出结核杆菌，并在柏林的一次医学年会上宣布了分离出结核杆菌，这在医学上是一次伟大的发现，那时他只有39岁。后又发明了结核菌素，为危害人类健康最甚的结核病的防治做出了宝贵的贡献。1882年4月10日科赫在《临床周报》上发表了论文《结核病病原学》。

据史料记载，危害人类的鼠疫，在世界上曾经发生了三次大的流行，每次大流行都夺走了亿万无辜的生命，到处是“东死鼠，西死鼠，人见死鼠如见虎，鼠死不几日，人死如圻堵……”的悲凉景象。肺结核病，中国古称“痨病”，国外有些国家称其为“黑死病”，它也曾被视为绝症，一旦染上，几乎没有康复的希望。此外，霍乱、炭疽、昏睡病，都曾给人类造成严重的灾难。然而，人类的本质力量在于征服自然。在人类同各种疾病做斗争的历史中，罗伯特·科赫是最杰出的科学家之一。他为人类征服结核、炭疽、霍乱、鼠疫等危害极大的传染性疾病做出了卓越的贡献，被人们誉为“瘟疫的克星”。

实验内容

大体标本

肺原发综合征	pulmonary primary complex
慢性纤维空洞性肺结核	pulmonary tuberculosis with chronic fibrous cavity
干酪性肺炎	cascous pneumonia
结核球	tuberculoma
急性肺粟粒性结核病	acute pulmonary miliary tuberculosis
慢性肺粟粒性结核病	chronic pulmonary miliary tuberculosis
溃疡型肠结核病	ulcerative type intestinal tuberculosis
肾结核病	tuberculosis of kidney
肠伤寒	intestinal typhoid fever
细菌性痢疾	bacillary dysentery
流行性脑脊髓膜炎	epidemic cerebrospinal meningitis
尖锐湿疣	condyloma acuminatum
肠阿米巴病	intestinal amoebiasis

组织切片

肺粟粒性结核病	pulmonary miliary tuberculosis
肠伤寒	intestinal typhoid fever
细菌性痢疾	bacillary dysentery
流行性脑脊髓膜炎	epidemic cerebrospinal meningitis
流行性乙型脑炎	epidemic encephalitis B
尖锐湿疣	condyloma acuminatum
肠阿米巴病	intestinal amoebiasis
血吸虫病	schistosomiasis

（一）大体标本

1. 原发性肺结核 原发综合征包括肺内原发结核病灶、结核性淋巴管炎和肺门淋巴结结核。肺的原发病灶常位于肺上叶下部或下叶上部近胸膜处，病灶呈圆形，直径约1 cm，灰白或灰黄色。肺门淋巴结明显肿大，大小不一，切面呈灰黄色干酪样坏死灶；部分肿大的淋巴结可互相粘连形成巨块，压迫周围支气管（图13–5）。

2. 慢性纤维空洞性肺结核 病变肺叶内有一个或多个厚壁空洞形成，同时在空洞同侧或对侧肺组织可见自上而下由支气管播散引起的许多大小不等、新旧不一、病变类型不同的病灶。空洞常位于肺上

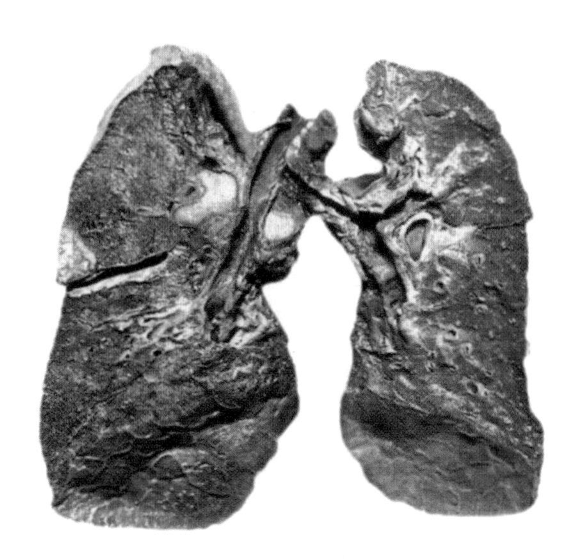

图13-5　原发性肺结核

叶，大小不等，外形不规则，壁厚可达1 cm以上，内壁附有干酪样坏死物，其外有结核性肉芽组织和增生的纤维组织。后期肺组织广泛纤维化，胸膜增厚并与胸壁粘连，使肺体积缩小、变形（图13-6）。

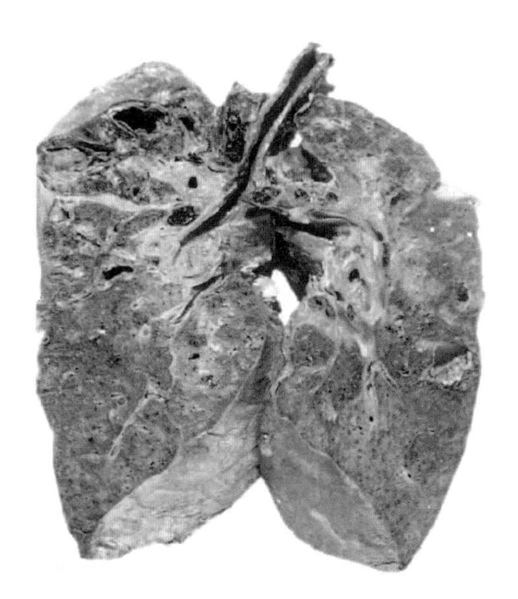

图13-6　慢性纤维空洞性肺结核

3. 干酪性肺炎　病变可累及一个或几个肺叶。病变肺叶肿大变实，病变处正常肺组织蜂窝样结构消失。切面可见大小不等的灰黄色不规则状干酪样坏死病灶，可融合成片，部分区域内可见干酪样坏死物液化排出后形成的急性空洞，大小不一，边缘不整齐（图13-7）。

4. 结核球　结核球是有纤维包裹的、孤立的、境界分明的球形干酪样坏死灶。病灶多为单个，有时多个，常位于肺上叶，直径2～5 cm，切面灰白或灰黄色，可见点状钙化（图13-8）。

5. 急性肺粟粒性结核病　病变肺脏呈弥漫性暗红色淤血改变。肺体积增大，肺表面和切面布满大

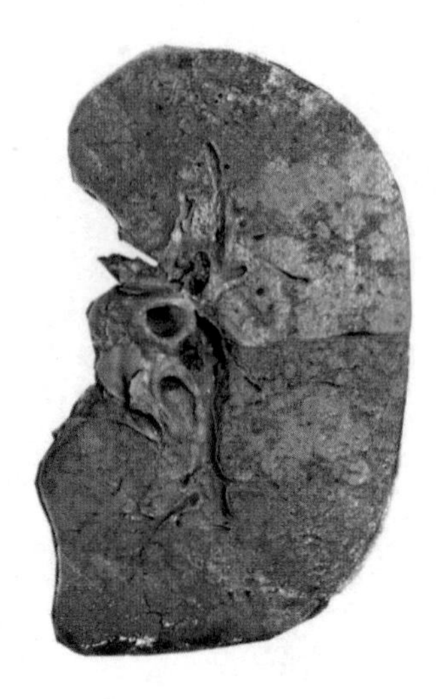

图13-7　干酪性肺炎

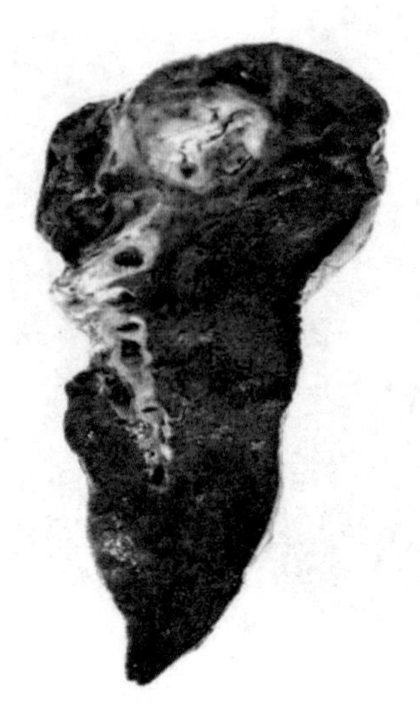

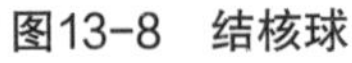

图13-8　结核球

小一致、分布均匀、新旧一致、灰白或略带黄色、圆形、粟粒大小的结节，结节境界清楚，略隆起于切面。（图13–9）。

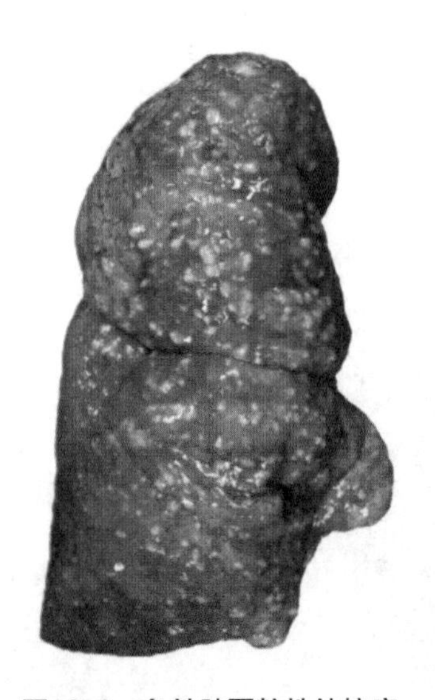

图13-9　急性肺粟粒性结核病

6. 慢性肺粟粒性结核病　肺脏表面和切面有大小不一、分布不均匀、灰白或灰黄色的结核病灶。病灶新旧交杂，小者如粟粒，大者直径可达数厘米以上（图13–10）。

7. 溃疡型肠结核病　病变多见于回盲部肠段。肠壁中结核结节逐渐融合并发生干酪样坏死，破溃后形成溃疡。肠壁黏膜面可见多个带状或椭圆形溃疡，溃疡长轴与肠管长轴垂直，溃疡边缘不整齐，如鼠咬状。溃疡一般较浅，底部表面附有干酪样坏死物，其下为结核性肉芽组织。与溃疡相对应的浆膜面可见纤维素性渗出而显粗糙，并有多个灰白色结节形成，如局部发生纤维化可致粘连（图13–11）。

8. 肾结核病　肾体积增大，表面可见多个结节状干酪样坏死灶。切面上正常肾组织结构不清，肾实

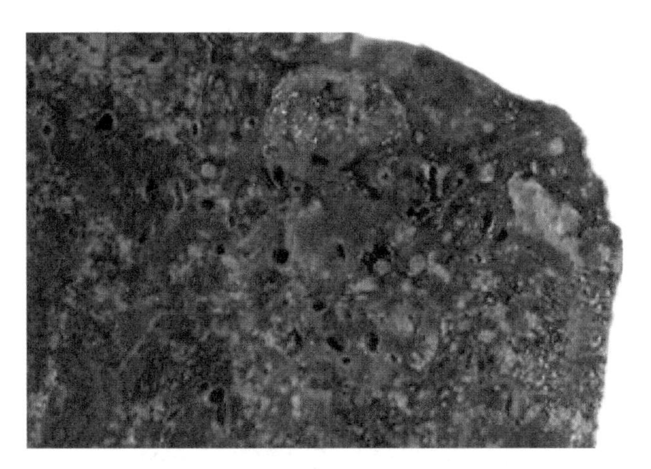

图13-10　慢性肺粟粒性结核病

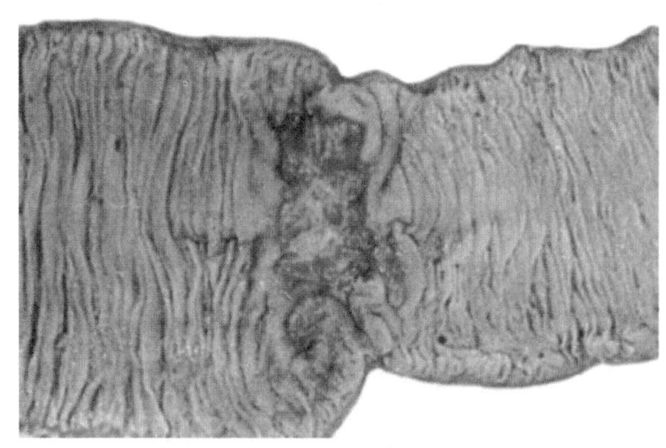

图13-11　溃疡型肠结核病

质内有多处较大范围的干酪样坏死灶，并有空洞形成。严重的结核病变，随着病变在肾内扩大蔓延，可形成多个空洞，结核空洞逐步扩大，最后可使病变的肾仅剩一个空壳。肾盂、输尿管常受结核病变累及（图13-12）。

9. 肠伤寒　标本为一段回肠。在肠黏膜面表面可见孤立淋巴小结和集合淋巴小结肿胀隆起，突出于黏膜表面。肿胀的淋巴小结呈圆形或椭圆形，灰红色，质软，表面凸凹不平，似脑回状，故称髓样肿胀。肿胀的淋巴组织附近肠黏膜充血、水肿，黏液分泌增多（图13-13）。

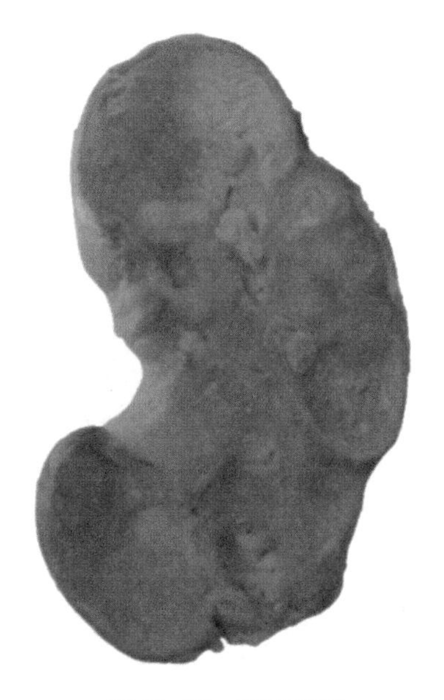

图13-12　肾结核病

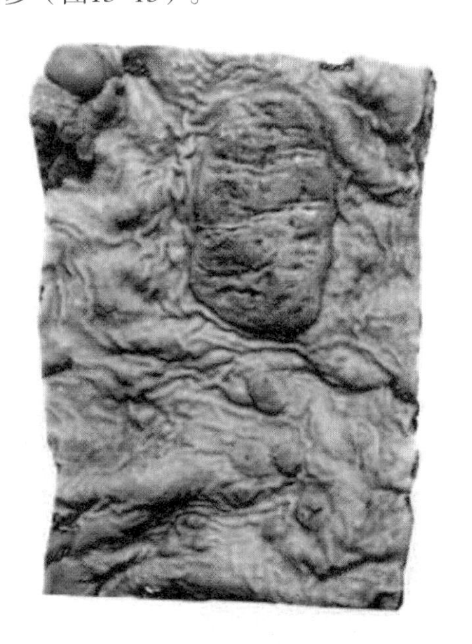

图13-13　肠伤寒（髓样肿胀期）

10. 细菌性痢疾　病变主要在结肠，尤其是直肠和乙状结肠。黏膜充血、水肿致肠壁增厚，局部可见黏膜表面覆有一层灰白色、糠皮样假膜，部分假膜溶解脱落形成浅表性溃疡，溃疡大小不等，形状不规则，呈地图状外观（图13-14）。

11. 流行性脑脊髓膜炎　脑脊膜血管高度扩张充血，蛛网膜下隙可见灰黄色脓性渗出物堆积，覆盖于脑沟脑回。病变严重的区域，脑的沟回结构因被脓性渗出物覆盖而模糊不清。边缘病变较轻区域可见脓性渗出物沿血管分布（图13-15）。

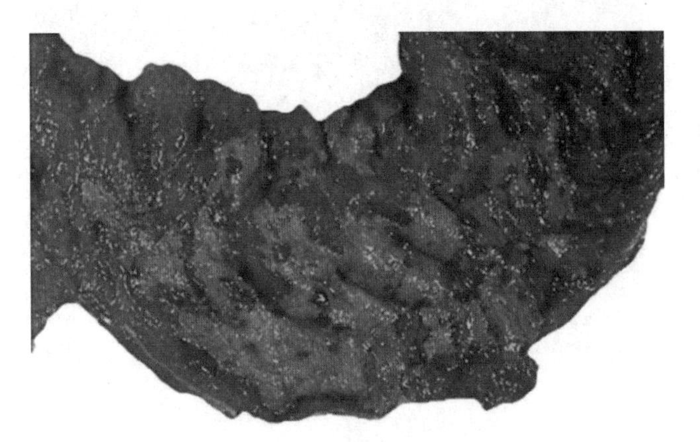

图13-14　细菌性痢疾

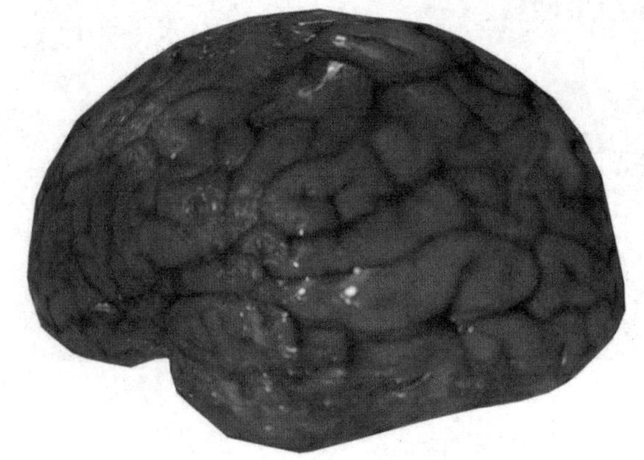

图13-15　流行性脑脊髓膜炎

12. 尖锐湿疣　病变发生于阴茎头处。病变早期为细小的淡红色丘疹，后呈乳头状或菜花状突起，淡红或暗红色，质软，表面凹凸不平，呈疣状颗粒。部分肿物表面易发生糜烂、渗液，触之易出血（图13-16）。

13. 肠阿米巴病　早期病变肠黏膜表面可见多数隆起的灰黄色针头大小的点状坏死或浅溃疡。

随着病变的进展，坏死灶增大呈圆形纽扣状。坏死组织液化脱落后，形成口小底大的烧瓶状溃疡，边缘呈潜行性。溃疡之间黏膜正常或仅表现为轻度炎症。病变严重者，邻近溃疡可在黏膜下层形成隧道样互相沟通，表面黏膜大片坏死脱落，形成边缘潜行的巨大溃疡（图13-17）。

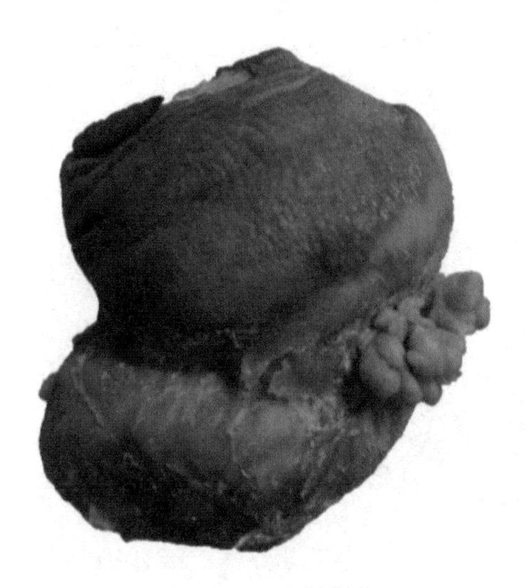

图13-16　尖锐湿疣

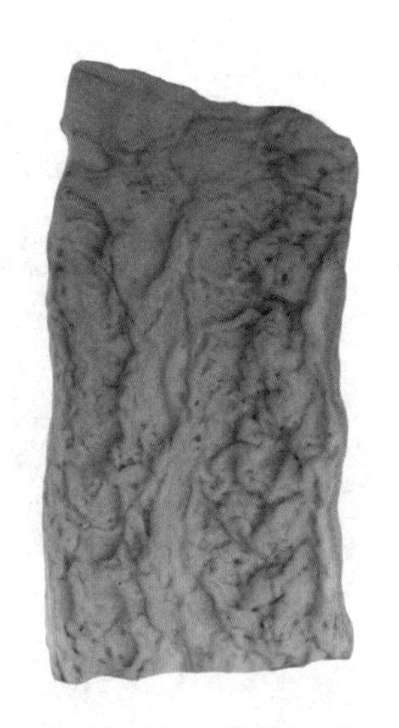

图13-17　肠阿米巴病

（二）组织切片

1. 肺粟粒性结核病　低倍镜下，肺组织内见大量散在分布类圆形的结节状病灶，即为结核结节。结核结节中央可有少量干酪样坏死，周围见一个或几个朗格汉斯巨细胞及大量上皮样细胞，外围是淋巴细胞和成纤维细胞（图13-18）。

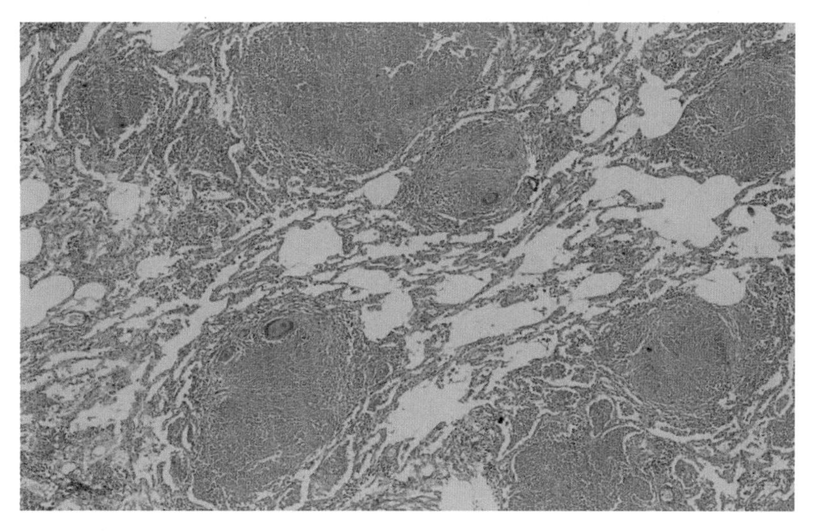

图13-18　肺粟粒性结核病　HE染色×40

高倍镜下，朗格汉斯巨细胞体积巨大，胞质丰富，核多个，常呈马蹄形或花环状排列在胞质周围；上皮样细胞呈梭形或多角形，胞质丰富，淡红色，境界不清，核呈圆形或卵圆形，染色质稀疏，可见1～2个核仁（图13-19）。

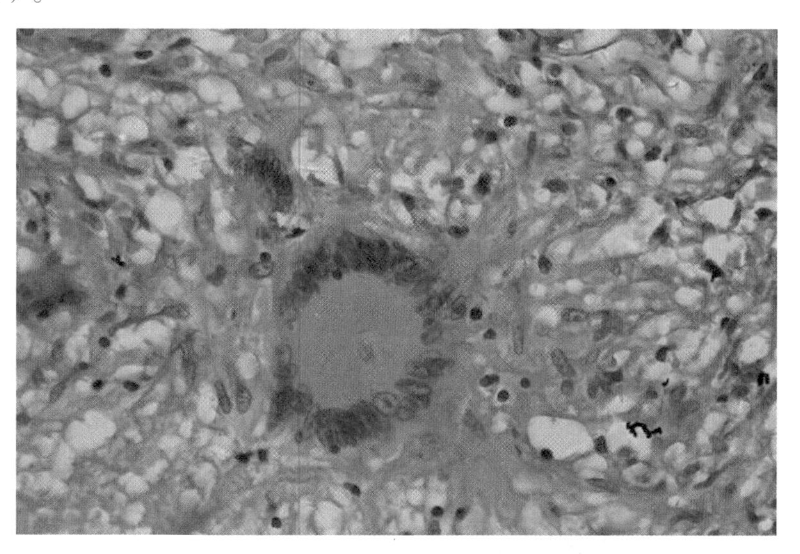

图13-19　肺粟粒性结核病　HE染色×400

2. 肠伤寒　切片取自回肠末端髓样肿胀期的病变，肠黏膜下集合淋巴小结高度肿大，淋巴小结结构消失，可见大量巨噬细胞增生。

高倍镜下，巨噬细胞体积大，胞质丰富，核呈圆形或肾形，偏于胞质的一侧，胞质中吞噬伤寒杆菌、红细胞、淋巴细胞及坏死的细胞碎屑等，故称伤寒细胞。伤寒细胞常聚集成团，形成小结节，称为伤寒肉芽肿或伤寒小结（图13-20）。

3. 细菌性痢疾　肠壁各层有不同程度血管扩张充血、间质水肿甚至出血，可见少量中性粒细胞浸

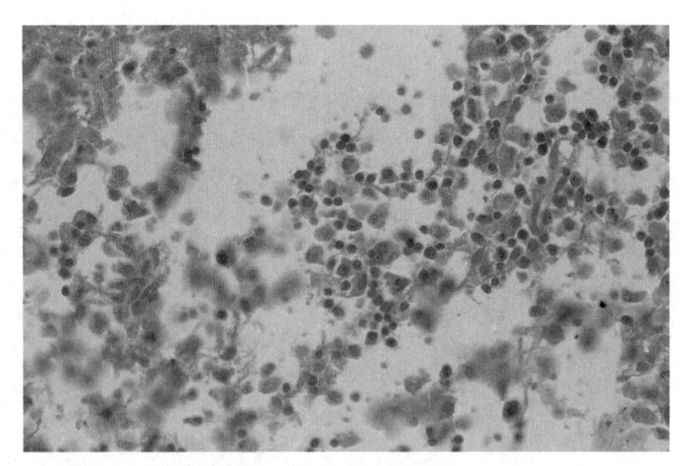

图13-20　肠伤寒　HE染色×400

润。肠黏膜浅表部分变性、坏死或脱落，其上附有一层红染物质。

高倍镜下，红染物质为丝状、网状的纤维素，其中网罗有中性粒细胞、红细胞和坏死的肠黏膜上皮细胞等形成假膜（图13-21）。

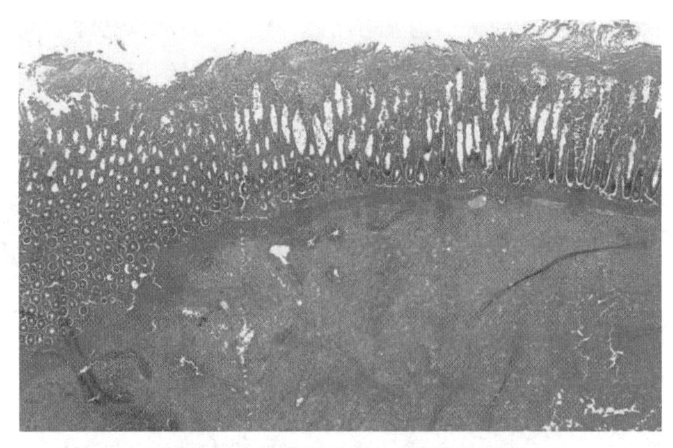

图13-21　细菌性痢疾　HE染色×40

4. 流行性脑脊髓膜炎　软脑膜血管高度扩张、充血。蛛网膜下隙增宽，其中有大量中性粒细胞、纤维素渗出和少量巨噬细胞、淋巴细胞等浸润。脑膜附近脑组织小血管周围可见少量中性粒细胞浸润。脑实质一般不受累，邻近的脑皮质可有轻度水肿（图13-22）。

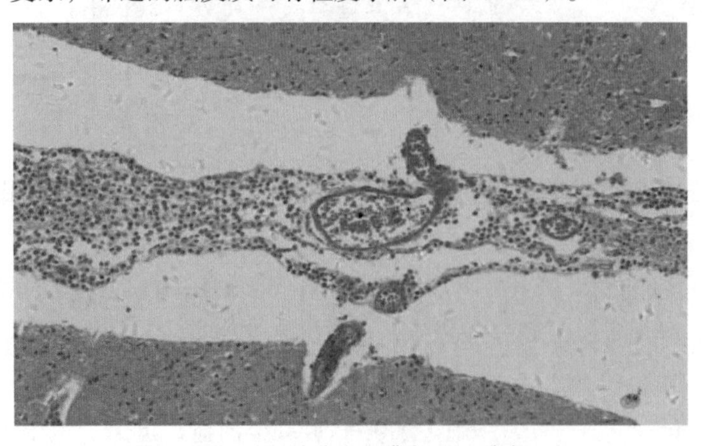

图13-22　流行性脑脊髓膜炎　HE染色×100

5. 流行性乙型脑炎　脑实质血管明显扩张、充血，脑组织水肿，血管周围间隙增宽，以淋巴细胞为主的炎细胞围绕血管周围间隙形成淋巴细胞套（图13-23）。

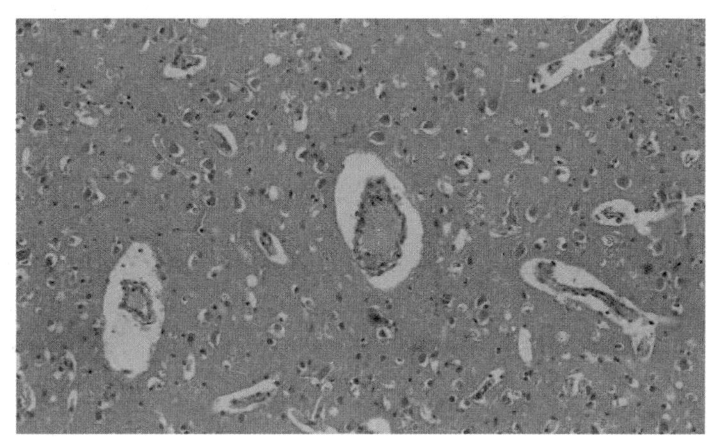

图13-23　流行性乙型脑炎（淋巴细胞套）　HE染色×40

脑组织中神经细胞肿胀，胞质内出现空泡，严重者神经细胞变性、坏死，可见神经细胞卫星现象和噬神经细胞现象，邻近处小胶质细胞增生，形成小胶质细胞结节（图13-24）。

病变严重时发生灶性神经组织的液化性坏死，可见脑组织内边界清楚的镂空筛网状结构，即形成染色较淡、质地疏松的筛状软化灶（图13-25）。

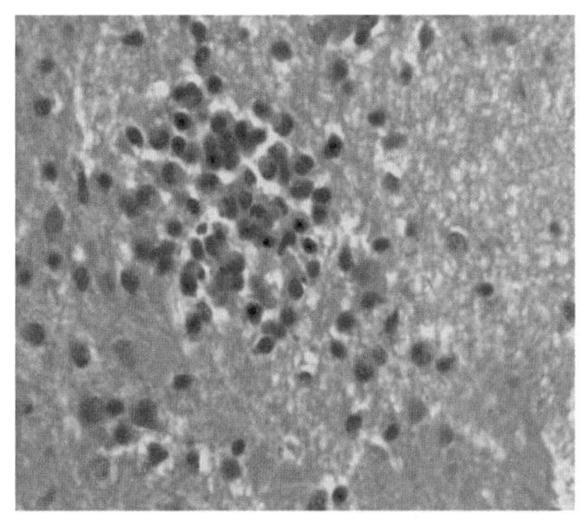

图13-24　流行性乙型脑炎（小胶质细胞结节）　HE染色×400

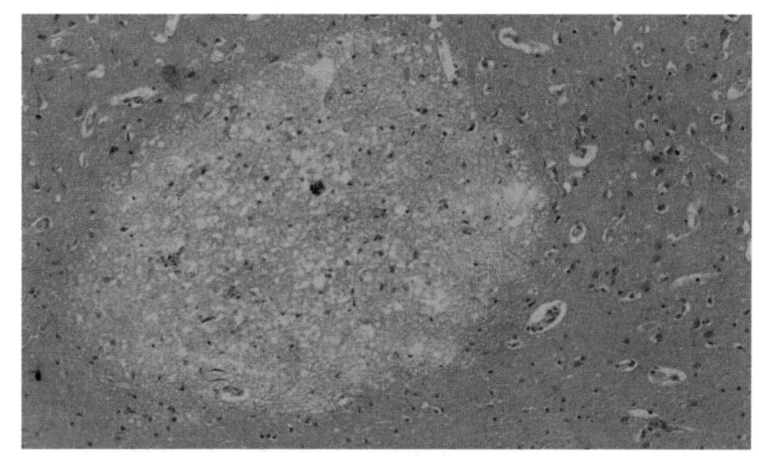

图13-25　流行性乙型脑炎（筛状软化灶）　HE染色×100

6. 尖锐湿疣　表皮角质层轻度增厚，棘细胞层明显肥厚，表皮钉突不规则增宽和延长，可呈假上皮瘤样增生，但细胞排列规则。棘细胞层上部细胞有明显的空泡形成。真皮层可见水肿、血管扩张及慢性炎细胞浸润。

高倍镜下，表皮浅层凹空细胞较正常细胞大，胞质空泡状，核增大居中，类圆形或不规则形，染色深，可见双核或多核（图13-26）。

7. 肠阿米巴病　病变主要表现为组织的坏死、溶解、液化。病灶周围炎症反应轻微，可见充血、出血及少量淋巴细胞、巨噬细胞浸润，在溃疡边缘与正常组织交界处可见阿米巴滋养体。高倍镜下，滋养

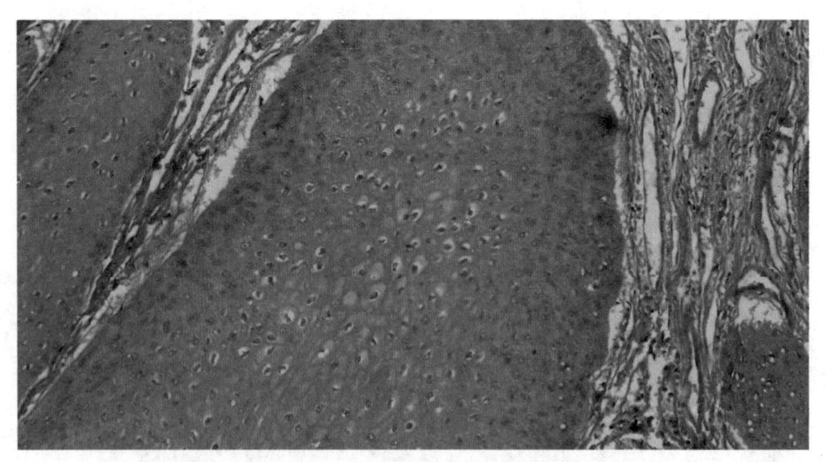

图13-26 尖锐湿疣 HE染色×100

体多呈圆形，体积较大，有一个球形的泡状核，滋养体周围常有一空隙（图13-27）。

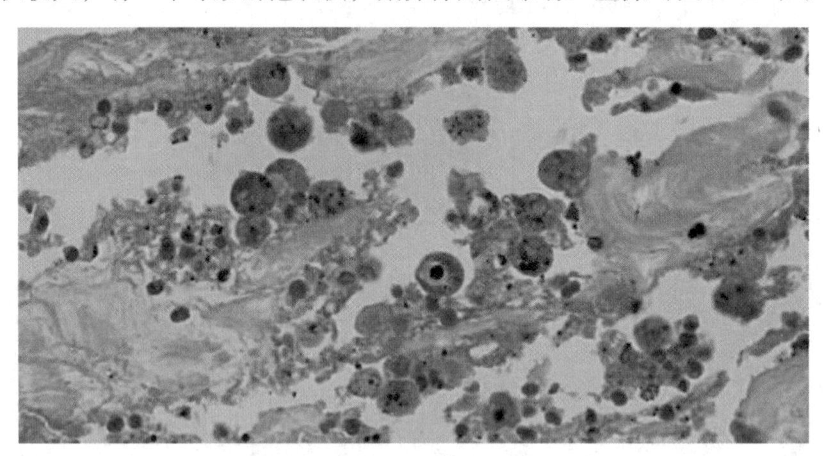

图13-27 肠阿米巴病 HE染色×400

8. 血吸虫病 病变组织内坏死物质被清除，虫卵崩解、破裂或钙化，其周围出现类上皮细胞、异物巨细胞，病灶周围有淋巴细胞浸润，形态上似结核样肉芽肿，故称为假结核结节，即慢性虫卵结节。晚期结节发生纤维化（图13-28）。

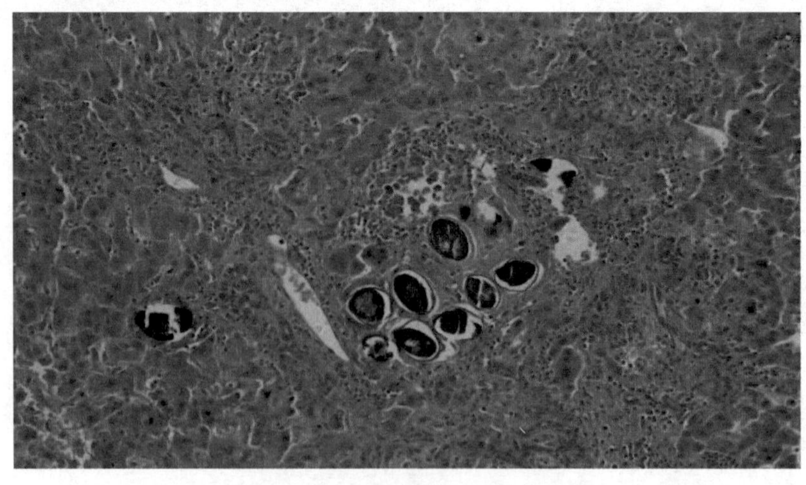

图13-28 血吸虫病 HE染色×400

知识点归纳与拓展

（一）重要知识点归纳

传染病由病原微生物感染人体后引起，具有传染性并在一定条件下可造成流行的疾病。人体寄生虫病是由寄生虫为病原体引起的传染性疾病。传染病在人群中发生或流行必须同时具备传染源、传播途径和易感人群三个基本环节。传染病的基本病理变化是炎症，但每种传染病都有各自的特点。

1. 结核病　结核病是由结核杆菌引起的一种慢性肉芽肿病，基本病理变化：①以渗出为主的病变，表现为浆液性炎或浆液纤维素性炎。②以增生为主的病变，形成具有诊断价值的结核结节。典型的结核结节中央常见干酪样坏死，周围绕以上皮样细胞和朗格汉斯巨细胞，外围有多少不等的淋巴细胞和成纤维细胞。③以坏死为主的病变，即干酪样坏死，对结核病病理诊断具有一定的意义。

（1）肺结核病：原发性肺结核病是指机体第一次感染结核杆菌所引起的肺结核病，其病理特征是形成原发综合征（肺的原发病灶、结核性淋巴管炎和肺门淋巴结结核）。继发性肺结核病指机体再次感染结核杆菌后发生的肺结核病，多见于成年人，其病变特点表现为病变多从肺尖开始，病变发生迅速和剧烈，病程较长，新旧病变交杂。继发性肺结核病有局灶型肺结核、浸润型肺结核、慢性纤维空洞型肺结核、干酪性肺炎、结核球、结核性胸膜炎等类型。

（2）肺外结核病：多为原发性肺结核病血源播散所形成的潜伏病灶进一步发展所致，如肾结核病。淋巴结结核病是由淋巴道播散所致，引起淋巴结肿大、粘连；消化道结核可由咽下含菌的食物或痰液直接感染引起，可形成溃疡型或增生型肠结核病；皮肤结核可通过损伤的皮肤感染导致。

2. 伤寒　伤寒由伤寒杆菌经消化道感染引起，形成以单核巨噬细胞增生为特征的急性增生性炎。回肠下段集合和孤立淋巴小结的病变最为常见和明显，巨噬细胞增生并吞噬伤寒杆菌、红细胞、淋巴细胞或组织碎片形成伤寒细胞，伤寒细胞聚集成团形成伤寒肉芽肿。肠道病变发展过程可分为：髓样肿胀期、坏死期、溃疡期和愈合期。患者可有肠出血、肠穿孔等并发症。

3. 细菌性痢疾　细菌性痢疾是由痢疾杆菌引起的一种假膜性肠炎，病变多发生于乙状结肠和直肠，以大量纤维素性渗出形成假膜为特征，假膜脱落后形成不规则的浅表溃疡。急性细菌性痢疾的肠道病变表现为急性卡他性炎期、假膜性炎期、溃疡期和愈合期。慢性细菌性痢疾肠道病变此起彼伏，新旧病变交替出现，严重时可致肠腔狭窄。

4. 流行性脑脊髓膜炎　流行性脑脊髓膜炎是由脑膜炎双球菌引起的脑脊髓膜的急性化脓性炎症。临床表现为颅内压升高、脑膜刺激症状，出现颈项强直及角弓反张体征，脑脊液改变呈混浊或脓性是诊断本病的一个重要依据。

5. 流行性乙型脑炎　流行性乙型脑炎是由乙型脑炎病毒感染引起的急性传染病，以变质性炎症改变为主，病变广泛累及脑脊髓实质。组织学特点常表现为血管改变和炎症反应（形成淋巴细胞套）、神经细胞变性坏死（形成神经细胞卫星现象和噬神经细胞现象）、脑软化灶形成和胶质细胞增生。筛状软化灶对本病具有诊断意义。

6. 性传播性疾病

（1）淋病：最常见，是由淋球菌引起的急性化脓性炎，主要侵犯泌尿生殖系统。

（2）尖锐湿疣：由HPV感染引起，好发于外生殖器及肛门附近皮肤、黏膜湿润区。肉眼病变为小而尖的乳头状、疣状或菜花状突起。镜下表皮浅层凹空细胞出现有助于诊断。

（3）梅毒：由梅毒螺旋体引起的传染病，基本病变为闭塞性动脉内膜炎和小血管周围炎及树胶样肿。后天性梅毒按病程分为三期，一期梅毒形成硬性下疳；二期梅毒形成全身广泛损害，主要表现为皮肤、黏膜广泛的梅毒疹和全身淋巴结肿大；三期梅毒又称晚期梅毒，病变累及内脏，尤其是侵犯心血管系统和中枢神经系统，形成树胶样肿。

（4）艾滋病：即获得性免疫缺陷综合征，是人类免疫缺陷病毒（HIV）感染引起的以全身性严重免疫缺陷为主要特征的致命性传染病。其特征是免疫功能缺陷伴机会性感染和（或）继发性肿瘤（如Kaposi肉瘤和淋巴瘤）。临床表现为发热、乏力、体重下降、腹泻、全身淋巴结肿大及神经系统症状。

7. 阿米巴病 阿米巴病是由溶组织内阿米巴原虫感染引起的寄生虫病。病变部位主要在盲肠和升结肠，形成以组织溶解液化为主的变质性炎。急性期，肠道病变特点为肠黏膜表面见多数隆起的灰黄色针头大小的点状坏死和浅溃疡，随后形成口小底大的烧瓶状溃疡，具有诊断意义。

8. 血吸虫病 由血吸虫寄生于人体引起，常通过皮肤接触含尾蚴的疫水而感染，主要病变是由虫卵引起肝与肠的肉芽肿形成，表现为急性虫卵结节（嗜酸性脓肿伴炎细胞浸润）和慢性虫卵结节（假结核结节）。

（二）知识拓展

扫码看思维导图。

扫码看思维导图

临床思维训练课堂讨论、老师指导点评

1. 根据课前导学提供的病例和问题开展课堂讨论，各小组讨论后选代表发言。
2. 老师根据学生讨论和发言情况进行点评总结。

实验作业

绘图：肺粟粒性结核病（10×10）。

课后测试

（一）线下测试

1. 结核结节主要由什么细胞构成（　　）

A. 浆细胞　　B. 淋巴细胞　　C. 成纤维细胞

D. 类上皮细胞　　E. 巨噬细胞

2. 阿米巴滋养体引起的组织坏死为（　　）

A. 干酪样坏死　　B. 纤维素样坏死　　C. 凝固性坏死

D. 液化性坏死　　E. 嗜酸性坏死

3. 细菌性痢疾的好发部位是（　　）

A. 结肠上段　　B. 回肠　　C. 直肠和乙状结肠

D. 空肠　　E. 盲肠

4. 流行性脑脊髓膜炎的病变性质为（　　）

A. 变质性炎　　B. 浆液性炎　　C. 纤维素性炎

D. 化脓性炎　　E. 增生性炎

5. 原发性肺结核的描述，下列哪项是错误的（　　）

A. 指初次感染结核菌而在肺内发生的病变　　B. 原发综合征的形成

C. 原发灶及淋巴结不发生干酪样坏死　　D. 可发生血行播散到各器官

E. 结核菌常经淋巴道引流到肺门淋巴结

（二）线上测试，扫码答题并查看答案解析

（三）课后思考题

1. 原发性肺结核病和继发性肺结核病的区别有哪些?

2. 如何区分急慢性粟粒性肺结核?

3. 试述干酪性肺炎的病变特点及预后。

（杨　迪）

附录

附录一　组织病理学常用技术简介

组织病理学技术和研究方法种类较多，且日趋多样化，有的操作程序十分复杂，有的所用仪器极其精密，其原理涉及物理、化学、生物化学、免疫学、分子生物学等学科知识。随着生物医学新技术的快速发展与广泛应用，一些新的先进技术手段已经应用在疾病的研究和病理学诊断中。肉眼的大体观察和光学显微镜水平的形态学研究方法，是组织病理学最经典最基本的方法。

（一）大体、组织和细胞病理学技术

1. 大体观察　大体观察是医学生学习病理学的主要方法之一，也是病理医生的基本功和做出正确病理诊断的第一步。主要运用肉眼或辅以放大镜、量尺和磅秤等工具对大体标本的病变性状（形态、大小、重量、色泽、质地、界线、表面及切面形态、与周围组织和器官的关系等）进行细致的剖检、观察、测量、记录和取材。

2. 组织病理学观察　将肉眼确定为病变的组织取材后，以福尔马林溶液固定和石蜡包埋制成组织切片，经不同的方法染色后用光学显微镜观察，通过分析综合病变特点，可做出疾病的病理学诊断［组织切片最常用的染色方法是苏木精（hematoxylin）–伊红（eosin）染色法，简称HE染色法］。迄今，这种传统的方法仍然是诊断和研究疾病最基本和最常用的方法，必要时可辅以其他技术方法。

3. 细胞病理学观察　采集病变处的细胞，涂片染色后进行观察和诊断。细胞可来源于：①口腔、食管、鼻咽部、女性生殖道等病变部位直接采集到的脱落细胞；②自然分泌物（痰液）、体液（胸腔积液）及排泄物（尿液）中的细胞；③通过内镜采集的细胞或用细针穿刺病变部位（如乳腺、淋巴结等）抽取的细胞。细胞学还可用于肿瘤的筛查、激素水平的测定等。

4. 液体活检技术　液体活检技术是指通过采集患者外周血等样本进行的检测技术，可反映肿瘤分子谱特征。临床液体活检的主要研究对象为循环肿瘤细胞与循环肿瘤DNA。该技术在肿瘤的早期诊断、疗效监测、预后评估及个体化治疗中具有重要的临床意义。

（二）光学显微镜技术

应用一般光学显微镜也就是光镜观察组织切片是组织学研究最基本的方法。其基本过程包括标本制备、标本染色、显微镜观察。

1. 标本制备　根据组织不同，可采用切片法和非切片法进行标本制备。切片法有石蜡切片法、冰冻切片法、火棉胶切片法等，其中的石蜡切片法最常用。光镜观察的石蜡切片，其标本制备过程，包括取

材、固定、脱水、透明、包埋、切片等几个步骤，每一步都有具体要求。光镜观察的冰冻切片，常用于术中进行快速病理诊断。光镜观察的非切片法有涂片法、铺片法、磨片法等，用于不同的组织器官，常见的有血涂片、疏松结缔组织铺片和骨磨片。标本制备完成后进行染色。

2. 标本染色 标本染色是用染料将组织中不同的微细结构染成不同的颜色。苏木精是碱性染料，能将细胞核染成紫蓝色；伊红是酸性染料，能将细胞质和细胞外基质中的碱性成分染成淡红色。对碱性染料亲合力强者，称嗜碱性（basophilia）；对酸性染料亲合力强者，称嗜酸性（acidophilia）。与两种染料的亲合力均不强者，称中性（neutrophilia）。除HE染色外，还有其他染色，比如硝酸银染色、醛复红染色。标本制备、染色完成以后，用显微镜进行观察。

3. 显微镜观察 以上制备出的标本一般是用普通光学显微镜进行观察。光镜分辨率达0.2 μm，放大倍数为1000~1500倍。光学显微镜技术还常使用荧光染料染色或作为标记物，用荧光显微镜观察。还有其他类型的光学显微镜，比如倒置相差显微镜等，以适用于不同的观察需求。

（三）电镜技术

电镜技术即电子显微镜技术，是以电子束代替可见光，以电磁透镜代替光学透镜，用荧光屏使肉眼不可见的电子束成像。电镜的分辨率为0.1~0.2 nm；放大倍数可达数十万、百万倍。电镜分透射电镜和扫描电镜两种类型。

1. 透射电镜 用电子束穿透标本，标本经戊二醛与锇酸固定，脱水后树脂包埋，超薄切片50 ~ 80 nm，醋酸铀与柠檬酸铅染色，分辨率达0.2 nm。透射电镜观察细胞内部二维超微结构，在电镜照片上呈现黑色或深灰色，通常称密度大的暗区为高电子密度，密度小的亮区为低电子密度。

2. 扫描电镜 扫描电镜是电子束在喷镀薄层金膜的样品表面按顺序逐点移动扫描，发射出二次电子；探测器收集二次电子信号，放大后在荧光屏上成像；分辨率是2 nm。

（四）激光扫描共聚焦显微技术

激光扫描共聚焦显微镜（LSCM）是将光学显微镜、激光扫描技术和计算机图像处理技术相结合而形成的高技术设备。它具有普通光学显微镜无法达到的高分辨率，同时具有深度识别能力和纵向分辨率，因而能看到较厚生物样本中的细节。可得到细胞或组织内部微细结构的普通光或荧光图像。除可观察固定的组织外，还可对体外培养的活细胞动态观察、进行分析。也可以是冷冻组织切片，但石蜡包埋组织切片不适用于该技术。LSCM主要使用直接或间接免疫荧光染色和荧光原位杂交技术。荧光标记的探针或抗体的质量将直接影响实验结果。LSCM的分辨率、清晰度和对比度高，还可进行三维重建。

（五）组织化学术

组织化学术是应用化学、物理、生物化学、免疫学或分子生物学的原理和技术，与组织学技术相结合而产生的技术，可定性、定位显示组织或细胞中某种物质存在与否，从而进一步可获得定量信息。常见有以下三种：一般组织化学术、免疫组织化学术和原位杂交术。

1. 一般组织化学术 一般组织化学术的基本原理是在切片上加某种试剂，与组织细胞中的待检物质糖类、脂类等发生化学反应，其终产物为有色沉淀物或重金属沉淀，以便用显微镜观察。常见的一般组织化学术有过碘酸-希夫反应（PAS反应）显示多糖和蛋白多糖；苏丹染料、油红O、尼罗蓝等脂溶性染料显示脂类；Feulgen反应显示DNA，甲基绿-派洛宁同时显示DNA和RNA；酶组织化学检测酶活性。

2. 免疫组织化学术 免疫组织化学术是根据抗原抗体特异性结合的免疫学原理检测组织或细胞中肽和蛋白质的技术。它是在翻译水平检测基因的表达结果。特异性抗体与标记物结合形成标记抗体。标记方法有直接法和间接法两种。常用标记物有荧光染料，如异硫氰酸荧光素（FITC）、德克萨斯红；酶类，如辣根过氧化物酶、碱性磷酸酶等；以及重金属，如胶体金、铁蛋白等。比如用绿色荧光蛋白标记抗体显示细胞图像，用亲和素-生物素-过氧化物酶复合物法（ABC法）标记第二抗体，与第一抗体（相当于抗原）结合，进行免疫组织化学检测，显示细胞图像，呈现棕黄色或棕黑色颗粒为阳性反应。利用免疫组织化学术还可以进行双重染色，在一张组织切片上同时显示两种抗原，分析其定位、形态、功能上的相互关系。

3. 原位杂交术 原位杂交术即核酸分子杂交组织化学术，是将组织化学与分子生物学技术相结合，以检测和定位核酸的技术，对细胞内核酸进行定性、定位和定量的检测分析。用标记了已知序列的核苷酸片段作为探针，通过杂交直接在组织切片、细胞涂片或培养细胞爬片上检测和定位细胞内某一特定待测靶DNA或RNA；其原理是根据碱基配对原则，进行特异性原位结合，即杂交。杂交后，通过免疫细胞化学法或放射自显影对标记物进行显示和检测，从而获知待检测核酸的有无及相对量。常用标记物为地高辛。

（六）图像采集和分析技术

病理图像分析包括定性和定量两个方面。以往常规病理形态学观察基本是定性的，缺乏更为客观精确的定量标准和方法，图像分析技术弥补了这个不足，该技术又称形态计量术，可获得有形成分的参数，或者某种物质含量的相对值。此项技术需使用图像分析仪进行。随着计算机技术的发展和形态结构测试手段的进步，将连续的组织切片应用计算机进行三维重建，以准确获得组织细胞和亚细胞微细结构的立体模型三维形态定量特征的方法，称为体视学（stereology）。

（七）细胞培养术和组织工程

细胞培养有原代培养和传代培养两种，培养的细胞有细胞系，也有细胞株。组织工程是用细胞培养术在体外模拟构建机体组织或器官的技术，旨在为器官缺损患者提供移植替代物。组织工程技术包括四个方面，种子细胞，多为各种组织的干细胞；生物材料制成的细胞外基质；三维培养构建组织或器官；移植于机体。

（八）生物芯片技术

生物芯片技术是近年来发展起来的生物医学高新技术，包括基因芯片、蛋白质芯片和组织芯片等。

1. 基因芯片 基因芯片又称DNA芯片，是指将大量靶基因或寡核苷酸片段有序、高密度地排列在硅片、玻璃片、尼龙膜等载体上，形成DNA微点阵，即基因芯片。

2. 蛋白质芯片 蛋白质芯片又称蛋白质微阵列，是在一个载体上高密度地点布不同种类的蛋白质，用荧光标记的已知抗体或配体和待测样本中的抗体或配体一起同芯片上的蛋白质竞争结合，再利用荧光扫描仪测定芯片上各点阵的荧光强度，经计算机分析出待测样本的结果。该技术具有高效率、低成本、全自动化检测等特点，尤其适用于蛋白表达的大规模、多种类筛查，还可用于多种感染因素的筛查和肿瘤的诊断。

3. 组织芯片 组织芯片也称组织微阵列，是将数十个至数百个小的组织片按照不同设计需求，整齐有序地集成在固相载体上而成的微缩组织切片，再利用免疫组织化学、原位杂交等各种组织学、分子生物学技术对芯片中的组织进行检测，可以实现大规模、高通量、标准化检测的目的。组织芯片技术是生物芯片技术的一个重要分支，是一项新的生物学研究技术。

此外，还有显微切割技术、原位聚合酶链反应技术、流式细胞术、比较基因组杂交技术、第二代测序技术、生物信息学技术、人工智能技术等一些组织病理学技术方法应用到疾病的病理学诊断和研究中。

（张　敏）

附录二　普通光学显微镜的构造、使用和切片观察

普通光学显微镜是组织病理学实验课的必备工具，属于精密光学仪器，是利用光学原理，把肉眼不能分辨的微小物体放大成像，以供人们提取微细结构信息。能否正确熟练地使用显微镜直接影响到实验课的效果。因此要在全面了解普通光学显微镜结构的基础上，学会正确熟练地操作及妥善地存放保护。

（一）普通光学显微镜的构造

普通光学显微镜的构造通常分为两部分（见附录图1）。

1. 机械部分

（1）镜座：显微镜的底座，用以支撑整个镜体。

（2）镜臂：取放显微镜时手握的部位，呈弓形，一端连于镜座，一端连于镜筒。

（3）镜筒：位于镜臂的前上方，上端装有目镜，下端装有物镜转换器。

（4）物镜转换器：安装物镜的部位，呈圆盘状，可自由转动，可调换不同倍数的物镜。当转换听到碰扣声时物镜恰好对准通光孔中心，接通光路即可进行观察。

（5）载物台：放切片的平台，呈方形，中央有一通光孔。台上有推片器和片夹，台右下方有推片器调节轮，转动可使玻片标本水平移动。

（6）准焦螺旋：镜臂两侧的螺旋，可使载物台上下移动以调节焦距。大螺旋即粗准焦螺旋，用于低倍镜焦距调节；小螺旋即细准焦螺旋，用于高倍镜焦距调节。

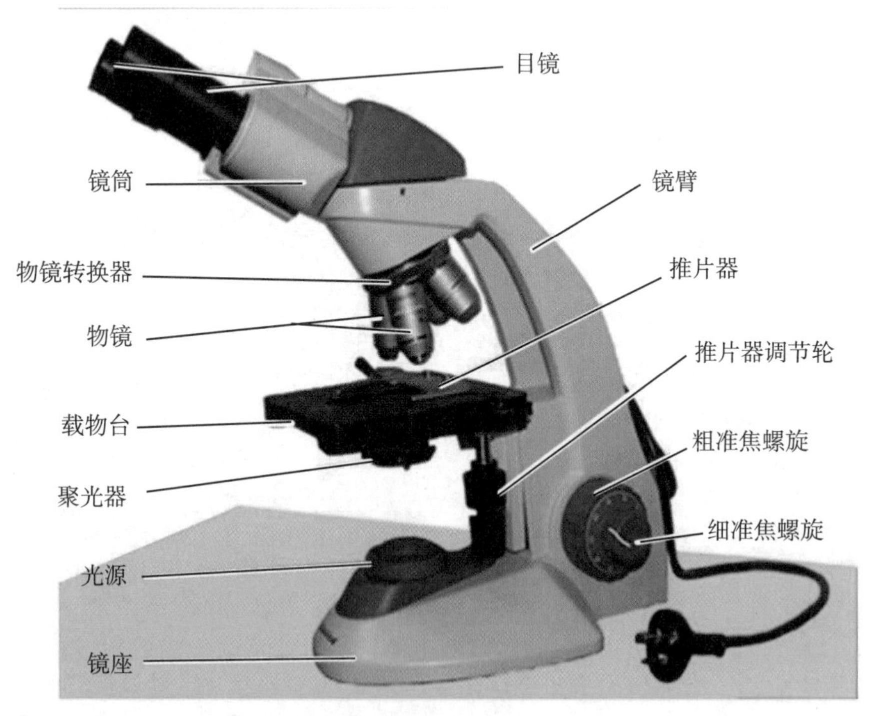

附录图1　普通光学显微镜的构造

2. 光学部分

（1）目镜：装于镜筒上端。可分5×、10×、15×，一般是10×的目镜。

（2）物镜：装在镜筒下端的物镜转换器上。可分低倍镜（4×和10×）、高倍镜（40×）、油镜（100×）。物镜的放大倍数越大，其工作距离越小。显微镜放大倍数=目镜放大倍数×物镜放大倍数。

（3）聚光器：位于载物台的下方。由聚光镜和光圈组成，可把光线集中到所要观察的标本上。

（4）光源：装在镜座上面。可分电光源和自然光源两种，电光源可用位于镜座一侧的调光旋钮调节亮度，自然光源可用反光镜的平、凹面进行调节。

（二）显微镜的使用方法注意事项

1. 显微镜的使用方法

（1）携取和位置：一手握镜臂，一手托住镜座，轻置于实验台上。距离桌沿不得少于5 cm，课间休息时应将显微镜移向桌内，以免碰落损坏。

（2）对光：将低倍镜头正对载物台上的通光孔，然后双眼注视目镜内，轻调两目筒间的距离及光源强度，看到一个明亮的圆形视野即可。

（3）放置标本：取出标本，先肉眼观察组织的外形、大小及颜色，置切片于载物台上（组织朝上），用片夹固定。用推片器调节轮调整切片位置以使标本对准聚光器中心，然后进行观察。

（4）低倍镜观察：转动粗准焦螺旋使低倍镜镜头距标本0.5 cm左右，转动粗准焦螺旋使载物台慢慢下降至物像清晰。必要时，再用细准焦螺旋调节焦距。

（5）高倍镜观察：在低倍镜下把要观察的目标区域移至视野中央，转换准焦螺旋使视野清晰后转换为高倍镜头，此时需转动细准焦螺旋至物像清晰。

（6）观察后的处理：下移载物台，取下切片，移开物镜镜头，调暗亮度，关闭电源开关。

2. 使用显微镜的注意事项

（1）搬动显微镜时慎拿轻放，使用显微镜严格遵守操作规程。

（2）保持显微镜清洁。机械部分用布擦拭。光学部分只能用擦镜纸擦拭，切忌用口吹、手抹或布擦。

（3）显微镜部件不得随意拆卸或互换，若有故障，应报告老师进行处理，不得自行修理。

（4）养成观察时两眼同时睁开的习惯。

（5）放置玻片标本时要对准通光孔中央，注意不能反放玻片。

（6）高倍镜下用细准焦螺旋调节焦距，切忌用粗准焦螺旋，以防止压坏玻片或碰坏物镜。

（7）显微镜使用完毕，应下降载物台，将物镜转离载物台通光孔，关闭电源，罩好镜罩，做好登记，放回原处。

（三）切片观察

使用显微镜观察标本是组织病理学实验课的主要内容之一，在观察过程中应注意做到以下几点。

1. 循序进行观察　一般对标本先行肉眼观察，再在低倍镜下观察，最后再进行高倍镜观察。用低倍镜观察时要前后、左右移动切片，全面细致地观察，找到要观察的目标后，将其固定于视野的中央，然后再转用高倍镜。低倍镜与高倍镜应轮换使用。特别要指出的是：应重视低倍镜下的观察，它可以了解组织切片的全貌、层次、部位关系，而高倍镜下观察的只是局部的放大。切勿放置标本后立即用高倍镜观察，那样会限制视野，混淆层次，以致观察结果不全面、不准确，甚至错误。

2. 全面进行观察　观察应全面，肉眼观察标本的整体形状、颜色及不同部位着色深浅等，低倍镜下全面浏览，切忌只见一点不及其他，低倍镜下观察标本全貌后再选择重点结构转换至高倍镜下观察。

3. 注意分辨人工假象　切片标本在制作过程中可能出现影响切片质量的情况，如贴片过程中组织重叠，镜下会出现一深染的线条；封片过程中有污染，镜下污物呈现为不规则深色点或块；切片过程中组织结构破碎脱落，镜下呈现结构间有裂隙或不完整等。此时应注意辨别人工假象，避免误认为是组织结构本身特点。

4. 注意理论联系实际　观察过程中要根据所学理论知识进行分析、比较，迅速、准确地辨认相应的结构，要正确理解平面结构与立体结构的联系，从不同切面的二维结构中抽象出其立体结构，从而达到真正理解和掌握机体微细结构的目的。

（周　薇）

附录三　人体正常器官的重量及大小

器官	重量或大小	具体数值
脑	重量	男性：1300 ～ 1500 g 女性：1100 ～ 1300 g
	大小	矢状径：男性 16 ～ 17 cm；女性 15 ～ 16 cm 冠状径：12 ～ 13 cm
甲状腺	重量	20 ～ 40 g
	大小	（5 ～ 7）cm×（3 ～ 4）cm×（1.5 ～ 2.5）cm
肺	重量	男性：1 000 ～ 1 300 g 女性：800 ～ 1 000 g
心脏	重量	男性：284 g ± 50 g 女性：258 g ± 49 g
	大小	长径：12 ～ 14 cm 横径：9 ～ 11 cm 前后径：6 ～ 7 cm
	厚度	左右心房壁：0.1 ～ 0.2 cm 左心室壁：0.8 ～ 1.0 cm 右心室壁：0.3 ～ 0.5 cm
	周径	二尖瓣：10 cm 三尖瓣：11 cm 主动脉瓣：7.5 cm 肺动脉瓣：8.5 cm
食管	长度	自环状软骨至贲门：25 cm
胃	长度	自胃底至大弯下端：25 ～ 30 cm
十二指肠	长度	20 ～ 25 cm
小肠	长度	500 ～ 700 cm
大肠	长度	150 cm
肝	重量	男性：1230 ～ 1450 g 女性：1100 ～ 1300 g
	大小	25.8 cm × 15.2 cm × 5.8 cm

续表

器官	重量或大小	具体数值
胰腺	重量	82 ~ 117 g
	大小	（17 ~ 20）cm×（3 ~ 5）cm×（1.5 ~ 2.5）cm
脾	重量	140 ~ 180 g
	大小	（12 ~ 14）cm×（8 ~ 9）cm×（3 ~ 4）cm
肾上腺	重量（一侧）	6.86 ~ 7.20 g
	大小	（4 ~ 5）cm×（2.5 ~ 3.5）cm×0.5 cm
肾	重量（一侧）	134 ~ 148 g
	大小	（8 ~ 14）cm×（5 ~ 7）cm×（3 ~ 5）cm
	皮质厚度	1 ~ 1.5 cm
子宫	重量	未孕妇女：33 ~ 41 g 经产妇：102 ~ 117 g
	大小	未孕妇女：（7 ~ 9）cm×（3.4 ~ 4.5）cm×（2 ~ 3）cm 经产妇：（8.7 ~ 9.4）cm×（5.4 ~ 6.1）cm×（3.2 ~ 3.6）cm
	子宫颈长度	2.5 ~ 3.0 cm
卵巢	重量（一侧）	成年女性 5 ~ 6 g
	大小	成年女性 4 cm×2 cm×3 cm
前列腺	重量	8 ~ 20 g
	大小	（1.4 ~ 2.3）cm×（2.3 ~ 3.4）cm×（3.2 ~ 4.7）cm

（孙怡萱）

附录四　临床检验及体检参考值

（一）血液一般检验

检验项目	人群	正常参考值
血红蛋白（Hb）	男性	120~160 g/L
	女性	110~150 g/L
	新生儿	170~200 g/L
红细胞计数（RBC）	男性	（4.0~5.5）$\times 10^{12}$/L
	女性	（3.5~5.0）$\times 10^{12}$/L
	新生儿	（6.0~7.0）$\times 10^{12}$/L
白细胞计数（WBC）	成人	（4.0~10.0）$\times 10^{9}$/L
	新生儿	（15.0~20.0）$\times 10^{9}$/L
	6 个月 ~2 岁儿童	（11.0~12.0）$\times 10^{9}$/L

白细胞分类	绝对值	百分率 / %
中性杆状核粒细胞	（0.04~0.05）$\times 10^{9}$/L	0~5
中性分叶核粒细胞	（2.0~7.0）$\times 10^{9}$/L	50~70
嗜酸性粒细胞	（0.05~0.5）$\times 10^{9}$/L	0. 5~5
嗜碱性粒细胞	（0.00~0.1）$\times 10^{9}$/L	0~1
淋巴细胞	（0.8~4.0）$\times 10^{9}$/L	20~40
单核细胞	（0.12~0.8）$\times 10^{9}$/L	3~8

（二）血栓与止血的检验

检验项目	正常参考值	备注
出血时间（BT）	（6.9 ± 2.1）min	超过 9 min 为异常
血小板计数	（100~300）$\times 10^{9}$/L	
血浆凝血酶原时间（PT）	11~13s	超过正常参考值 3 s 为延长
血浆凝血酶时间（TT）	16~18s	超过正常参考值 3 s 为延长

（三）血液生化检验

检验项目	正常参考值
血清总蛋白（TP）	60~80 g/L
白蛋白（A）	40~55 g/L
球蛋白（G）	20~30 g/L
白蛋白 / 球蛋白（A/G）	（1.5~2.5）：1
血糖（空腹）	葡萄糖氧化酶法：3.9~6.1 mmol/L
	邻甲苯胺法：3.9~6.4 mmol/L
口服葡萄糖耐量试验（OGTT）	空腹血糖：3.9~6.1 mmol/L
	服糖后 0.5~1 h 血糖升至高峰（7.8~9.0 mmol/L）
	服糖后 2 h 血糖< 7.8 mmol/L
	服糖后 3 h 血糖恢复至空腹水平
血清总胆固醇（TC）	成人：2.9~6.0 mmol/L
	儿童：3.12~5.2 mmol/L
血清游离胆固醇	1.3~2.08 mmol/L
血清甘油三酯	0.56~1.7 mmol/L
黄疸指数	4~6 U
血清总胆红素（STB）	成人：3.4~17.1 μmol/L
血清非结合胆红素（UCB）	1.7~10.2 μmol/L
丙氨酸氨基转移酶（ALT）	（37 ℃）速率法：5~40 U/L
	（赖氏法）终点法：5~25 卡门单位
天冬氨酸氨基转移酶（AST）	（37 ℃）速率法：8~40 U/L
	（赖氏法）终点法：8~28 卡门单位
血氨	18~72 μmol/L
尿素氮	成人：3.2~7.1 mmol/L
	儿童：1.8~6.5 mmol/L
肌酐	全血：88.4~176.8 μmol/L
	血清或血浆：男性 53~106 μmol/L；女性 44~97 μmol/L

（四）肺功能检查

检查项目	正常参考值
动脉血氧分压（PaO_2）	12.6 ~13.3 kPa（95~100 mmHg）
动脉血二氧化碳分压（$PaCO_2$）	4.7~6.0 kPa（35~45 mmHg）
动脉血氧饱和度（SaO_2）	0.95~0.98（95%~98%）
静脉血氧饱和度	0.64~0.88（64%~88%）
二氧化碳结合力（CO_2CP）	22~31 mmol/L

（五）尿液检验

检验项目	正常参考值	备注
尿量	1000~2000 mL /24 h	多尿＞ 2500 mL/24 h；少尿＜ 400 mL /24 h；无尿＜ 100 mL /24 h
夜尿量	＜ 750 mL	
外观	透明、淡黄色	
比重	1. 015~1. 025	
酸碱反应	弱酸性，pH 值约为 6. 5	
蛋白质	定性：阴性	
	定量：0~80 mg/24 h	
葡萄糖	定性：阴性	
	定量：0. 56~5. 0 mmol/24 h	
酮体	定性：阴性	
	定量（丙酮）：0. 34~0. 85 mmol/24 h	
尿胆原	≤ 10 mg/L	
尿胆红素	≤ 2 mg/L	

（六）粪便检验

检验项目	正常参考值
量	100~300 g/24 h
颜色	黄褐色
胆红素	阴性
粪胆原定量	75~350 mg/100 g；68~473 μmol/24 h
粪胆素	阳性
隐血试验	阴性

（七）脑脊液检验

检验项目	正常参考值
性状	无色、清晰透明
压力（侧卧）	成人：80~180 mmH_2O
	儿童：40~100mmH_2O
蛋白	成人：0.2~0.45 g/L
	儿童：0.2~0.4 g/L
葡萄糖	成人：2.5~4.4 mmol/L
氯化物	120~130 mmol/L
细胞分类	淋巴细胞占 0.70
	单核细胞占 0.30
细胞计数	成人：（0~8）$\times 10^6$/L
	儿童：（0~15）$\times 10^6$/L

（八）生命体征检查

检验项目	正常参考值	备注
体温（T）	腋温：36~37 ℃	发热分度：低热，37.3~38℃；中等度热，38.1~39 ℃；高热，39.1~41 ℃；超高热，41 ℃以上
	口温：36.3~37.2 ℃	
	肛温：36.5~37.7 ℃	
脉搏（P）	成人 60~100 次 /min	
	3 岁以内儿童约 100 次 /min	
呼吸（R）	静息状态下 16~20 次 /min	呼吸与脉搏的比值为 1 ∶ 4
血压（BP）	收缩压＜ 120 mmHg（15.96 kPa）	高血压：≥ 140/90 mmHg（18.62/11.97 kPa）和（或）仅舒张压≥ 90 mmHg（11.97 kPa）
	舒张压＜ 80 mmHg（10.64 kPa）	低血压：90/60 mmHg（11.97/7.98 kPa）
	脉压 30~40 mmHg	

（崔　静）

参考文献

[1] 杜华贞，崔静. 病理学实验指导 [M]. 西安：第四军医大出版社，2016.

[2] 杨廷桐. 医学形态学实验指导-组织胚胎学与病理学分册 [M]. 2版. 北京：人民卫生出版社，2008.

[3] 王娅兰，余华荣. 医学整合课程基础实验 [M]. 北京：科学出版社，2016.

[4] 威廉 · B. 科尔曼. 分子病理学：疾病的分子基础 [M]. 步宏，译. 北京：科学出版社，2012.

[5] 步宏，李一雷. 病理学 [M]. 9版. 北京：人民卫生出版社，2018.

[6] 李继承，曾园山. 组织学与胚胎学 [M]. 9版. 北京：人民卫生出版社，2018.

[7] 唐军民，李继承. Textbook of Histology and Embryology. 组织学与胚胎学. [M]. 北京：北京大学医学出版社，2018.